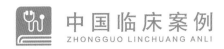

临床实践与教学丛书

创伤骨科手术病例精解——上肢篇

主编　方加虎　陈一心　芮云峰

上海科学技术文献出版社
Shanghai Scientific and Technological Literature Press

图书在版编目（CIP）数据

创伤骨科手术病例精解·上肢篇 / 方加虎，陈一心，
芮云峰主编 . -- 上海：上海科学技术文献出版社，2024
（中国临床案例）
ISBN 978-7-5439-9075-3

Ⅰ . ①创… Ⅱ . ①方… ②陈… ③芮… Ⅲ . ①上肢—
骨科学—外科手术—病案—分析 Ⅳ . ① R683

中国国家版本馆 CIP 数据核字（2024）第 095872 号

策划编辑：张　树
责任编辑：应丽春
封面设计：李　楠

创伤骨科手术病例精解·上肢篇
CHUANGSHANG GUKE SHOUSHU BINGLI JINGJIE. SHANGZHIPIAN
主　　编：方加虎　陈一心　芮云峰
出版发行：上海科学技术文献出版社
地　　址：上海市淮海中路 1329 号 4 楼
邮政编码：200031
经　　销：全国新华书店
印　　刷：河北朗祥印刷有限公司
开　　本：787mm × 1092mm　1/16
印　　张：15.75
版　　次：2024 年 5 月第 1 版　2024 年 5 月第 1 次印刷
书　　号：ISBN 978-7-5439-9075-3
定　　价：218.00 元
http : //www.SSTLP.com

创伤骨科手术病例精解——上肢篇

编委会名单

名誉主编

李　翔　江苏省人民医院（南京医科大学第一附属医院）

主　编

方加虎　江苏省人民医院（南京医科大学第一附属医院）

陈一心　南京大学医学院附属鼓楼医院

芮云峰　东南大学附属中大医院

副主编

陈　辉　东南大学附属中大医院

杨蓊勃　南京市第一医院（南京医科大学附属南京医院）

施鸿飞　南京大学医学院附属鼓楼医院

徐海波　南京市栖霞区医院

孙　晓　连云港市第一人民医院

吴永伟　无锡市第九人民医院（无锡市骨科医院）

编　委
（按姓氏笔画排序）

王国栋　南京医科大学第二附属医院

吕天润　江苏省人民医院（南京医科大学第一附属医院）

朱　超　南京医科大学附属江宁医院

乔　畅　江苏省人民医院（南京医科大学第一附属医院）

危中生　南京市栖霞区医院

刘　军　无锡市第九人民医院（无锡市骨科医院）

刘新晖　南京医科大学附属江宁医院

李　贺　东南大学附属中大医院

芮永军　无锡市第九人民医院（无锡市骨科医院）

肖　飞　南京市栖霞区医院

邱旭升　南京大学医学院附属鼓楼医院

宋李军　江苏省人民医院（南京医科大学第一附属医院）

张　宁　宜兴市人民医院

张　宇　江苏省人民医院（南京医科大学第一附属医院）

范文斌　东南大学附属中大医院

郑兴国　江苏省人民医院（南京医科大学第一附属医院）

郑国庆　南京市栖霞区医院

胡　军　江苏省人民医院（南京医科大学第一附属医院）

洪顾麒　江苏省人民医院（南京医科大学第一附属医院）

姚懿伦　南京市第一医院（南京医科大学附属南京医院）

唐一凡　南京大学医学院附属鼓楼医院

康永强　无锡市第九人民医院（无锡市骨科医院）

黄晓文　江苏省人民医院（南京医科大学第一附属医院）

戚晓阳　南京大学医学院附属鼓楼医院

蔡博文　江苏省人民医院（南京医科大学第一附属医院）

薛铠啸　江苏省人民医院（南京医科大学第一附属医院）

熊　进　南京大学医学院附属鼓楼医院

薛　骋　徐州医科大学附属医院

学术秘书

朱　斌　江苏省人民医院（南京医科大学第一附属医院）

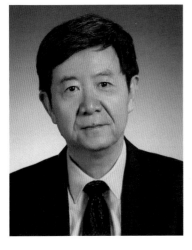

李翔，主任医师，工作于江苏省人民医院（南京医科大学第一附属医院）骨科。兼任江苏省医师协会创伤外科医师分会会长，南京医学会骨科学分会名誉主任委员，江苏省医学会骨科学分会创伤学组副组长，中华医学会创伤医学分会骨与关节专业委员会委员，中国医师协会创伤外科医师分会委员，中国医师协会骨科学分会下肢创伤学组委员，中国医疗保健国际交流促进会创伤医学分会第二届委员会常务委员，中国医药教育协会骨科专业委员会委员。《中华肩肘外科电子杂志》编委，《创伤外科杂志》编委，《中华创伤骨科杂志》通讯编委。

擅长四肢及骨盆髋臼骨折、多发伤、骨折不愈合、骨折畸形愈合、骨感染的治疗。

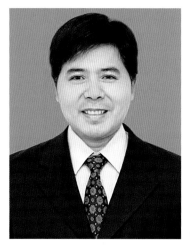

方加虎，主任医师，南京医科大学副教授，江苏省人民医院（南京医科大学第一附属医院）骨创伤（二科）病区主任，入选江苏省"卫生拔尖人才"。兼任江苏省医学会创伤医学分会副主任委员，江苏省老年医学学会老年骨科学分会副主任委员，江苏省医师协会骨科医师分会创伤学组副组长，江苏省医学会骨科学分会创伤与转化学组委员，中国中西医结合学会保膝学组常务委员，江苏省AOCC（国际内固定研究学会创伤中国委员会）第一届委员会委员，AOT-cube未来领袖集英社轮值主席，南京市医学会骨科学分会委员，中国残疾人康复协会肢体残疾康复专业委员会委员，中国残疾人康复协会肢体残疾康复专业委员会Ilizarov技术学组委员，中国医药教育协会江苏分会委员。《创伤外科杂志》编委，《临床骨科杂志》编委，《中华创伤骨科杂志》《中华肩肘外科杂志》通讯编委。

主要专注四肢畸形及复杂骨创伤的诊治，尤其擅长肢体延长、四肢畸形矫形和应用喙锁韧带重建治疗肩锁关节脱位及锁骨远端骨折。曾在美国Baltimore北美矫形中心师从矫形外科界泰山级大师Paley教授及Herzenberg教授，研修四肢畸形矫正诊疗技术；在澳大利亚利物浦医院完成AO fellow；多次到访中国香港、德国等地进行学术交流及跨界合作。获2018年江苏省医学新技术引进一等奖、获国家知识产权局实用新型专利2项。主持国家自然科学基金及省厅级基金多项，在*Injury*、*J Shoulder Elbow Surg*（*AM*）、*Spine*、*European Spine Journal*、*Plos one*等国外权威期刊发表SCI学术论文20余篇，中华系列杂志发表学术论文10余篇。

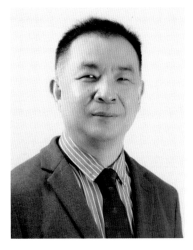

陈一心，医学博士，主任医师。南京中医药大学博士生导师，南京大学医学院、南京医科大学、东南大学医学院、南京中医药大学硕士生导师。现任南京大学医学院附属鼓楼医院骨科行政副主任，创伤骨科主任。1998—2000年赴美国杜克大学骨科研究中心从事骨骼肌缺血再灌注损伤研究。兼任江苏省医师协会创伤学组副组长，中国医药教育协会康复外科专业委员会委员，江苏省生物医学工程学会生物力学专业委员会委员，江苏省医学会骨科学分会手外科学及足踝外科学组委员，中国康复辅助器具协会肢体功能重建与外固定专业委员会常务委员。曾担任《实用骨科杂志》特约审稿人，《中国矫形外科杂志基础（实验）与组织工程》主编，《中国矫形外科杂志》编委，《中国骨与关节损伤杂志》编委。入选江苏省第一批"卫生拔尖人才"、江苏省333高层次人才、六大人才高峰、南京市第一层次人才。主持过1项国家级课题、3项省级课题、4项市级课题，发表SCI论文30篇，获国家发明专利4项。已培养博士6名，硕士29名。

长期从事骨折的诊断和治疗，尤其擅长于骨折的微创治疗，能最大限度地减轻患者痛苦，相关微创技术获国家发明专利。自行设计的锁定钢板外置技术，能有效替代外固定支架治疗开放性骨折，显著改善患者的生活质量。对骨感染、感染性骨不连、大段骨缺损进行了深入广泛的研究。创造性地采用诱导膜技术，成功治疗了大量骨感染、骨缺损患者，有3年以上完整随访记录的骨感染患者已达203例，治愈率达95%以上。目前带领的医疗组年手术量1200余台，年门诊量5000余人次。

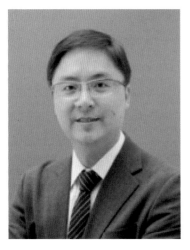

芮云峰，香港中文大学博士、博士后，主任医师，东南大学教授、博士生导师、博士后合作导师，南京医科大学（兼职）博士生导师。现任东南大学附属中大医院骨科副主任、东南大学医学院院长助理、临床技能中心主任、外科学系副主任，东南大学创伤骨科研究所副所长。兼任江苏省医师协会第三届理事会理事，江苏省老年医学学会老年骨科学分会主任委员，江苏省医学会创伤医学分会副主任委员，江苏省医学会骨质疏松与骨矿盐疾病分会常务委员，中国康复医学会修复重建外科专业委员会委员，白求恩公益基金会创伤骨科专业委员会委员，国际矫形与创伤外科学会（SICOT）中国部创伤学会委员，江苏省医师协会骨科医师分会创伤学组副组长。*Journal of Orthopaedic Translation*、*World Journal of Stem Cells*、《中国修复重建外科杂志》《足踝外科电子杂志》编委。《中华创伤骨科杂志》《中华创伤杂志》、*The American Journal of Sports Medicine*、*Biomaterials*、*Stem Cell Research & Therapy*等39个专业学术杂志特邀审稿专家。主译《老年骨科学》，参编《老年髋部转子间骨折》（第二版）。

作为负责人主持各级各类课题20余项，其中国家自然科学基金项目3项。发表本专业相关学术论文170余篇，其中以第一作者和通讯作者身份发表论文100余篇，SCI收录50余篇。担任科技部生物材料核心库专家，教育部学位与研究生教育发展中心评审专家，国家自然科学基金委员会评审专家，教育部人事司人才计划评审专家，上海市、江苏省和江西省科技专家库专家，江苏省卫生健康系统科技咨询专家和南京市卫生科技发展专项基金评审专家。2012年获得Webster Jee青年学者奖，2013年获评江苏省"六大人才高峰"高层次人才选拔培养对象，2016年获评江苏省"十三五"科教强卫医学重点人才，2016年和2022年两次入选江苏省"333工程"第三层次培养对象，2017年获得江苏省"六个一工程"拔尖人才培养对象称号。

　　江苏省人民医院（南京医科大学第一附属医院）骨科是集医、教、研于一体的综合性骨科疾病治疗中心，全国骨科手术机器人中心副主任委员单位和示范单位、卫生部首批内镜培训基地、国家临床药理基地、江苏省临床医学中心（创新平台）建设单位、江苏省医学重点学科、江苏省临床重点专科；南京医科大学博士、硕士学位授予点、博士后流动站；美国Rochester大学、芬兰Helsinki大学博士后共建单位。目前拥有教授、博士生导师7人（美国Rochester大学客座教授和芬兰Helsinki大学客座教授兼职研究生导师各一名）；教育部青年长江学者1名，江苏省有突出贡献中青年专家2名，江苏省杰出青年基金获得者1名；近年来获国家科技进步二等奖2项，中国教育部科技进步一等奖1项，中华医学科技二等奖2项，江苏省科技进步一等奖1项、二等奖2项、三等奖2项，江苏省卫生厅新技术引进一等奖2项，江苏省医学科技奖一等奖2项，江苏省青年科技奖1项。承担包括国家自然科学基金重点项目在内的国家级课题85项，省级课题100余项；发表高质量SCI论文数百篇。江苏省人民医院骨科一贯充分整合优势临床资源，支撑着江苏省骨科在全国的领跑地位，引领着江苏省骨科事业和医疗整体水平的发展。

　　本书精选并整理了来自江苏省人民医院、南京大学医学院附属鼓楼医院、东南大学附属中大医院、南京市第一医院、南京医科大学附属江宁医院、南京医科大学第二附属医院、南京市栖霞区医院、无锡市第九人民医院、连云港市第一人民医院等的28个病例，聚焦于上肢，包括围肩关节、围肘关节、围腕关节、上肢开放性损伤、上肢畸形、上肢感染7个部分。本书对这些病例的诊治过程进行详细地展示及讨论，图文并茂，结合最新的创伤治疗理念，具体分析病情特点，阐释治疗方案选择的利弊，展示治疗后随访效果，全面系统地介绍了创伤骨科的基本理论、基础知识、诊疗方法、治疗技术，重点展示了创伤骨科的新理论、新技术。

　　本书介绍选取的典型创伤病例的目的在于培养创伤骨科医生的临床诊疗思路，提升创伤骨科医生的临床诊疗能力，使创伤骨科医生从案例中学习如何针对个体化的患者制订合理化、个体化的治疗方案。

　　由于我们水平有限，不足之处，敬请读者批评指正！

编　者

2023年8月

目　录

第一章　肩锁关节、锁骨创伤

病例1　喙锁韧带双束解剖学重建治疗Rockwood V型肩锁关节脱位 ⋯⋯⋯⋯⋯ 001

病例2　喙锁韧带双束解剖重建治疗锁骨远端骨折 ⋯⋯⋯⋯⋯⋯⋯⋯⋯⋯⋯⋯ 010

病例3　三角固定重建喙锁韧带治疗锁骨远端Neer Ⅱb型骨折 ⋯⋯⋯⋯⋯⋯⋯ 018

病例4　缝线Nice结辅助弹性钉治疗锁骨中段粉碎性骨折 ⋯⋯⋯⋯⋯⋯⋯⋯ 027

第二章　肱骨创伤

病例5　同种异体腓骨移植联合锁定钢板治疗肱骨近端骨折 ⋯⋯⋯⋯⋯⋯⋯⋯ 036

病例6　锁定钢板结合髓内钛网支撑治疗老年肱骨近端骨折 ⋯⋯⋯⋯⋯⋯⋯⋯ 044

病例7　切开复位内固定治疗肱骨近端四部分骨折脱位 ⋯⋯⋯⋯⋯⋯⋯⋯⋯⋯ 051

病例8　肱骨近端骨折髓内钉固定 ⋯⋯⋯⋯⋯⋯⋯⋯⋯⋯⋯⋯⋯⋯⋯⋯⋯⋯ 057

病例9　肱骨多段骨折的治疗 ⋯⋯⋯⋯⋯⋯⋯⋯⋯⋯⋯⋯⋯⋯⋯⋯⋯⋯⋯⋯ 066

病例10　经尺骨鹰嘴入路治疗复杂性肱骨远端剪切骨折 ⋯⋯⋯⋯⋯⋯⋯⋯⋯ 074

第三章　肘关节创伤

病例11　Bado Ⅱ型孟氏骨折脱位的手术治疗 ⋯⋯⋯⋯⋯⋯⋯⋯⋯⋯⋯⋯⋯ 081

病例12　运用肘关节外科脱位技术治疗肱骨远端冠状面骨折合并尺骨鹰嘴骨折 ⋯ 090

病例13　肘关节脱位合并尺骨冠状突骨折的治疗 ⋯⋯⋯⋯⋯⋯⋯⋯⋯⋯⋯⋯ 101

病例14　经单一外侧入路治疗肘关节损伤三联征 ⋯⋯⋯⋯⋯⋯⋯⋯⋯⋯⋯⋯ 109

第四章　前臂创伤

病例15　前臂双极骨折的治疗 ⋯⋯⋯⋯⋯⋯⋯⋯⋯⋯⋯⋯⋯⋯⋯⋯⋯⋯⋯ 116

第五章　桡骨远端创伤

病例16　经15mm单一微创入路内固定治疗桡骨远端骨折 ⋯⋯⋯⋯⋯⋯⋯⋯ 124

病例17　桡骨远端骨折合并舟月韧带损伤的治疗 ⋯⋯⋯⋯⋯⋯⋯⋯⋯⋯⋯⋯ 132

病例18 掌背侧双钢板治疗不稳定性桡骨远端骨折 ……… 139

第六章 开放性骨折

病例19 Masquelet技术治疗桡骨开放性骨折伴缺损 ……… 143
病例20 尺桡骨开放性骨折 ……… 151
病例21 尺、桡骨开放性骨折术后尺骨感染的治疗 ……… 161

第七章 上肢畸形与感染

病例22 尺骨远端缩短截骨术治疗尺骨撞击综合征 ……… 173
病例23 桡骨远端关节内畸形合并关节外畸形矫正 ……… 180
病例24 桡骨远端关节外畸形矫正 ……… 189
病例25 先天桡骨短缩致肘外翻畸形矫正 ……… 197
病例26 先天性尺桡骨融合的旋转截骨矫形 ……… 207
病例27 Ilizarov环形外固定支架辅助桡骨截骨延长术治疗外伤性桡骨短缩畸形 … 217
病例28 诱导膜技术治疗上肢骨折内固定术后感染 ……… 224

第一章
肩锁关节、锁骨创伤

病例1　喙锁韧带双束解剖学重建治疗Rockwood Ⅴ型肩锁关节脱位

一、概述

肩锁关节脱位临床上常见，约占肩部损伤的9%。肩锁关节主要靠喙锁韧带和肩锁韧带维持稳定，而喙锁韧带更为重要。喙锁韧带分为锥状韧带和斜方韧带。两条韧带的不同生理功能与其不同的解剖结构和走行方向密切相关。锥状韧带有很强的抵抗向上拉力的作用，同时可防止锁骨远端在前方应力下移位，斜方韧带能够抵抗向后拉力的作用力，防止锁骨远端在后方应力下移位。按照Rockwood分型系统可将肩锁关节脱位分为Ⅰ～Ⅵ型。其中RockwoodⅠ、Ⅱ型脱位通常无须手术治疗，Ⅳ～Ⅵ型采取手术治疗。治疗肩锁关节脱位的手术方式有多种，目前尚无公认的标准手术方法。传统的固定肩锁关节的手术方法包括：克氏针张力带、喙锁螺钉及锁骨钩钢板固定等。随着对肩锁关节脱位的认识加深，治疗理念逐渐由刚性内固定转向非刚性的、弹性固定，从非解剖学重建向解剖学重建转变。我们通过一系列基础到临床的研究，在国内外首创了喙锁韧带的原止点双束重建技术，并应用于临床[1～2]，现将这一技术通过一临床病例介绍如下。

二、病历摘要

（一）患者信息

患者李某，男，57岁，外伤致右肩关节疼痛伴活动受限3个月余。

现病史：患者3个月前因外伤致右肩部疼痛伴活动受限就诊于外院，外院建议行保守治疗，嘱患肢三角巾悬吊6周。后患者仍感右肩关节活动时出现疼痛，并出现肩关节活动时伴弹响，患侧锁骨远端较对侧明显抬高，右侧上肢无法提重物。为进一步治疗，就诊于我院专家门诊，门诊完善相关检查后拟以"右侧肩锁关节脱位"收住入院（病例1图1、病例1图2）。

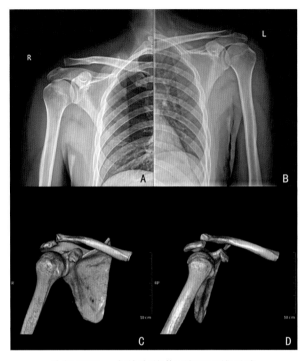

病例1图1　术前肩关节X线及三维重建

A、B：术前双侧肩关节正位X线；C、D：术前患侧肩关节三维重建

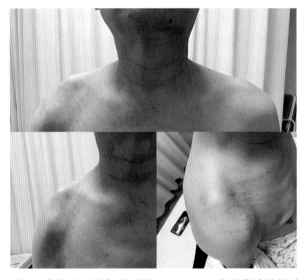

病例1图2　术前患侧肩部外观照，Constant肩关节功能评分47分

既往史：平素身体健康。无糖尿病、高血压、冠心病，无肝炎、结核或其他传染病等病史及其密切接触史，无手术史，入院前无外伤史，无血制品输注史，无食物、药物过敏史，预防接种史按计划进行。否认烟酒等不良嗜好，否认长期接触工业化学用品。无家族性遗传病及肿瘤癌症史。

专科查体：①视诊：右肩部锁骨远端较对侧上抬，皮肤未见瘀青，无皮肤破损、渗出及骨外露。②触诊：右肩部无压痛，未触及骨擦感，右上肢感觉无明显异常，右桡动脉可及，右上肢末梢循环良好。③动诊：右肩关节因疼痛拒动，患侧肩锁关节伴弹响，钢琴键征阳性，锁骨肩峰端前后向不稳，右肘腕关节活动正常，右手指活动正常。④量诊：双上肢基本等长等粗。

（二）病情分析及治疗方案

患者入科后完善术前相关检查，结合专科查体和影像学检查，诊断为（右侧）肩锁关节脱位（Rockwood V型），且患者日常生活要求较高，手术意愿强烈，经科室治疗组讨论决定拟行"喙锁韧带重建术"。术前告知患者本人及其家属手术相关风险，患者及其家属表示理解，并同意手术，签署手术知情同意书等相关手术材料。

（三）手术步骤及要点

手术过程：全麻成功后取沙滩椅位，取患者肩部纵向切口，长约10cm（病例1图3），依次切开皮肤、皮下、深筋膜，从三角肌胸大肌间隙入路，逐层分离软组织，暴露喙突，通过喙突上表面探查喙锁韧带的损伤情况。采用直径为2.0mm的克氏针由喙突的后上方向前下方进行钻孔，进针点分别为斜方韧带和锥状韧带在喙突表面的止点，出针点为喙突基底部。在建立骨隧道时，应避免两条骨隧道的距离过近；并且，在使用钻头打孔时，应避免钻头打穿喙突外侧骨皮质。然后使用直径为3.0mm的钻头进行扩孔。分离软组织并暴露锁骨远端，在距离锁骨远端2.5cm和4.0cm处使用直径2.0mm的克氏针钻孔，建立骨隧道。锁骨上表面的进针点为斜方韧带和锥状韧带在锁骨上表面的投影，出针点为斜方韧带和锥状韧带在锁骨下表面的附着点。用带线器将2号爱惜邦缝合线依次穿过锁骨和喙突的骨隧道（病例1图4），手动复位肩锁关节，用2.0mm克氏针临时固定，术中使用移动C臂机透视确认肩锁关节脱位完全复位。使用相同长度的爱惜邦缝合线测量锥状韧带的长度。根据术中测量结果，选择合适的Endobutton带袢钢板A。在带袢钢板A先穿一根2号爱惜邦缝合线b，缝合线b由带袢钢板的第一、第四孔穿出，再使用一根2号爱惜邦缝合线c穿过袢环（病例1图5）。在爱惜邦缝合线a的引导下，线b和线c依次穿过喙突骨隧道和锁骨骨隧道，轻轻拉动缝线b，将袢钢板A置于喙突基底部，再拉缝线c使袢环依次通过喙突和锁骨的骨隧道。取一块不带袢环的钢板B，将其穿过锁骨上表面的袢环中。将缝合线b分别穿过钢板B的第一个孔和第四个孔，打结，将袢环和钢板B固定在锁骨上表面，完成锥状韧带的重建。再用上述方法重建斜方韧带。最后取出克氏针后透视复位满意，固定可靠（病例1图6、病例1图7）。常规探查肩锁关节，使用可吸收缝线加强肩锁关节囊，冲洗创面，彻底止血，逐层缝合切口，完成手术。

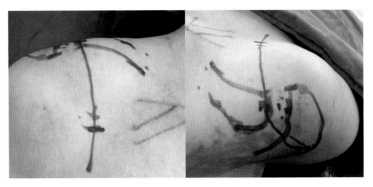

病例1图3　术中切口

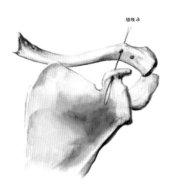

病例1图4　对折的2号爱惜邦缝合线a在过线器的引导下依次穿过锁骨和喙突上锥状韧带的骨隧道

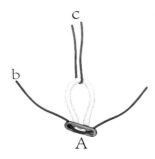

病例1图5　2号爱惜邦缝合线b分别穿过带袢钢板A的第一、第四孔，再取一根2号爱惜邦缝合线c穿过袢环

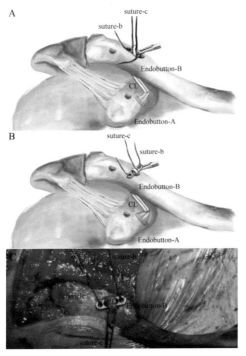

病例1图6　双束重建喙锁韧，过线、穿袢的具体步骤

A、B. 穿袢及固定袢的过程；C. 术中锁骨（clavicle）上面观

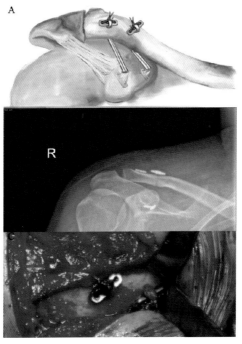

病例1图7　重建完成后的示意图、透视图及术中图

A. 打结固定袢和钢板于锁骨上表面；B. 术中透视肩关节正位X线（右侧）；C. 术中锁骨上表面

（四）手术结果及随访

患者术后3天内复查X线片（病例1图8），术后右肩关节悬吊固定4~6周，术后1个、18个月门诊随访，均行Constant肩关节功能评分。术后1个月Constant评分为78分。复查双侧肩关节正位X线片示：右锁骨在位，右侧喙锁间隙与对侧比较无增宽（病例1图9）。

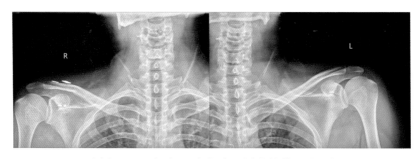

病例1图8　术后3天内复查双侧肩关节正位X线

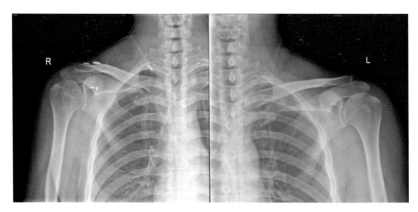

病例1图9　术后1个月复查双侧肩关节正位X线

术后18个月门诊随访，患者右肩关节活动度上举180°、外展150°，右肩关节Constant功能评分93分，患者对肩关节功能满意（病例1图10、病例1图11）。

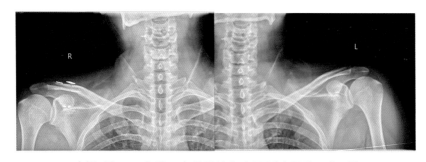

病例1图10　术后18个月门诊复查双侧肩关节正位X线

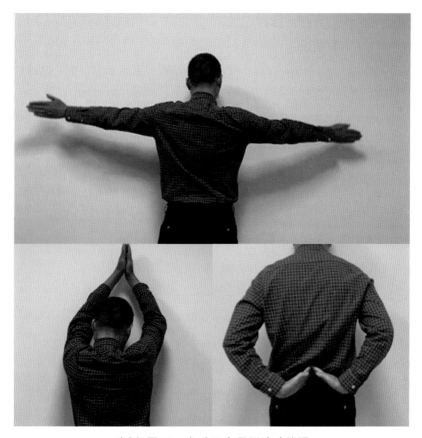

病例1图11　术后18个月门诊功能照

三、病例讨论

生物力学研究表明，肩锁关节的稳定性取决于喙锁韧带、肩锁韧带和肩锁关节囊。其中喙锁韧带在维持肩关节稳定性方面最为重要[3]。解剖学研究表明，喙锁韧带由斜方韧带和锥状韧带两部分组成。斜方韧带位于前外侧，锥状韧带位于后内侧，两条韧带止于锁骨和喙突的不同位置，具有不同的生理功能，在维持肩锁关节的垂直稳定性方面发挥不同的作用[4]。

稳定肩锁关节是一项具有挑战性的技术，目前，肩锁关节脱位的治疗有多种手术方式，但对其最佳治疗方案仍存在争议。在过去的十年中，锁骨钩钢板因操作简单、固定牢靠，切开复位进行钩钢板固定被广泛认为是一种可接受的治疗方法[5]。但该术式通过固定肩锁关节获得肩锁关节的稳定，不符合肩关节的生物力学。另外，其钩端放置在肩峰的下方，其形态和肩峰下表面解剖形态不符，当肩锁关节发生微动时，会对肩峰骨膜产生摩擦、撞击，从而发生肩关节疼痛、肩峰下撞击症及肩峰应力性骨折等并发症，严重影响患者肩关节功能康复[6]。这些问题经常需要进行二次手术操作以移除钩板。另外，使用锁骨钩钢板治疗时无法修复肩锁关节囊和肩锁韧带，并且该术式也未重建断裂的喙锁韧带，在取出钩钢板后往往会导致肩锁关节脱位复发[7]。综上所述，上述固定方法不是治疗肩锁关节脱位最佳术式。

随着现代骨科学的发展及对韧带损伤认识的不断深入，肩锁关节脱位的手术治疗理念已由刚性内固定逐渐转向弹性固定。结合生物力学研究的深入和材料科技的进步，现已出现更好的解决肩锁关节脱位的手术方式——喙锁韧带重建术。喙锁韧带重建术是通过重建断裂的喙锁韧带，提供肩锁关节垂直方向上的稳定性，从病因上治疗肩锁关节脱位[8]。但因喙锁韧带附着的锁骨和喙突骨面较为窄小，解剖重建手术操作十分困难，故目前临床多见的重建术式均为非解剖重建，而不是本研究所使用的喙锁韧带解剖重建[9]。即使是这样也有不少医源性锁骨、喙突骨折的报道，原止点双束解剖学重建对于骨科医生来说比较难以实现，而我们通过一系列的基础和临床研究，首创了原止点双束重建喙锁韧带技术，经实践验证该术式安全、有效。

喙锁韧带双束解剖重建治疗肩锁关节脱位具有以下优点：①喙锁韧带重建治疗肩锁关节脱位是对此疾病的对因治疗，并且不会干扰肩锁关节的正常生理功能。②由于该术式是根据原止点进行解剖重建，故肩锁关节复位良好，具有稳定性强的特点；又因为重建的骨隧道缩小到3.0mm，故骨隧道更安全，不会发生锁骨和喙突的医源性骨折。③本研究入路采用肌间隙微创入路，术中注意保护胸大肌外侧筋膜袖，也有利于恢复肩锁关节的稳定性；同时，对锁骨血供和软组织平衡损伤小，手术微创，安全，不需要二次手术取出内固定。④术后固定时间少，可尽早进行功能锻炼，使肩关节功能得到良好的恢复。⑤较小轮廓的内固定物植入时需从锁骨表面剥离的软组织较少，并且能够减少术后植入物对软组织的刺激。综上所述，我们的喙锁韧带原止点双束重建技术为临床治疗肩锁关节脱位提供了一种理想的、符合肩锁关节生物力学特点的、有效的手术治疗方法[10~12]。

该术式在治疗肩锁关节脱位取得了较好的临床效果。它具有操作简单、创伤小、成本低、疗效可靠、并发症少、无需二次手术取出内固定物等优点。虽然本研究的许多病例随访时间已有5~10年[13]，但仍需要更长期随访、更大的样本临床试验来检验该方法的长期有效性。

［郑兴国　方加虎：江苏省人民医院（南京医科大学第一附属医院）］

参考文献

[1]薛骋，徐海波，宋李军，等.喙锁韧带完全解剖重建的钻孔技术研究[J].中华创伤骨科杂志，2015，17（4）：337-341.

[2]方加虎，李翔，宋李军，等.喙锁韧带解剖完全解剖学重建的钻孔技术数字骨科学模拟及形态学研究[C].//中华医学会第十八届骨科学术会议暨第十一届COA国际学术大会论文集，2016：1-1.

[3]Debski RE，Parsons IMt，Woo SL，et al.Effect of capsular injury on acromioclavicular joint mechanics[J].J Bone Joint Surg Am，2001，83-A（9）：1344-1351.

[4]Rios CG，Arciero RA，Mazzocca AD.Anatomy of the clavicle and coracoid process for reconstruction of the coracoclavicular ligaments[J].Am J Sports Med，2007，35（5）：811-817.

[5]Grantham C，Heckmann N，Wang L，et al.A biomechanical assessment of a novel double endobutton technique versus a coracoid cerclage sling for acromioclavicular and coracoclavicular injuries[J].Knee Surg Sports Traumatol Arthrosc，2016，24（6）：1918-1924.

[6]Rios CG，Arciero RA，Mazzocca AD.Anatomy of the clavicle and coracoid process for reconstruction of the coracoclavicular ligaments[J].Am J Sports Med，2007，35（5）：811-817.

[7]Xue C，Song LJ，Zhang M，et al.Coracoclavicular ligament attachment regions of the Chinese population：a quantitative anatomic study[J].Anat Sci Int，2013，88（4）：189-194.

[8]孙伟，薛骋，李翔，等.喙锁韧带解剖重建治疗肩锁关节脱位的初步研究[J].中国矫形外科杂志，2016，24（24）：2252-2256.

[9]方加虎，薛骋，宋李军，等.双束Endobutton完全解剖重建喙锁韧带治疗Rockwood V型新鲜肩锁关节脱位[J].中华创伤骨科杂志，2019，21（1）：34-38.

[10]Xue C，Zhang M，Zheng TS，et al.Clavicle and coracoid process drilling technique for truly anatomic coracoclavicular ligament reconstruction[J].Injury，2013，44（10）：1314-1320.

[11]Xue C，Song LJ，Li X，et al.Coracoclavicular ligaments anatomical reconstruction：a feasibility study[J].Int J Med Robot，2015，11（2）：181-187.

[12]方加虎，唐国龙，陈浩，等.喙锁韧带的解剖学重建治疗锁骨远端骨折的疗效观察[J].中华医学杂志，2017，97（13）：1011-1014.

[13]徐海波，薛骋，宋李军，等.双束Endobutton解剖重建喙锁韧带治疗肩锁关节脱位的早期随访研究[J].中华肩肘外科电子杂志，2019，7（1）：50-55.

病例2 喙锁韧带双束解剖重建治疗锁骨远端骨折

一、概述

锁骨远端骨折约占所有锁骨骨折的21%～25%[1～2]。骨折分类是根据Neer最初的分类方法（基于骨折线和喙锁韧带的位置关系）进行分类的[3]，该分型系统后来由Craig[4]进行了修正。但改良后的Neer分型系统也并不完整，如锁骨远端骨折的同时伴随喙锁韧带双束断裂，且喙锁韧带均附着在近端骨折块上的情况就未被归纳到其中。本文中的病例便是此类型的锁骨远端骨折。锁骨远端无移位的骨折通过非手术治疗可获得良好的愈合和临床效果[5～6]，而存在移位的锁骨远端骨折接受非手术治疗后骨不连发生率为30%～44%[7]。有许多不同的手术技术可用于治疗存在移位的锁骨远端骨折，但没有任何技术被视为金标准。开放式手术包括克氏针（髓内固定）和张力带固定、喙锁螺钉固定、钩钢板和锁定板及关节镜技术。现常用的手术技术并发症较多，包括螺钉移位、再骨折、植入失败[8]及钩钢板特有的并发症、肩峰撞击症、肩峰骨质溶解和医源性骨折[9]。我们通过一系列基础及临床的研究，在国内外首创了喙锁韧带原止点双束解剖重建技术，并应用于临床[10～11]，喙锁韧带双束解剖重建技术具有明显的优势，既可以使锁骨骨折稳定和断端对齐，从而提高骨折愈合率，同时减少并发症，防止术后肩锁关节再脱位的发生，且无须二次手术取出内固定物，真正从病因上解决了术后肩锁关节再脱位的问题。本文的目的是通过分析一例基于喙锁韧带双束解剖重建技术治疗的锁骨远端骨折伴喙锁韧带双束断裂的病例，分析该技术的作用机制及临床疗效，现将这一技术通过一临床病例介绍如下。

二、病历摘要

（一）患者信息

患者张某，男，25岁，外伤致右肩关节疼痛伴活动受限3小时。

现病史：患者于3小时前因外伤致右肩部疼痛伴肩关节活动受限，就诊于我院急诊查双侧锁骨正位X线片检查示锁骨远端骨折（病例2图1），为进一步治疗，拟"（右侧）锁骨远端骨折"收入我科。术前患侧锁骨正位X线片示患侧喙锁间距为25.4mm，患侧肩锁间距为4.1mm，健侧喙锁间距和肩锁间距分别为10.7mm和5.1mm，术前喙锁间距分离比为1.37，术前完善患侧肩关节三维重建（病例2图2）。

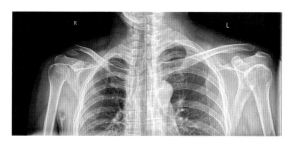

病例2图1 术前双侧锁骨正位X线

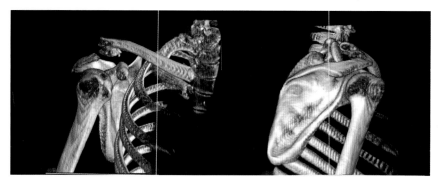

病例2图2 术前患侧肩关节三维重建

既往史：平素身体健康。无糖尿病、高血压、冠心病，无肝炎、结核或其他传染病等病史及其密切接触史，无手术史，入院前无外伤史，无血制品输注史，无食物、药物过敏史，预防接种史按计划进行。否认烟酒等不良嗜好，否认长期接触工业化学用品。无家族性遗传病及肿瘤癌症史。

专科查体：①视诊：右肩部肿胀，患侧锁骨远端较对侧明显上抬，成角畸形，皮肤可见少量瘀青，无皮肤破损、渗出及骨外露。②触诊：右肩部压痛明显，可触及骨擦感，右上肢感觉无明显异常，右桡动脉可及，右上肢末梢循环良好。③动诊：右肩关节因疼痛拒动，患侧肩锁关节不稳，琴键征阳性，右肘、腕关节活动正常，右手指活动正常。④量诊：双上肢基本等长等粗。

（二）病情分析及治疗方案

患者入科后完善术前相关检查，结合专科查体和影像学检查，诊断为"（右侧）锁骨远端骨折"，且患者日常生活要求较高，手术意愿强烈，经科室治疗组讨论决定拟行"喙锁韧带重建术"。术前告知患者本人及其家属手术相关风险，患者及其家属表示理解，并同意手术，签署手术知情同意书等相关手术材料。

（三）手术步骤及要点

手术过程（病例2图3～病例2图7）：全麻成功后取沙滩椅位，取患者肩部纵向切口，长约10cm，依次切开皮肤、皮下、深筋膜，从三角肌胸大肌间隙进入，暴露喙突，通过喙突上表面探查喙锁韧带的损伤情况。手术过程中注意保护三角肌及斜方肌筋膜袖，采用直径为2.0mm的克氏针由喙突的后上方向前下方进行钻孔，进针点分别为斜方韧带和锥状韧带在喙突表面的止点，出针点为喙突基底部。在建立喙突骨隧道时，应避免两条骨隧道的距离过近；并且，在使用钻头打孔时，应避免钻头打穿喙突外侧骨皮质。然后使用直径为3.0mm的钻头进行扩孔。再分离软组织暴露锁骨远端，在距离锁骨远端2.5cm和4.0cm处使用直径2.0mm的克氏针钻孔，再使用3.0mm的钻头进行扩孔，建立锁骨骨隧道。锁骨上表面的进针点为斜方韧带和锥状韧带在锁骨上表面的投影，出针点为斜方韧带和锥状韧带在锁骨下表面的附着点。用带线器将2号爱惜邦缝合线依次穿过锁骨和喙突的骨隧道，利用间接复位技术复位锁骨骨折，用1.5mm克氏针临时固定骨折断端后，根据测量的长度选择合适的Endobutton带袢钢板重建锥状韧带。使用相同的测量方式测量斜方韧带的长度，重建斜方韧带。韧带重建结束后，术中根据直观下判断肩锁韧带是否受到损伤决定是否对其肩锁韧带进行加固及修补。再使用移动C形臂X线机透视确认骨折断端复位满意。冲洗创口，彻底止血，逐层缝合关闭切口，术毕。

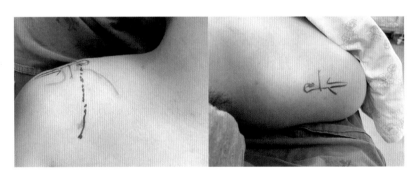

病例2图3　术中切口

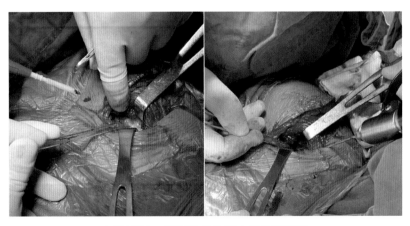

病例2图4　暴露喙突并建立喙突骨隧道

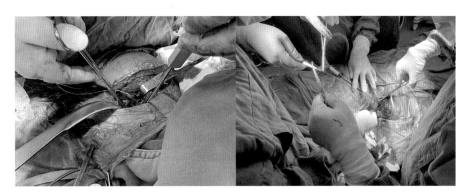

病例2图5 穿2号爱惜邦缝合线，并且测量喙锁韧带长度

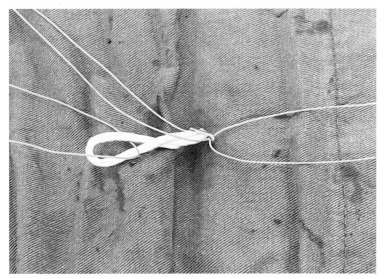

病例2图6 一根2号爱惜邦缝合线分别穿过带袢钢板的第一孔和第四孔，再取一根2号爱惜邦
缝合线穿过袢环，预留一根2号爱惜邦缝合线穿过袢钢板的第四孔

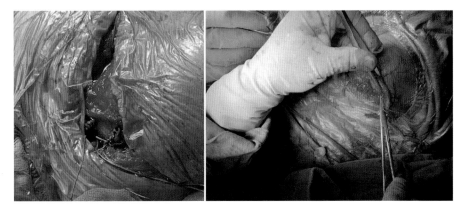

病例2图7 打结固定袢和钢板于锁骨上表面，缝合三角肌筋膜袖

（四）手术结果及随访

患者术后患肢悬吊，术后3天内复查X线片（病例2图8），术后3～4周内进行肩关节被动锻炼，4～6周开始进行患肩关节主动爬墙及回旋画圈练习，逐渐增加肩关节上举、旋转等活动度。门诊随访时视骨折愈合情况逐渐进行负重训练。术后2个月开始肌力康复锻炼及各种抗阻力练习，直至恢复日常活动。术后3个月重返工作岗位。术后1、2、3、12个月门诊随访，均行Constant肩关节功能评分，术后1个月Constant评分为76分。复查患侧锁骨正位X线及功能照见病例2图9、病例2图10。

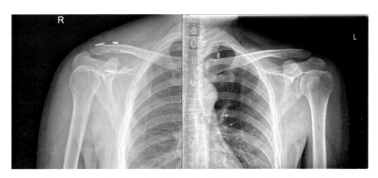

病例2图8　术后3天内复查双侧锁骨正位X线，复位满意

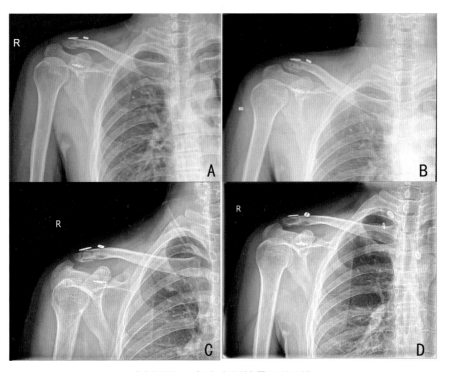

病例2图9　复查患侧锁骨正位X线

A. 术后1个月复查；B. 术后2个月复查；C. 术后3个月复查；D. 术后12个月门诊复查

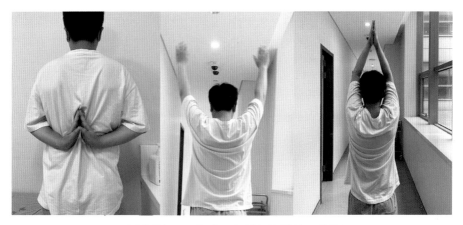

病例2图10 术后12个月门诊随访功能照

右肩关节活动度上举180°、外展160°，右肩关节Constant评分93分，患者对患侧肩关节功能满意

三、病例讨论

锁骨骨折约占所有骨折的15%，占肩部骨折的44%。锁骨远端骨折约占所有锁骨骨折的21%～25%[1]。现如今，锁骨远端骨折存在多种分型系统，临床上应用广泛的为1990年Craig[4]引入Neer分类法的修订版，该分类系统虽较初始的Neer分型更加的详细，但仍未将文中患者的类型包括进去。本文报道的病例为锁骨远端骨折的同时伴随喙锁韧带双束断裂，且骨折线位于喙锁韧带远端。这种骨折类型由于骨折的同时伴随喙锁韧带均断裂，锁骨缺少了喙锁韧带的牵拉作用，因此往往是不稳定的。不稳定骨折保守治疗后骨折不愈合率较高，通常建议手术治疗。针对骨折断端的内固定治疗较多，常见的有钩钢板固定、预轮廓锁定加压远端锁骨钢板固定，以及克氏针联合张力带固定。

就钩钢板而言，近些年常被用于锁骨远端骨折的治疗中，其刚性固定的特点可以使患者较早地进行功能锻炼。锁骨钩钢板的刚性固定主要是因为其应用了杠杆原理来复位，对有移位的骨折块固定效果较好，其可以在不影响锁骨旋转的情况下，使远侧骨折块的移动得到限制[12]。但随着锁骨钩钢板应用的增多，其弊端也逐渐被发现，术后可能出现的并发症包括肩峰撞击综合征、肩袖损伤、骨溶解、肩关节外展受限等，其中最常见的是肩峰撞击。为减少术后并发症的发生，也有学者尝试使用远端锁定解剖钢板治疗锁骨远端骨折。锁定钢板的远端较宽大，可以置入多枚螺钉，而且这些远端螺钉呈发散分布，从而使钢板对锁骨的把持力达到最大，与传统的钢板相比，其抗扭转的能力更强。Lee[13]等已经证明了预轮廓锁定加压远端锁骨钢板固定治疗锁骨远端移位骨折的可行性和有效性。Kalamaras26[14]等人使用桡骨远端锁定钢板切开复位内固定治疗一组不稳定的锁骨远端骨折，也报道了满意的研究结果。但是单纯使用锁骨远端锁定钢板固定骨折仍未解决喙锁韧带断裂的问题。后Martetschlager[15]等人尝试使用远端锁定钢板联合喙锁固定对锁骨远端骨折进行治疗，发现在不稳定的锁骨远端骨折中使用锁定钢板联合喙锁环扎术可以提供良好和可靠的结果。但远端锁定板是为桡骨远端设计的，其钢板外形与锁骨远端解剖结构不匹配。其次，锁骨远端骨折块均为松质骨，并且此类型骨折远端骨折块较小，因此无法提供足够的锁钉固定空间，近端与钢板不服帖，导致固定力量不足、内固定失败、金属植入物皮下突出等问题。也有一些学者没有只单纯专注于固定骨折，而是使用不同的技术恢复喙锁韧带的功能。他们认为恢复正常的喙锁间距足以促进骨折愈合。Li[16]等人在微创技术中使用了钛缆固定环扎术。Kenyon[17]等人使用单束袢钢板通过微创方法重建喙锁韧带，两组都报告了良好的结果。研究显示通过喙锁固定确实是一种可行的手术方式。但是之前使用的喙锁重建均为单束重建或者非解剖的双束喙锁重建，此类型骨折为喙锁韧带双束断裂，未真正针对病因对其治疗。2015年，方加虎[10]等人提出"喙锁韧带原止点解剖重建技术"，并使用该技术治疗锁骨远端骨折，取得了较好的疗效[18]。本文运用喙锁韧带原止点双束解剖重建技术对喙锁韧带进行重建，恢复喙锁韧带原有功能，从而间接复位骨折，使骨折断端达到相对稳定的状态，真正从病因上治疗锁骨远端骨折。

该技术由两束Endobutton袢钢板及其配套的固定系统组成。由于固定袢的物理性能，具有良好的强度和弹性，有助于将喙锁间距限制在正常范围内，而其弹性固定将允许肩锁关节的细微运动。不过，其植入的内固定物对于人体来说是异物，对于植入材料的过敏、感染和其他并发症可能是这类手术需要关注的地方。但是，我们在长期的随访中，暂未发现这些并发症。另外，部分通过治疗的患者存在骨隧道存在扩大现象，针对这个问题，本课题组也在找寻原因和解决方案，相关研究详见文献[19]。但是在长期的临床应用过程中，通过对术后患者的随访，均未发生喙突骨道断裂和医源性骨折等并发症，其短期疗效令人满意。

喙锁韧带双束解剖重建治疗锁骨远端骨折具有以下优点：①此技术通过间接复位骨折，在骨折复位的同时重建喙锁韧带，解决了此类骨折喙锁韧带断裂的问题，减少了术后肩锁关节脱位的风险；②改良了钻孔技术，将骨隧道缩小到3.0mm，故骨隧道更安全，降低了发生锁骨和喙突的医源性骨折的发生率；③本研究入路采用肌间隙微创入路，术中注意保护胸大肌外侧筋膜袖，也有利于恢复肩锁关节的稳定性；同时，对锁骨血供和软组织平衡损伤小，手术微创，安全，不需要二次手术取出内固定；④较小轮廓的内固定物植入时需要从锁骨表面剥离的软组织较少，并且能够减少术后植入物对软组织的刺激。我们的喙锁韧带原止点双束重建技术为临床治疗锁骨远端骨折伴随喙锁韧带同时断裂的情况提供了一种理想的、有效的手术治疗方法。

[郑兴国　方加虎：江苏省人民医院（南京医科大学第一附属医院）]

参考文献

[1]Nordqvist A，Petersson C.The incidence of fractures of the clavicle[J].Clin Orthop Relat Res，1994，300：127-132.

[2]Robinson CM，Cairns DA.Primary nonoperative treatment of displaced lateral fractures of the clavicle[J].J Bone Joint Surg Am，2004，86（4）：778-782.

[3]Neer CS.Fractures of the distal third of the clavicle[J].Clin Orthop Relat Res，1968，58：43-50.

[4]Rockwood CA，Craig EV.Fractures of the clavicle.In：Rockwood CA，Matsen FA，Editors.The Shoulder.III Eds.Vol.1.Vol 1.Elsevier Health Sciences，2009.

[5]Robinson CM，Court-Brown CM，McQueen MM，et al.Estimating the risk of nonunion following nonoperative treatment of a clavicular fracture[J].J Bone Joint Surg Am，2004，86（7）：1359-1365.

[6]Nordqvist A，Petersson C，Redlund-Johnell I.The natural course of lateral clavicle fracture.15（11-21）year followup of 110 cases[J].Acta Orthop Scand，1993，64（1）：87-91.

[7]Rokito AS，Zuckerman JD，Shaari JM，et al.A comparison of nonoperative and operative treatment of type II distal clavicle fractures[J].Bull Hosp Jt Dis，2002，61（1-2）：32-39.

[8]Stegeman SA，Nacak H，Huvenaars KH，et al.Surgical treatment of Neer type-II fractures of the distal clavicle：A meta-analysis[J].Acta Orthopaedica，2013，84（2）：184-190.

[9]Oh JH，Kim SH，Lee JH，et al.Treatment of distal clavicle fracture：a systematic review of treatment modalities in 425 fractures[J].Arch Orthop Trauma Surg，2011，131（4）：525-533.

[10]薛骋，徐海波，宋李军，等.喙锁韧带完全解剖重建的钻孔技术研究[J].中华创伤骨科杂志，2015，17（4）：337-341.

[11]方加虎，李翔，宋李军，等.喙锁韧带解剖完全解剖学重建的钻孔技术数字骨科学模拟及形态学研究[C].//中华医学会第十八届骨科学术会议暨第十一届COA国际学术大会论文集，2016：1-1.

[12]李亮，许海宁，徐瑞生，等.三种不同内固定方式治疗锁骨远端骨折的疗效比较[J].创伤外科杂志，2018，20（3）：198-202.

[13]Lee SK，Lee JW，Song DG，et al.Precontoured locking plate fixation for displaced lateral

clavicle fractures[J].Orthopedics，2013，36：801-807.

[14]Kalamaras M，Cutbush K，Robinson M.A method for internal fixation of unstable distal clavicle fractures：early observations using a new technique[J].J Shoulder Elbow Surg，2008，17：60-62.

[15]Martetschlager F，Kraus TM，Schiele CS，et al.Treatment for unstable distal clavicle fractures （Neer 2） with locking T-plate and additional PDS cerclage[J].Knee Surg Sports Traumatol Arthrosc，2013，21：1189-1194.

[16]Li Y，Shi S，Ou-Yang YP，et al.Minimally invasive treatment for NeerIIb distal clavicle fractures with titanium cable[J].J Trauma，2011，71：E37-E40.

[17]Kenyon P，Morgan BW，Webb M，et al.Open reduction and fixation of displaced lateral clavicle fractures using the minimally invasive acromioclavicular joint reconstruction （MINARR） technique：a case series review[J].Shoulder Elbow，2015，7（1）：13-17.

[18]方加虎，唐国龙，陈浩，等.喙锁韧带的解剖学重建治疗锁骨远端骨折的疗效观察[J].中华医学杂志，2017，97（13）：1011-1014.

[19]Xue C，Song L，Zheng X，et al.Truly anatomic coracoclavicular ligament reconstruction with 2 EndoButton devices for acute Rockwood type V acromioclavicular joint dislocations：5-year findings[J].J Shoulder Elbow Surg，2022，31（4）：855-859.

病例3　三角固定重建喙锁韧带治疗锁骨远端 Neer Ⅱb型骨折

一、概述

锁骨是上肢和中轴骨骼相连结的骨，是人体最容易发生的骨折之一，其受伤机制往往是直接撞击或摔倒时手部前伸产生的传导应力。锁骨骨折好发于锁骨中段，约占80%，其次为锁骨远端骨折。锁骨远端骨折约占所有锁骨骨折的10%～30%[1]。其治疗通常具有挑战性，因为很难区分骨折类型属于稳定性还是非稳定性。稳定性骨折通过非手术治疗通常可以顺利愈合，但不稳定性骨折常常需要通过手术治疗，并且具有一定的骨折不愈合发生率[2]。而在锁骨远端骨折类型中，有一特殊类型，即锁骨远端Neer Ⅱb型骨折，因其骨折线位于锥状韧带与斜方韧带之间，为不稳定性骨折，表现为近端骨折块向上移位、锥状韧带断裂且斜方韧带完整。此类型骨折断端常发生不同程度的位移，影响骨折的愈合，非手术治疗有较高的骨折不愈合或畸形愈合概率，因此需要手术。手术治疗方法有克氏针张力带固定、钩钢板、解剖锁定钢板和关节镜治疗等，每种技术都有其优缺点。目前尚没有足够的证据证明任何一种技术都能始终如一地提供最佳结果。

二、病历摘要

（一）患者信息

患者何某，女，28岁，外伤致左肩关节疼痛伴活动受限8小时。

现病史：患者于8小时前因外伤致左肩部疼痛伴肩关节活动受限，就诊于我院急诊科，急诊查双侧锁骨正位X线片（病例3图1）示锁骨远端骨折，为进一步治疗，拟"（左侧）锁骨远端骨折"收入我科。术前患侧锁骨正位X线片示患侧喙锁间距为23.2mm，患侧肩锁间距为4.3mm，健侧喙锁间距和肩锁间距分别为9.7mm和5.3mm，术前喙锁间距分离比为1.39，完善患者术前患侧肩关节三维重建（病例3图2）。

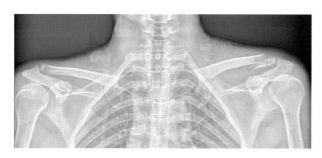

病例3图1　术前双侧锁骨正位X线片

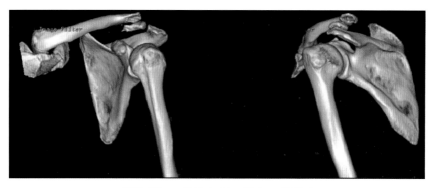

病例3图2　术前患侧肩关节三维重建

既往史：平素身体健康。无糖尿病、高血压、冠心病病史，无肝炎、结核或其他传染病等病史及其密切接触史，无手术史，入院前无外伤史，无血制品输注史，无食物、药物过敏史，预防接种史按计划进行。否认烟酒等不良嗜好，否认长期接触工业化学用品。无家族性遗传病及肿瘤癌症史。

专科查体：①视诊：左肩部肿胀，患侧锁骨远端较对侧明显上抬，成角畸形，皮肤可见少量瘀青，无皮肤破损、渗出及骨外露。②触诊：左肩部压痛明显，可触及骨擦感，左上肢感觉无明显异常，左桡动脉可及，左上肢末梢循环良好。③动诊：左肩关节因疼痛拒动，患侧肩锁关节不稳，琴键征阳性，左肘、腕关节活动正常，左手指活动正常。④量诊：双上肢基本等长等粗。

（二）病情分析及治疗方案

患者入科后完善术前相关检查，结合专科查体和影像学检查，诊断为"（左侧）锁骨远端骨折"，且患者对日常生活要求较高，手术意愿强烈，经科室治疗组讨论决定行"喙锁韧带重建术"。术前告知患者本人及其家属手术相关风险，患者及其家属表示理解，并同意手术，签署手术知情同意书等相关手术材料。

（三）手术步骤及要点（病例3图3~病例3图8）

全身麻醉成功后将患者术侧肩部垫高，取沙滩椅卧位。常规消毒铺巾，贴薄膜贴。肩部取纵向切口，切口长约10cm，切开皮肤、皮下筋膜、深筋膜，从三角肌、胸大肌间隙暴露喙突，通过喙突上表面探查喙锁韧带的损伤情况。手术过程中注意保护三角肌及斜方肌筋膜袖，利用间接复位技术复位锁骨骨折，用1.5mm克氏针临时固定骨折断端后，根据喙锁韧带在锁骨表面止点位置建立骨隧道，根据测量的长度选择合适的Endobutton袢钢板重建锥状韧带。再取一块不带袢的钢板置于斜方韧带骨道上方，用5号爱惜邦缝合线打结固定，使位于喙突基底部钢板和此钢板相连接，加固斜方韧带。最后再将锁骨上表面两个袢钢板用爱惜邦缝合线打结固定，行"三角固定"（病例3图6）。拔出克氏针。透视见复位满意。冲洗创口，彻底止血，逐层缝合关闭切口，术毕。

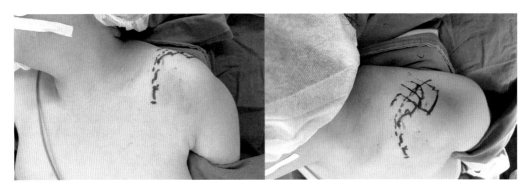

病例3图3　术中切口

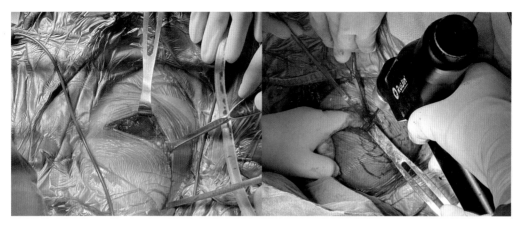

病例3图4 术中：从肌间隙进入，暴露喙突并建立喙突骨隧道

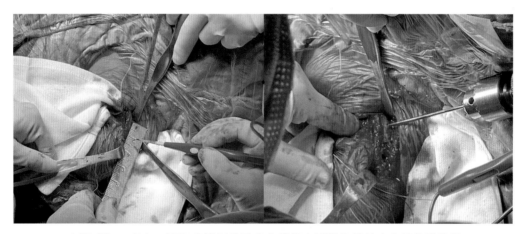

病例3图5 术中：标记喙锁韧带附着在锁骨表面的位置并建立锁骨骨隧道

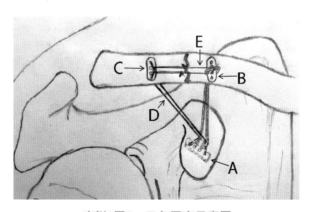

病例3图6 三角固定示意图

A. 位于喙突基底部的袢钢板；B、C. 锁骨上表面的袢钢板，A、B通过袢和2号爱惜邦缝合线相连，A、C通过5号爱惜邦缝合线相连，B、C通过5号和2号爱惜邦缝合线打结相连；D. 5号爱惜邦缝合线；E. 2号爱惜邦缝合线

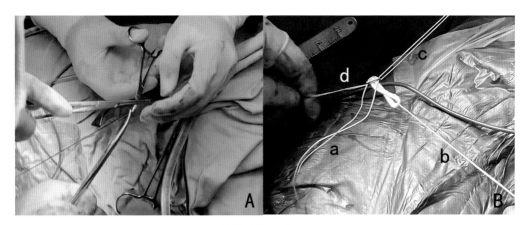

病例3图7　术中

　　A. 测量喙锁韧带长度，B. 带袢钢板穿线方法（a 为 5 号爱惜邦缝合线；b、c、d 均为 2 号爱惜邦缝合线）

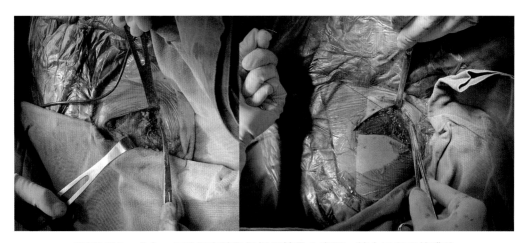

病例3图8　术中：打结固定袢和钢板于锁骨上表面，缝合三角肌筋膜袖

（四）手术结果及随访

　　患者术后患肢悬吊，术后3~4周内进行肩关节被动锻炼，4~6周开始进行患肩关节主动爬墙及回旋画圈练习，逐渐增加肩关节上举、旋转等活动度。门诊随访时视骨折愈合情况逐步进行负重训练。术后2个月开始肌力康复锻炼及各种抗阻力练习，直至恢复日常活动。术后3个月重返工作岗位。术后1、2、3、12个月门诊随访，均行Constant肩关节功能评分，术后1个月Constant评分为74分。复查患侧锁骨正位X线（病例3图9）。

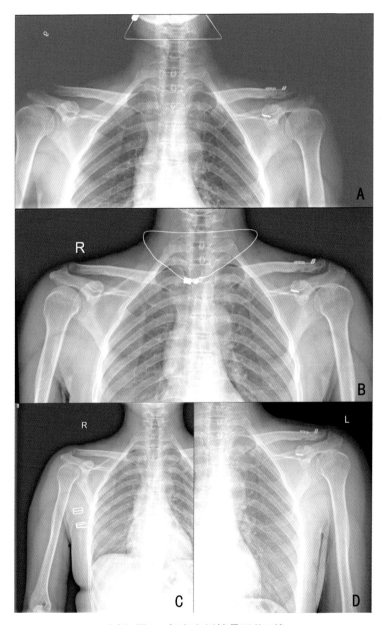

病例3图9　复查患侧锁骨正位X线

A. 术后 1 个月复查；B. 术后 3 个月复查；C. 术后 12 个月健侧复查；D. 术后 12 个月患侧复查

末次门诊随访，患者左肩关节活动度上举180°、外展160°，左肩关节Constant评分91分，患者对患侧肩关节功能满意（病例3图10）。

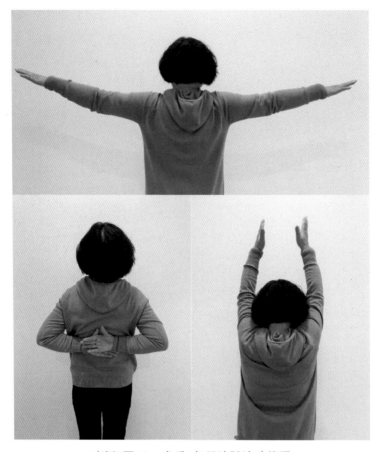

病例3图10　术后1年门诊随访功能照

三、病例讨论

锁骨远端Neer Ⅱ b型骨折是锁骨骨折的特殊类型，常由肩部侧方暴力直接引起，好发人群在年龄分布上有两个高峰：第一个高峰发生在小于30岁的年轻男性，通常是来自肩部上方的直接暴力作用于锁骨；第二个高峰发生在患有骨质疏松的老年女性，常见于摔倒时肩部着地，受暴力撞击所致[3]。

Neer Ⅱ b型骨折其骨折线位于喙锁韧带之间，伴有喙锁韧带的损伤，即斜方韧带完整而锥状韧带断裂，属于不稳定性骨折，其中喙锁韧带损伤是导致骨折断端不稳定的主要因素，所以治疗不能单单从骨折复位固定入手，手术治疗的重点应该放在损伤的韧带而不是只聚焦在骨折复位上[4]。

钩钢板由于操作简单，固定相对牢靠，在临床应用中取得了较好的疗效，在国内被大量使用来治疗锁骨远端骨折。它的原理主要是通过肩峰下的钢板钩端和锁骨远端的钢板固定形成杠杆作用，对锁骨远端产生持续而稳定的压力，从而使骨折断端保持稳定。但钩钢板通过固定肩锁关节获得骨折断端的稳定，不符合肩关节的生物力学[5]，并且钩钢板置入术后带来的并发症较多。吴晓明[6]等人研究表明，钩钢板置入术后会出现肩关节疼痛、肩峰撞击、肩峰骨质吸收、脱钩、取出内固定后复位丢失等并发症。这些并发症多与钩钢板的自身形态与钩端置入位置有关。一方面，钢板钩尖面积小，与其接触的肩峰骨面成为应力的集中点，加之骨折端的垂直切力较大，肩峰下部分骨组织长期受压易造成骨溶解及应力性骨折的发生。另一方面，肩峰下空间狭小，插入的钩尖占据空间并长期与肩峰摩擦可能造成冈上肌肌腱炎和撞击综合征[7]。

2015年，方加虎教授等人[8]首次提出"喙锁韧带原止点解剖重建技术"，并首先使用该技术治疗锁骨远端骨折，取得了较好的临床疗效。该术式通过喙锁韧带原止点解剖重建或（和）加固损伤的喙锁韧带，从而间接的复位和稳定骨折。如前所述：锁骨远端Neer Ⅱb型骨折不稳定的关键因素是喙锁韧带的损伤，具体的说是由于锥状韧带的断裂和斜方韧带的撕裂拉长，从而使骨折上下移位，使用该技术重建喙锁韧带可以恢复骨折断端和肩锁关节的稳定性，是此类型骨折的对因治疗，相比较于钩钢板治疗，具有同样的稳定固定效果，而且减少了钢板植入后相关并发症，无需二次手术取出内固定物。

喙锁韧带解剖重建技术通过放置非刚性悬吊装置来重建断裂的锥状韧带，同时通过5号爱惜邦缝合线加固斜方韧带，最终，锁骨表面双钢板、喙突袢钢板与重建的喙锁韧带形成一个"三角固定"装置，恢复了喙锁韧带的解剖结构（病例3图6）。生物力学证实，"三角固定"相对于单束喙锁韧带重建，前者可以更好地减小骨折断端应力，具有更强的稳定性[9, 10]，并且可以避免袢钢板移动和下沉[11]。

喙锁韧带解剖重建技术采用微创技术，经三角肌胸大肌间隙入路，术中注意保留并修复三角肌筋膜袖，加强了骨折水平方向的稳定性，锁骨表面双钢板之间通过爱惜邦缝合线固定也是维持骨折水平稳定的措施之一；通过喙锁韧带原止点解剖重建或（和）加固损伤的喙锁韧带，从而间接的复位和稳定骨折，对骨折断端的血供破坏较少；并且无需二次取出内固定，具有较好的临床疗效。

四、病例小结

锁骨远端Neer Ⅱb骨折有别于锁骨中段骨折，骨折的同时伴有韧带的损伤，喙锁韧带的损伤是导致骨折断端不稳定的主要原因，也是手术治疗的重点。通过喙锁韧带解剖重建技术重建断裂的锥状韧带，加固损伤的斜方韧带，再通过爱惜邦缝合线稳定锁骨上表面两个袢钢板，形成三角稳定结构，既稳定了肩锁关节，又使锁骨远端骨折断端在垂直和水平方向获得足够的稳定性，是针对其病因的治疗方法。该术式采用的肌肉间隙的微创入路，有效的保护了锁骨远端的三角肌筋膜袖，并将重建韧带的骨隧道直径缩小至3mm，大大增加了手术的安全性；也因为是原止点的解剖重建，故肩锁关节和骨折断端的稳定性较好；因该术式不跨越肩锁关节，减小了术后并发症的发生率，具有较好的临床疗效，另外无需二次取出内固定物，是锁骨远端NeerⅡb型骨折一种良好的治疗方法。

［郑兴国　方加虎：江苏省人民医院（南京医科大学第一附属医院）］

参考文献

[1]Nordqvist A，Petersson C.The incidence of fractures of the clavicle[J].Clin Orthop Relat Res，1994，300：127-132.

[2]Robinson CM，Cairns DA.Primary nonoperative treatment of displaced lateral fractures of the clavicle[J].J Bone Joint Surg Am，2004，86（4）：778-782.

[3]Ockert B，Wiedemann E，Haasters F.Laterale klavikulafraktur.Klassifikationen und therapieoptionen [Distal clavicle fractures.Classifications and management] [J].nfallchirurg，2015，118（5）：397-406.

[4]闫强、陈庚、张平、等.锁骨钩钢板固定术后并发肩峰下骨侵蚀的原因及预防对策[J].实用骨科杂志，2016，22（6）：552-555.

[5]方加虎、唐国龙、陈浩、等.喙锁韧带的解剖学重建治疗锁骨远端骨折的疗效观察[J].中华医学杂志，2017，97（13）：1011-1014.

[6]吴晓明、高伟、李凡、等.锁骨钩钢板内固定术后并发症分析与防治对策[J].中华骨科杂志，2012，32（4）：331-338.

[7]Eschler A，Gradl G，Gierer P，et al.Hook plate fixation for acromioclavicular joint separations restores coracoclavicular distance more accurately than PDS augmentation，however presents with a high rate of acromial osteolysis[J].Arch Orthop Trauma Surg，2012，132（1）：33-39.

[8]薛骋、徐海波、宋李军、等.喙锁韧带完全解剖重建的钻孔技术研究[J].中华创伤骨科杂志，2015，17（4）：337-341.

[9]Cano-Martínez JA，Nicolás-Serrano G，Andrés-Grau J，et al.Treatment of distal-third clavicular fractures （Neer type ii-b）with a triple button device[J].Rev Esp Cir Ortop Traumatol，2016，60（6）：378-386.

[10]Thomas K，Litsky A，Jones G，et al.Biomechanical comparison of coracoclavicular reconstructive techniques[J].Am J Sports Med，2011，39（4）：804-810.

[11]Cho CH，Jung JH，Kim BS.Coracoclavicular stabilization using a suture button device for Neer type IIB lateral clavicle fractures[J].J Shoulder Elbow Surg，2017，26（5）：804-808.

病例4　缝线Nice结辅助弹性钉治疗锁骨中段粉碎性骨折

一、概述

锁骨中段骨折最为常见，占锁骨骨折的76%～81%[1]。锁骨中段骨折非手术治疗指征为简单无移位骨折已达成共识[2]，但对于手术指征仍存在较大争议。近年来大量实验及临床研究均证实了手术在锁骨骨折治疗中的优越性[3～5]。钢板内固定作为锁骨中段移位骨折治疗的标准术式，存在软组织损伤大、剥离广泛、术中出血多、存在周围神经血管损伤风险等不足，同时二次手术取出内固定物损伤亦较大，也容易造成锁骨上皮神经损伤。而弹性髓内钉内固定可有效避免上述并发症的发生，目前已广泛用于青少年锁骨骨折治疗中。而成人锁骨骨折需要更加坚强的内固定，以便可以早期功能锻炼，从而可以较早地恢复工作；而弹性钉由于缺乏可靠的锁定方法、控制旋转度差，因此认为仅用于简单锁骨骨折[6～7]。而通过利用Nice结缝线捆扎断端增加局部稳定性及抗旋转强度[8]，可较好地辅助弹性钉固定治疗锁骨骨折，从而获得满意的临床效果。我们利用弹性髓内钉治疗成人锁骨中段骨折，同时联合Nice结捆扎骨折断端增加稳定性，实现术后早期康复训练，二期内固定微创取出，减小二次手术损伤，获得了满意的临床疗效[9～10]。现将这一技术通过一例临床病例介绍如下。

二、病例摘要

（一）患者信息

患者尚某，男，40岁，车祸伤致左肩部疼痛伴活动受限6小时。

现病史：患者于6小时前因车祸伤致左肩部疼痛伴活动受限，伤后自行前往我院急诊科就诊，急诊行X线及CT检查示左锁骨中段粉碎性骨折，断端移位改变（病例4图1）。完善初步检查后以"左锁骨中段骨折（Robinson ⅡB型）"收住入院。

既往史：平素身体健康。无糖尿病、高血压、冠心病病史，无肝炎、结核或其他传染病等病史及其密切接触史，无手术史，入院前无外伤史，无血制品输注史，无食物、药物过敏史，预防接种史按计划进行。有吸烟史10余年，20支/日，否认嗜酒史。否认长期接触工业化用品。无家族性遗传病及肿瘤癌症史。

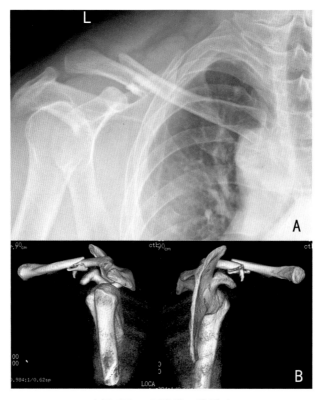

病例4图1　X线及三维重建

A. 术前左锁骨正位X线；B. 术前患侧肩关节三维重建

专科查体：①视诊：左肩锁骨中段局部凸起，皮肤完整，未见瘀青。②触诊：左锁骨中段局部压痛、叩击痛阳性，局部可触及骨擦感及反常活动，左上肢感觉无明显异常，左腕桡动脉可及，左上肢末梢循环良好。③动诊：左肩关节主动上举90°，外展60°，左肘腕关节活动未见异常，左手指活动未见异常。④量诊：双上肢基本等长等粗。

（二）病情分析及治疗方案

患者入科后完善术前相关检查，结合专科查体和影像学检查，诊断左锁骨中段骨折（Robinson ⅡB型），骨折粉碎伴移位明显，本人手术意愿强烈，对手术切口外观要求较高，经科室治疗组讨论决定行"左锁骨骨折有限切开复位内固定术"。术前告知患者本人及其家属手术相关风险，患者及其家属表示理解，并同意手术，签署手术知情同意书等相关手术材料。

（三）手术步骤及要点

颈丛麻醉成功后取沙滩椅位，术侧肩关节下方垫高。消毒铺巾后手术区域贴膜封闭，于左侧锁骨断端平面取斜形切口，长约3cm，钝性分离显露骨折断端，清理断端软组织及淤血，生理盐水冲洗后骨折复位，游离骨块亦予以复位，Kocher钳钳夹固定（病例4图2），沿左胸锁关节偏外1cm处横向切口，长约1cm，分离显露锁骨胸骨端凹陷处，沿凹陷处偏下方尖锥开口（病例4图3），根据术前测量锁骨髓腔内径，选择Synthes 2.5mm直径弹性钉从开口处逐步向远端插入（病例4图4），在C臂机下透视下，调整弹性钉头部弯钩方向，逐步穿过骨折断端至锁骨远端（病例4图5）。用5号爱惜邦缝合线打Nice结捆扎断端粉碎骨块（病例4图6），Nice结打结方法（病例4图7）：本结为双线结构，左手为线尾侧，右手为线环侧。首先由线环侧绕线尾侧成上行单结；然后将双线尾由线环中穿出并用力牵拉，使线结滑向被捆扎的组织；最后将双尾线分开，双手各执一线用力对拉，直至线结达满意张力；反复打结，通过3~4个单结达到牢固捆扎断端。剪除弹性钉尾，套入尾帽后埋于皮下，被动活动验证骨折断端固定稳定性，冲洗创面，彻底止血，逐层缝合切口（病例4图8），完成手术。

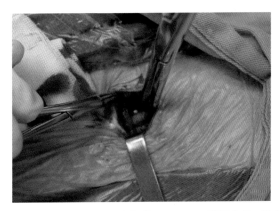

病例4图2　术中骨折断端复位，Kocher钳钳夹临时固定

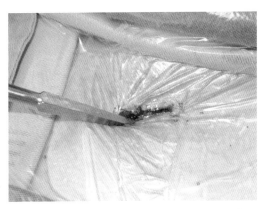

病例4图3　利用尖锥开口器于锁骨胸骨端距离胸锁关节约1cm处开口

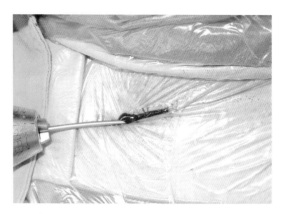

病例4图4　选用2.5mm Synthes弹性钉从锁骨胸骨端开口处插入

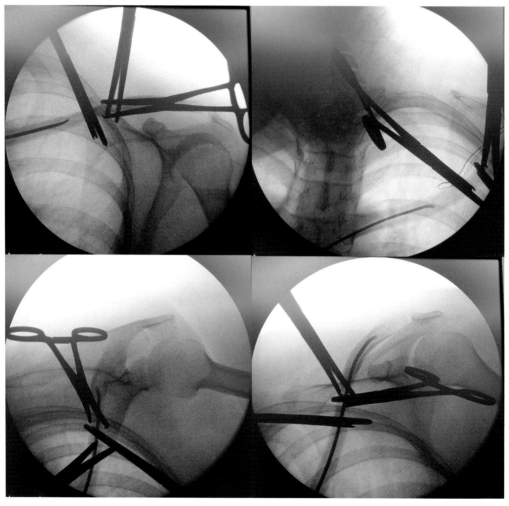

病例4图5　C形臂X线机透视下逐步调整弹性钉头部弯钩，顺锁骨髓腔方向逐步插入远端

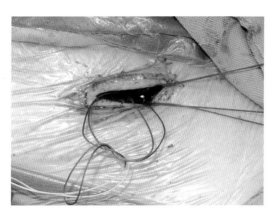

病例4图6　用5号爱惜邦缝合线打Nice结捆扎，骨块较碎选择捆扎2道

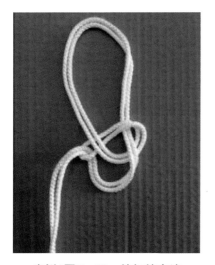

病例4图7　Nice结打结方法

线环侧绕线尾侧成上行单结；然后将双线尾由线环中穿出并用力牵拉，使线结滑向被捆扎的组织；最后将双尾线分开，双手各执一线用力对拉，直至线结达满意张力；反复打结

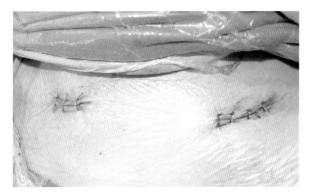

病例4图8　手术后切口外观，两处手术切口总长度约4.5cm

（四）手术结果及随访

术后患肢悬吊4周，术后第2天开始肩关节被动功能训练，禁止主动活动，肘、腕及手部主动活动不受限；4～6周开始肩关节主动活动训练；6周～3个月开始肩关节各方向活动，并过渡至抗阻力训练。手术时间（切开皮肤至切口关闭时间）70分钟、术后第2天疼痛视觉模拟评分（VAS）2分。术后每月行影像学检查直至骨折愈合。

术后13个月门诊随访，X线骨折断端骨痂生长，达到骨愈合标准（病例4图9），患者左肩关节活动度上举160°、外展150°，后伸40°，与左侧无明显差异，肩关节Constant评分98分，上肢DASH评分0分，左肩锁骨处瘢痕不明显，患者对肩关节功能及手术瘢痕满意（病例4图10）。13个月后手术取出内固定，手术切口仅内侧1cm，手术时间15分钟。

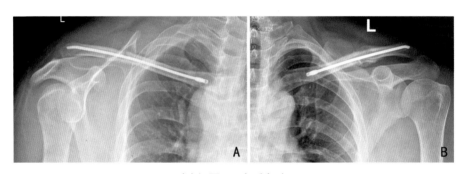

病例4图9　术后复查

A. 术后2天内复查左锁骨正位X线；B. 术后13个月门诊复查

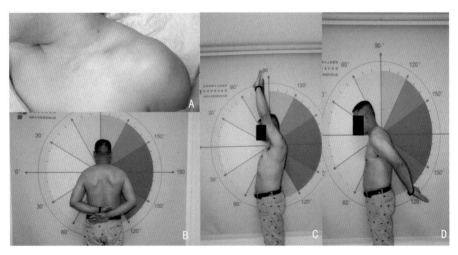

病例4图10　术后13个月肩关节功能照

A. 手术瘢痕外观；B～D. 上肢功能照

三、病例讨论

目前，成人Robinson ⅡB型锁骨中段骨折治疗方式主要有三种：切开复位钢板内固定、弹性钉内固定及外固定。因为外固定存在针道感染、护理困难及患者局部不适感明显增加，所以仅适用于开放性骨折、骨感染及局部软组织条件差的患者[6, 11]。钢板内固定被认为是治疗锁骨中段骨折的"金标准"，在骨折愈合方面具有明显优势[12, 13]，但仍然存在如下问题：①手术切口长，软组织剥离广泛，容易造成后期骨折不愈合；②锁骨为不规则骨，个体差异较大，术中解剖钢板契合度较差，需要反复塑形以贴合锁骨，增加了手术时间；③容易造成锁骨上神经损伤。尽管一期放置钢板时小心保护神经，但二次手术取出内固定物时局部瘢痕增生粘连，神经损伤风险高[14]；④骨组织长期处于较低应力水平，易引发骨质疏松，钢板拆除后早期易再次发生骨折。

髓内固定是一种微创内固定技术，具有切口小、软组织剥离少、骨折愈合率及患者满意度高等优点，髓内固定治疗锁骨中段骨折由Murray[15]于1940年最先报道，克氏针由锁骨胸骨端向肩峰端顺行置入治疗29例锁骨中段骨折，愈合率为100%。随后大量文献报告采用克氏针髓内固定获得较为满意的临床疗效。然而在后期治疗中逐渐发现存在诸多问题，如稳定性较差、抗旋转、抗弯曲能力差、容易出现骨折移位等，甚至因克氏针移位造成刺入心脏、肺脏等重要器官，现已被淘汰[16]。AO生产钛制髓内钉利用钛合金的材料性能，将作用于骨的应力通过髓腔转变为压力和推力，从而促进骨折复位及愈合，同时尾端设计尾帽方便后期取出及减少皮肤局部激惹症状，从而广泛应用于临床并取得较好疗效。但弹性钉由于缺乏锁定固定、抗旋转度差、抗弯曲能力较差，以往认为仅用于简单锁骨骨折。赵志辉等[17]设计新型弹性带锁髓内钉治疗锁骨中段骨折，避免锁骨的短缩移位。对于断端存在蝶形骨块，利用线捆扎可增加局部稳定性及抗旋转强度。Nice结由法国Pascal Boileau医师发明[1]，属于高张力线结，抗张力强，能够起到骨折复位后固定作用；同时具有逐渐变紧的特点，避免了后期线结松动造成骨折断端活动的问题[18]，尤其适用于断端有蝶形骨块或长斜形骨折患者。利用Nice结联合弹性钉固定有效避免了钢板固定产生的问题，具有以下优势：①手术仅于骨折断端及胸锁关节处做小切口，无需广泛剥离骨膜，同时切口内可进行骨折解剖复位，软组织损伤小。②弹性钉为髓内固定，可根据髓腔形状产生一定形变，抗张力较强，且为弹性固定，符合骨折治疗的生物性固定理念。③弹性钉从锁骨近端穿入髓腔，避免损伤锁骨上神经，且二次手术仅需在锁骨近端原切口显露后取出内固定物，亦不会损伤锁骨上神经。本组患者术后未出现神经损伤症状，二次手术切口长度仅1cm。④髓腔内弹性固定避免了应力遮挡，能保证骨组织接受足够力学刺激，促进骨折愈合，进而缩短二次手术取出内固定物的时间间隔。平均取钉时间为14.6个月，较传统钢板2年后取出明显缩短，同时取钉后未出现再骨折。⑤采用Nice结固定断端及蝶形骨块，起到一定稳定作用，可保证术后早期功能训练，增加髓内钉固定稳定性。⑥弹性钉位于髓腔内，锁骨处皮下无法触及，避免了局部不适感。

　　对于成人锁骨中段骨折的治疗，髓内钉固定可不局限于简单骨折的治疗，对于Robinson II B型骨折的患者也可获得满意的临床疗效。利用不可吸收线采用Nice结捆扎可增强骨块固定强度，治疗复杂锁骨中段骨折。相对于钢板，髓内钉的手术时间更短、手术切口及术后瘢痕明显减小，美观度明显提升，对于年轻患者尤其是女性更为适用。二期手术取钉时间明显缩短，同时可避免损伤锁骨上皮神经，手术切口仅约1cm。

［康永强　芮永军　吴永伟：无锡市第九人民医院（无锡市骨科医院）］

参考文献

[1]孙伟桐，查晔军，蒋协远.锁骨中段骨折的治疗选择[J].中华肩肘外科电子杂志，2018，6（1）：68-72.

[2]荣国威，田伟，王满宜，等.骨折[M].北京：人民卫生出版社，2013：455-457.

[3]Smeeing DPJ，Van Der Ven DJC，Hietbrink F，et al.Surgical versus nonsurgical treatment for midshaft clavicle fractures in patients aged 16 years and older：a systematic review，meta-analysis，and comparison of randomized controlled trials and observational studies[J].Am J Sports Med，2017，45（8）：1937-1945.

[4]Woltz S，Stegeman SA，Krijnen P，et al.Plate fixation compared with nonoperative treatment for displaced midshaftclavicular fractures：a multicenter randomized controlled trial[J].J Bone Joint Surg Am，2017，99（2）：106-112.

[5]任红革，李林，崔逢德.小切口切开复位Herbert螺钉内固定治疗有移位的锁骨中段骨折[J].中国修复重建外科杂志，2011，25（10）：1269-1270.

[6]Burnham JM，Kim DC，Kamineni S.Midshaft clavicle fractures：a critical review[J].Orthopedics，2016，39（5）：e814-e821.

[7]Ropars M，Thomazeau H，Huten D.Clavicle fractures[J].Orthop Traumatol Surg Res，2017，103（1S）：S53-S59.

[8]朱立帆，曾金才，蒋富贵，等.解剖锁定板联合聚酯缝线固定治疗NeerIIB型锁骨远端骨折[J].中国修复重建外科杂志，2017，31（6）：760-761.

[9]康永强，马运宏，芮永军，等.Nice结联合弹性钉固定治疗成人Robinson 2B型锁骨中段骨折[J].中国修复重建外科杂志，2019，33（11）：1394-1398.

[10]吴永伟，康永强，芮永军，等.Nice结辅助髓内钉与传统切口钢板治疗成人锁骨中段骨折的疗效对比[J].中华手外科杂志，2020，36（6）：435-439.

[11]马显志，张伯松，王振栋，等.不同方法治疗锁骨中段1/3移位骨折疗效的对比观察[J].中华医学杂志，2016，96（1）：25-29.

[12]Wilson DJ，Scully WF，Min KS，et al.Biomechanical analysis of intramedullary vs.superior plate fixation of transverse midshaft clavicle fractures[J].J Shoulder Elbow Surg，2016，25（6）：949-953.

[13]孙太存，徐晓峰，崔学文，等.长锁定接骨板桥接固定治疗锁骨中段移位骨折[J].中国修复重建外科杂志，2013，27（6）：666-669.

[14]李仁斌，熊圣仁，熊国胜，等.斜行小切口和传统横行切口治疗锁骨中段骨折的疗效比较[J].中华创伤骨科杂志，2018，20（2）：99-104.

[15]Murry G.A method of fixation for fracture of the clavicle[J].J Bone Joint Surg，1940，22（3）：616-620.

[16]马翔宇，项良碧，刘兵，等.锁骨干骨折微创髓内固定治疗进展[J].中华创伤骨科志，2019，21（5）：450-454.

[17]赵志辉，陈居文，王永清，等.弹性带锁髓内钉与锁定钢板治疗锁骨中段骨折的疗效比较[J].中华骨科杂志，2019，39（16）：1029-1036.

[18]杨建水.Nice结在锁骨骨折中的应用[J].医学信息，2018，31（6）：185-187.

2 第二章
肱骨创伤

病例5 同种异体腓骨移植联合锁定钢板治疗肱骨近端骨折

一、概述

肱骨近端骨折（proximal humeral fractures，PHF）约占全身骨折的4%～5%，仅次于股骨近端及桡骨远端骨折。大多数肱骨近端骨折是老年人低能量的骨质疏松性骨折，在老年患者中可达到全身骨折的10%。随着全球人口老龄化的进展，肱骨近端骨折的发生率正在不断上升[1]。

肱骨近端骨折采取保守治疗时应满足以下条件：①肱骨头未移位；②允许肱骨头一定范围内外翻（颈干角在120°～160°）；③肱骨头与肱骨干之间相对嵌插或接触；④大、小结节骨折无移位；⑤关节面未受影响[2]。但仍有15%～20%的骨折需要手术治疗[3]。手术治疗可以最大限度地修复、重建解剖结构，增强固定效果，帮助患者早期进行康复活动。手术治疗的方式包括切开复位钢板固定、闭合复位髓内钉内固定及关节置换等，需要根据患者的身体状况、自身认知、心理预期、骨折类型等决定治疗方式。但单纯应用钢板螺钉存在较高的内翻畸形及螺钉切出等并发症发生率[4]。Gardner等[5]报道了在缺乏内侧支撑的情况下，肱骨近端骨折手术的失败率可达29%，失败的主要原因则是肱骨头的内翻塌陷。肱骨头内翻塌陷通常是由于肩外展时冈上肌和三角肌收缩牵拉导致。如果没有良好的内侧支撑，不仅会导致肱骨头内翻塌陷，同时也会导致肩关节功能障碍。肱骨头内翻20°时，上举肩关节动作所需要的肌力比正常情况下明显增大。肱骨头内翻45°时，上举肩关节动作所需要的肌力显著增大。因此，降低术后肱骨头内翻的发生率，对肩关节功能的恢复尤为重要。目前，研究者们通过多种手术方法来增加内固定系统的内侧支撑，如内侧辅助钢板、自体骨移植、髓内植入骨水泥、内侧应用支撑螺钉等[6]。虽然这些手术方式能在一定程度上减少肱骨头内翻的发生率，但会存在热损伤、肱骨头坏死、供区感染等风险。近年来，同种异体腓骨条移植联合锁定钢板作为一种新的手术方式，开始应用于老年肱骨近端骨折治疗。

综上所述，肱骨近端骨折的术后并发症是非常棘手的，本文将以一临床病例的术前评估、手术设计及腓骨条移植治疗的过程为主线，诠释同种异体腓骨移植联合锁定钢板治疗肱骨近端骨折的方法。

二、病历摘要

（一）患者信息

患者女性，52岁，因"外伤致左肩关节疼痛伴活动受限1天"。

现病史：患者自诉1天前因外伤致左肩部着地，当即左肩部疼痛难忍，发现左肩关节活动障碍，手部麻木，无头晕、黑朦、胸闷等其他不适。至我院门诊就诊，查CT示：左侧肱骨头向下方移位，考虑左肩关节脱位。左侧肱骨颈骨折，断端错位分离，周围见游离骨片。左侧肩部软组织肿胀。现患者为进一步诊治，门诊拟"左肱骨近端骨折"收治病房。病程中，患者无畏寒发热，无胸闷气喘，无头晕头痛，食纳睡眠可，大小便正常，近期无明显体重减轻。

既往史：平素身体健康。无糖尿病、高血压、冠心病病史，无肝炎、结核或其他传染病等病史及其密切接触史，有手术史（曾行剖宫产手术），无外伤史，无血制品输注史，无食物、药物过敏史，预防接种史按计划进行。

专科查体：①视诊：左肩关节明显肿胀，皮肤见散在瘀斑，未见皮下水疱，无静脉曲张，无皮肤破溃，无瘢痕溃疡。②触诊：左肩关节压痛，左上肢纵向叩击痛阳性，左桡动脉可及，末梢血运正常；左手掌、背侧皮肤浅感觉减退，上肢除三角肌外其他各关键肌肌力未见明显减退。③动诊：左肩关节因痛拒动，左上肢其会各关节活动可。④量诊：左侧上臂周径较左侧粗约2cm。

（二）术前评估和规划

首先常规拍摄术前患、健侧肱骨正位X线片（病例5图1）。术前CT示（病例5图2、病例5图3）：左侧肱骨近段呈粉碎状，断端向前下移位，周围多发游离骨片影，肩关节间隙增宽。肩锁关节在位，关节间隙未见明显异常。左侧肩部软组织肿胀。

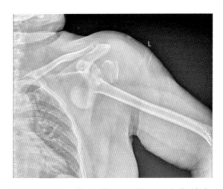

病例5图1　肩关节正位片DR（术前）

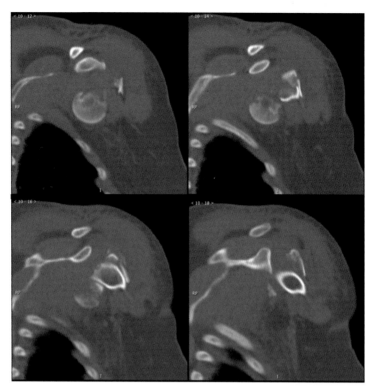

病例5图2　肩关节CT（术前）

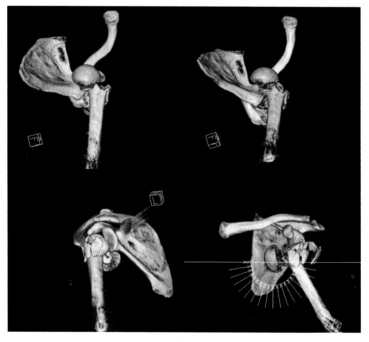

病例5图3　肩关节三维重建（术前）

（三）手术步骤及要点

1. 手术经过　患者取仰卧沙滩椅位，左侧肩部垫高。常规消毒术区，铺无菌巾单。选择胸大肌三角肌间隙切口，切口长约12cm，逐层切开皮肤及皮下组织，于三角肌、胸大肌间隙钝性分离，显露骨折端。见左肱骨近端粉碎性骨折，肱骨头游离于腋窝处，肩袖破裂，予以2号线缝合冈上肌、冈下肌及肩胛下肌肌腱，留线备用。予取出肱骨头，分离肩袖间隙，将肱骨通过骨折窗和肩袖间隙置入，按解剖标志确定旋转，将肱骨头置入大小结节之上，肱骨近端髓腔内植入合适长度的异体腓骨条（病例5图4），调整腓骨条位置，用腓骨条将肱骨头固定在合适的位置，克氏针临时固定，经C臂机透视证实：骨折对位对线良好，异体腓骨条位置良好后（位于肱骨头中心位置偏内侧），选择合适大小肱骨近端解剖接骨板（病例5图5），将缝合肩袖的缝线穿于钢板周围小孔，将钢板摆放合适后，予以钻孔测深后依次置入螺钉固定。再次透视见骨折复位良好（病例5图6），内植物位置满意。将缝线收紧打结，检查见固定牢靠，肩关节活动无受限。仔细冲洗术区后，切口下留置负压引流管一根，逐层闭合，无菌敷料包扎，术毕。

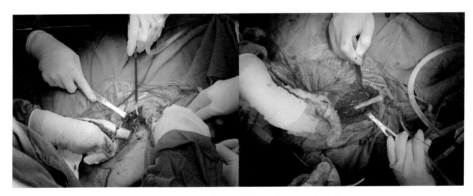

病例5图4　术中：置入同种异体腓骨条

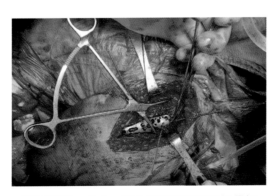

病例5图5　术中：置入肱骨近端解剖接骨板

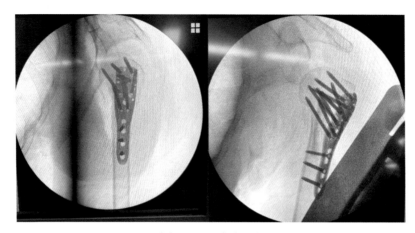

病例5图6　术中透视

2．术后康复

（1）术后遵循快速康复原则：术后多模式镇痛，口服"西乐葆（塞来昔布胶囊）"，外用丁丙诺啡透皮贴剂；早期继续使用氨甲环酸可显著减少隐性失血，减轻手术部位肿胀和炎症反应，避免切口渗血渗液。术后3小时、12小时、24小时分别静脉输入1g氨甲环酸；预防性使用抗生素；营养支持，高质量易消化蛋白质；早期功能锻炼，鼓励早期下床活动。

（2）功能锻炼：术后康复锻炼的原则是6周内进行被动功能锻炼。术后2~3周内主要行前屈上举、被动体侧外旋，后逐步增加内收、内旋的锻炼。对于老年患者，不能仅仅只注重肩部锻炼，手指、手腕、肘关节的锻炼同样重要，避免Sudeck骨萎缩的出现，这些锻炼的指导应该在术前就已经开始。术后6周，X线片出现可见骨痂后，才开始主动活动，首先包括穿衣、洗脸、梳头、洗澡等日常生活锻炼，同时加强主动的前屈上举、体侧外旋、内收及内旋的锻炼。当12周骨折完全愈合后，加强各个方向的主、被动功能锻炼，同时开始力量锻炼[7]。建议患者术后最好来医院康复科进行锻炼，或教会患者及家属，嘱其务必理解，并完成康复过程。

（四）手术结果及随访

术后定期检查伤口愈合情况，定期摄片了解肩关节活动情况（病例5图7）。术后4周、8周、12周门诊随访，以后每3个月随访1次。患者伤口Ⅰ期愈合。无异体腓骨免疫排斥反应发生，无切口感染、血管及神经损伤出现，未见明显高度丢失和骨折再移位。

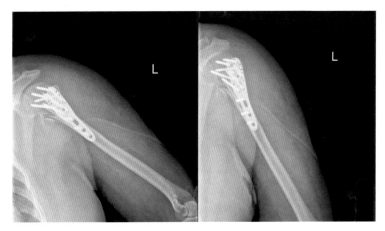

病例5图7　术后肩关节DR

三、病例讨论

肱骨近端骨折目前常见的手术治疗方式有：闭合复位内固定术、髓内钉内固定术、切开复位钢板螺钉内固定术、肩关节置换术、反置式肩关节置换术等。

Herscovici等[8]采用闭合复位的方法治疗了41例肱骨近端骨折的患者，其中Neer II型21例、Ⅲ型16例、Ⅳ型4例，作者认为此技术对部分的二、三部分骨折可以起到稳定的固定作用，患者能够早期功能活动，但此方法并不适合治疗四部分骨折。闭合复位内固定术常见的术后并发症有针道感染、骨折复位丢失甚至二次移位、神经及血管受损。髓内钉内固定技术也是常用的手术方式，在治疗肱骨近端骨折时，能够间接复位并避免破坏骨折周围环境，减少对骨折端血运破坏的优点。Kazakos等[9]对27例肱骨近端骨折的患者采用髓内钉技术治疗，其中二、三部分骨折分别为16例和11例，随访观察1年后，有77.8%患者功能恢复良好。Blum等[10]使用绞锁髓内钉治疗了108例PHF患者，随访后发现螺钉穿出骨质8例，感染1例，肱骨头缺血性坏死3例，2例骨折不愈合，2例骨折移位，Constant-Murley评分75.3分。随着关节镜技术的发展，关节镜下监视，髓内钉固定治疗PHF是一种新的手术方法。这种方式的优点是切口小、失血少，术后感染等并发症的发生率减少。

切开复位锁定钢板螺钉内固定目前被广泛应用于老年肱骨近端骨折。但复杂的肱骨近端骨折或者合并有骨质疏松的老年患者采用单纯的锁定钢板内固定术后并发症的发生率较高[11]。Sproul等[4]查看大量英文文献并分析了PHF患者514例应用锁定钢板治疗，并发症中螺钉穿出8%，术后感染4%，内翻畸形16%（最主要并发症），肩峰下撞击6%，二次手术14%。术后内翻畸形作为最主要的并发症，其发生与多种因素有关：患者年龄、骨折类别、骨质情况、骨折块血供及软组织受损情况等。同时，在早期康复过程中，当骨折未能实现解剖复位时，肩袖的持续内翻应力可能导致肱骨头内翻移位和关节面塌陷。在术中重建内侧柱是最大限度地减少不稳定肱骨近端骨折术后并发症的一个重要因素，尤其是肱骨头内翻塌陷和固定丢失。Zhang等[12]认为对肱骨近端骨折的内侧支撑似乎对Neer两部分骨折没有益处。然而，插入肱骨头中下部区域的附加内侧支撑螺钉可能有助于增强复杂骨折的机械稳定性，并允许更好地维持复位。目前内侧柱重建的方法主要包括：①内侧骨皮质复位支撑；②通过肱骨近端髓内置入异体腓骨条来重建内侧柱支撑；③采用肱骨近端填充骨水泥来增强内侧柱支撑；④通过内侧支撑螺钉重建以支撑内侧柱。其中皮质复位及使用支撑螺钉是较为有效且简便的方法，临床应用也较多。Lescheid等[13]在一项生物力学研究表明，在两部分骨折的肱骨近端骨折模型中，带内侧皮质支撑的锁定钢板可以表现出更高的生物力学性能。Liew等[14]在进行的尸体生物力学研究发现，放置在内侧和下方软骨下的螺钉的抓握力比放置在肱骨头中部或外侧和上方区域的螺钉要大得多。因此，螺钉的最佳固定是在肱骨头的后内侧下侧面，可以通过骨折的内侧支撑来加强固定系统的机械稳定性。

和单纯锁定钢板相比，同种异体腓骨移植联合锁定钢板具备更高的内固定强度，可以更好地维持术后肱骨颈干角及肱骨头高度，同时减少肩关节术后内翻畸形及螺钉切出等并发症的发生，从而有效地改善肱骨近端骨折术的肩关节功能。Younghwan等[15]在生物力学研究中发现与带有内侧支撑螺钉的锁定板相比，带有腓骨支柱移植物的锁定板在所有最大失效载荷、初始刚度等方面都显示出明显更好的结果。Mathison等[16]在尸体上进行相应的生物力学研究表明肱骨髓内植入腓骨能有效地增加肱骨近端骨折后的稳定性。Kim等[17]在治疗老年Neer四部分肱骨近端骨折时发现，同种异体腓骨移植联合锁定钢板组的疼痛视觉模拟评分（VAS）明显低于单纯锁定钢板组。同种异体腓骨移植不仅可以为肱骨近端骨折提供良好的内侧支撑，还具备肱骨近端骨折骨性愈合的显著生物学优势。Matassi等[18]对17例老年肱骨近端骨折行同种异体腓骨移植，术后1例患者出现切口感染，经2周抗生素治疗后切口愈合。可见该术式能有效减少术后并发症及术后感染率。但是该术式对术者手术技术要求更高，需要将同种异体腓骨插入肱骨近端。因此，选择合适的长度以及宽度的同种异体腓骨十分重要。术前可以结合三维重建软件模拟腓骨插入过程，还可以结合3D打印制备个性化的手术导板，以便于术中顺利将合适长度的同种异体腓骨插入肱骨近端。对于肱骨近端骨折，特别是合并有骨质疏松的老年肱骨近端骨折患者，采用同种异体腓骨移植联合锁定钢板是一种具有明显优势和发展潜力的术式，但目前对于中远期随访报道较少，远期不良反应和预后还需进一步讨论。

[蔡博文　朱　斌　方加虎：江苏省人民医院（南京医科大学第一附属医院）]

参考文献

[1]Mclean AS，Price N，Graves S，et al.Nationwide trends in management of proximal humeral fractures：an analysis of 77 966 cases from 2008 to 2017[J].J Shoulder Elbow Surg，2019，28（11）：2072-2078.

[2]Mckoy BE，Bensen CV，Hartsock LA.Fractures about the shoulder：conservative management[J].The Orthopedic clinics of North America，2000，31（2）：205-216.

[3]Sabesan VJ，Lombardo D，Petrsen-fitts G，et al.National trends in proximal humerus fracture treatment patterns[J].Aging clinical and experimental research，2017，29（6）：1277-1283.

[4]Sproul RC，Iyengar JJ，Devcic Z，et al.A systematic review of locking plate fixation of proximal humerus fractures[J].Injury，2011，42（4）：408-413.

[5]Gardner MJ，Boraiah S，Helfet DL，et al.Indirect medial reduction and strut support of proximal humerus fractures using an endosteal implant[J].Journal of orthopaedic trauma，2008，22（3）：195-200.

[6]Schliemann B，Wähnert D，Theisen C，et al.How to enhance the stability of locking plate fixation of proximal humerus fractures？An overview of current biomechanical and clinical data[J].Injury，2015，46（7）：1207-1214.

[7]王素珍，董婧，黄强.肱骨近端骨折术后早期肩关节功能锻炼的指导[J].中华护理杂志，2003，38（9）：19-21.

[8]Herscovicid JR，Saunders DT，Johnson MP，et al.Percutaneous fixation of proximal humeral fractures[J].Clinical orthopaedics and related research，2000，（375）：97-104.

[9]Georgousis M，Kontogeorgakos V，Kourkouvelas S，et al.Internal fixation of proximal humerus fractures with the polarus intramedullary nail[J].Acta orthopaedica Belgica，2010，76（4）：462-467.

[10]Blum J，Hansen M，Rommens PM.Angle-stable intramedullary nailing of proximal humerus fractures with the PHN（proximal humeral nail）[J].Operative Orthopadie und Traumatologie，2009，21（3）：296-311.

[11]Hertel R.Fractures of the proximal humerus in osteoporotic bone[J].Osteoporosis international，2005，16（2）：65-72.

[12]Zhang L，Zheng J，Wang W，et al.The clinical benefit of medial support screws in locking

plating of proximal humerus fractures：a prospective randomized study[J].Int Orthop，2011，35（11）：1655-1661.

[13]Lescheid J，Zdero R，Shah S，et al.The biomechanics of locked plating for repairing proximal humerus fractures with or without medial cortical support[J].The Journal of trauma，2010，69（5）：1235-1242.

[14]Liew AS，Johnson JA，Patterson SD，et al.Effect of screw placement on fixation in the humeral head[J].J Shoulder Elbow Surg，2000，9（5）：423-426.

[15]Jang Y，Kim D.Biomechanical study of proximal humeral fracture fixation：Locking plate with medial support screw vs.locking plate with intramedullary fibular graft[J].Clinical biomechanics，2021，90：105510.

[16]Mathison C，Chaudhary R，Beaupre L，et al.Biomechanical analysis of proximal humeral fixation using locking plate fixation with an intramedullary fibular allograft[J].Clinical biomechanics（Bristol，Avon），2010，25（7）：642-646.

[17]Kim DS，Lee DH，Chun YM，et al.Which additional augmented fixation procedure decreases surgical failure after proximal humeral fracture with medial comminution：fibular allograft or inferomedial screws？[J].J Shoulder Elbow Surg，2018，27（10）：1852-1858.

[18]Matassi F，Angeloni R，Carulli C，et al.Locking plate and fibular allograft augmentation in unstable fractures of proximal humerus[J].Injury，2012，43（11）：1939-1942.

病例6　锁定钢板结合髓内钛网支撑治疗老年肱骨近端骨折

一、概述

肱骨近端骨折（proximal humeral fractures，PHFs）是65岁以上老年人群常见的骨折[1]，其发生率排在髋部及腕部骨折之后，位列第三位。约80%肱骨近端骨折移位较小且相对稳定，可采用保守治疗的方案[2]。但移位的老年PHFs常合并较多的骨折块、干骺端粉碎和较低的骨密度，其手术治疗较年青患者更具挑战性[3]。近年来，锁定钢板技术已成为PHFs最流行的治疗及固定方式，与普通钢板相比，锁定钢板固定提供了骨折的角度稳定性和更大的失效载荷[4]。然而，既往的研究结果不尽相同，锁定钢板治疗术后并发症发生率为9%~36%。最常见的并发症为肱骨头的内翻畸形或螺钉穿透关节面，其通常发生于伴有骨质疏松和内侧柱粉碎的患者[5, 6]。目前的多项研究普遍认为重建内侧柱支撑是提高临床疗效及降低并发症的关键措施[7, 8]。

Gardner等[9]介绍了一种加强内侧柱支撑的新技术，他们使用异体腓骨协助复位及支撑粉碎的肱骨近端内侧柱，螺钉可以穿过异体腓骨从而加强整体稳定。这项技术在后期的临床应用中取得了较为满意的临床效果[10, 11]。生物力学研究表明，异体腓骨的应用增加了骨折断端的初始稳定性，提高了内固定物的抗内翻载荷[12]。我们在国内外率先使用钛网作为间接复位及辅助内侧柱支撑的新技术，现将这一技术通过临床病例介绍如下。

二、病历摘要

（一）患者信息

患者女性，73岁，外伤致右肩关节疼痛伴活动受限1天。

现病史：患者1天前在家中行走时不慎摔伤，右侧肩部着地，当时即刻出现右侧肩部疼痛伴活动受限，决定先休息观察，伤后第二天右侧肩部出现瘀青，疼痛较前明显加重，主被动活动肩部时疼痛加剧，遂来我院急诊就诊，行X线片检查后发现右侧肱骨近端骨折（病例6图1），急诊拟以"右侧肱骨近端骨折"收住入院。

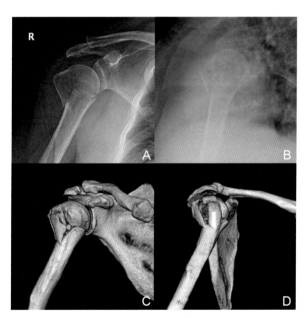

病例6图1 X线检查

A、B. 术前双侧肩关节正位X线；C、D. 术前患侧肩关节三维重建

既往史、家族史、个人史：平素体健。否认高血压、糖尿病、冠心病、肝炎、结核及其他传染病等病史，否认手术史，否认入院前其他外伤史，否认既往输注血制品，否认食物及药物过敏史，预防接种史按计划进行。否认烟酒等不良嗜好。无家族性遗

传病及肿瘤癌症史。患者高龄，目前已绝经，既往月经规律正常，否认痛经等不适。

专科查体：①视诊：右侧肩部外侧可见局部瘀青，肿胀明显，未见皮肤破损及出血。②触诊：右肩部无压痛，未触及骨擦感，右上肢感觉无明显异常，右桡动脉可及，右上肢末梢循环良好。右侧肩部压痛明显，可及局部骨擦感，右侧上肢远端感觉未见明显异常，右侧尺桡动脉搏动良好。③动诊：右肩关节活动明显受限，主被动活动时疼痛加剧，右手指活动正常。④量诊：双上肢基本等长等粗。

（二）病情分析及治疗方案

患者入院后完善相关检查，结合专科查体和影像学检查，诊断为"①右侧肱骨近端骨折位（Neer Ⅱ型）[13]；②骨质疏松症。"患者既往右侧肩部活动正常，日常需要照顾患有脑梗死后遗症的亲人，对肩部功能活动度要求高，手术意愿强烈。但患者为肱骨近端粉碎性骨折、肱骨头外翻畸形且合并骨质疏松症。经科室讨论后决定行拟采取"肱骨近端骨折锁定钢板固定＋钛网辅助复位及支撑"的新技术手段。术前告知患者本人及其家属手术相关风险，患者及其家属表示理解，并同意手术，签署手术知情同意书等相关手术材料。

（三）手术步骤及要点

手术在全身麻醉下进行，患者取仰卧沙滩椅位，手臂悬垂于可透视床边。这种体位不会限制肩部活动，有利于复位。采用从喙突到胸大肌止点的切口，自三角肌—胸大肌间隙进入并显露肱骨近端。钛网是空心圆柱体，直径为10mm或12mm，钛网长度可以通过钛网剪裁剪（病例6图2），术中使用钛网的长度是依据钛网与完整的肱骨干之

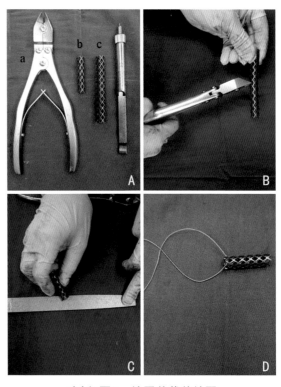

病例6图2　钛网剪裁剪钛网

A. a 钛网剪，b 直径 10mm 的钛网，c 直径 12mm 的钛网；B. 使用钛网剪裁剪钛网；C. 使用锉刀将钛网边打磨；D. 使用线穿过钛网孔，防止钛网置入髓腔后滑落

[图片引自：Chen H, Cui XL, Rui YF, et al.Indirect reduction and strut support of proximal humerus fractures using a titanium mesh in elderly patients : a novel technique.J Orthop Trauma，2020，34（4）：e142–e147.]

间建立"贴合"而决定。

　　首先，在肱二头肌长头腱和肱骨头后方之间的肱骨头上方放置2.0mm的导针，将导针向远端置入肱骨近端髓腔（病例6图3）。导针通常穿过冈上肌，造成一定的损伤，这个导针的放置为钛网的放置提供路径。选用不可吸收2号缝线穿过钛网近端孔，防止钛网进入髓腔后滑脱至下方。通过骨折的外侧将钛网顺行插入腔内，然后将导针穿过钛网的轴线。将钛网延导针的路径向上推挤，使得肱骨头恢复正常高度及位置，在C臂机的帮助下，对钛网的位置进行微调。待内侧柱实现解剖复位且头干角在120°～150°时[14]，从肱骨干打入2枚克氏针至肱骨头，以暂时稳定复位，克氏针进针点需远离后期放置钢板的位置。然后，选取肱骨近端锁定钢板（Synthes，Oberdorf，瑞士）固定骨折。因螺钉不能穿透钛网，所以需按照一定的顺序置入螺钉，如果螺钉碰到钛网，则选择较短的螺钉。A排螺钉和C排螺钉会先被应用（病例6图4），这是因为A排螺钉是位于软骨下骨，而C排螺钉有更大的外展角，当钛网位置受到导针限制时，钛网不会阻碍这4枚螺钉的轨迹。随后在滑动孔中置入皮质螺钉。在透视下在D排孔钻孔，直至与钛网侧边贴合。测量深度后，置入一枚比测量长度长

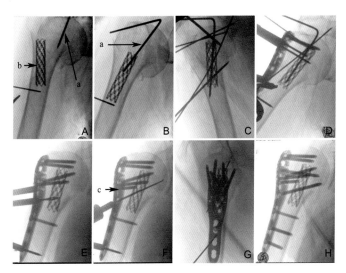

病例6图3　使用锁定钢板结合钛网辅助复位及支撑的过程

　　A. 将2.0mm导针（a）置入肱骨头的上方，远端指向近端干骺端髓腔，将钛网（b）通过骨折外侧顺行插入腔内；B. 将导针穿过钛网轴线；C. 沿导针方向，向上推挤钛网可实现内侧柱的解剖复位，并打入克氏针暂时稳定复位；D. 使用锁定加压板固定位置，首先放置最近端2枚螺钉；E. 放置第三排螺钉和一个皮质螺钉；F. 采用推螺螺钉（c）向内侧推钛网；G. 拍摄侧位X线平片以确保钛网位置良好；H. 固定后X线正位平片。

　　图片引自：Chen H，Cui XL，Rui YF，et al.Indirect reduction and strut support of proximal humerus fractures using a titanium mesh in elderly patients：a novel technique.J Orthop Trauma，2020，34（4）：e142-e147.

约4mm的锁定螺钉作为"推挤螺钉"，当该螺钉接触到钛网时，取出导针，然后使用锁定螺钉将钛网向内侧推至内侧柱，以增强稳定性。最后，置入B排及E排螺钉。

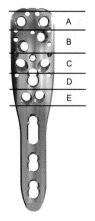

病例6图4　肱骨近端锁定钢板孔示意图

图片引自：Chen H，Cui XL，Rui YF，et al.Indirect reduction and strut support of proximal humerus fractures using a titanium mesh in elderly patients：a novel technique.J Orthop Trauma，2020，34（4）：e142-e147.）

（四）手术结果及随访

术后使用前臂贴胸吊带进行固定2周。术后2天允许患者在耐受情况下进行连续被动关节活动度锻炼。术后4周开始进行主动关节活动度锻炼伸展活动，随后进行日常活动。患者在术后1个月、3个月、6个月、1年及2年进行门诊复诊，患者术后2年右肩关节活动度前伸170°、外展150°，右肩关节Constant评分[15]90分（病例6图5），患者对肩关节功能满意，X线显示骨折愈合良好，无复位丢失（病例6图6）。

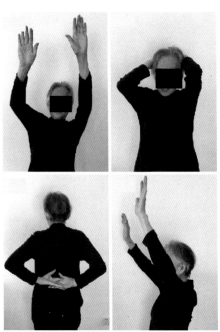

病例6图5　术后2年肩关节功能活动图

图片引自：Chen H，Cui XL，Rui YF，et al.Indirect reduction and strut support of proximal humerus fractures using a titanium mesh in elderly patients：a novel technique.J Orthop Trauma，2020，34（4）：e142-e147.

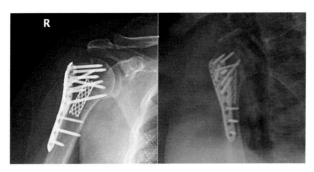

病例6图6　术后2年复查右侧肩关节正侧位X线，可见骨折愈合良好，无复位丢失

三、病例讨论

肱骨近端骨折是临床工作中常见的骨折类型，锁定接骨板是目前最为流行的固定方式。经过10年的随访，大多数患者获得了良好的疗效[16]。然而，在高龄患者和女性中观察到较差的结局和较高的并发症。近年来的研究表明，内侧柱的解剖复位是减少肱骨近端骨折术后并发症的重要因素，尤其是内翻嵌插型骨折和内侧皮质粉碎性骨折，更应重视内侧柱的复位[6]。对于粉碎性骨质疏松的患者，可以使用骨内辅助支撑材料进行重建及加强。2008年，Gardner等人首次报道了锁定钢板结合同种异体腓骨治疗不稳定PHFs的方法，短期的随访结果令人鼓舞[9]，7例患者均获得骨性愈合，无复位丢失及螺钉穿出。随后，Panchal等[10]使用这项新技术并进行了随访，其中89%的患者获得了满意的结果，没有患者出现任何严重的并发症。Neviaser等[17]使用锁定钢板结合腓骨条应用于70岁以上的老年患者。31例患者中，仅1例出现复位丢失，无锁定螺钉穿出或肱骨头缺血性坏死患者。这些结果表明，骨内辅助支撑在骨质量较差的老年患者中是有效的。然而，由于同种异体腓骨取自异体，存在供应有限、费用高、感染风险等[9]。2017年，Macy[18]报告了首次使用肱骨近端融合器（conventus orthopaedics，maple Grove，MN）固定PHFs的经验。在术后6个月的随访中，该患者骨折愈合良好，恢复了骨折解剖对位和良好的功能活动度。但由于其仅报道1例，尚需更多的病例和更长时间的随访来验证其实用性。

我们在本研究中使用的钛网是脊柱器械，与同种异体腓骨移植相比，钛网可以广泛应用于需要骨内支撑的患者，解决腓骨条供应短缺及潜在感染的风险。钛网也有一些缺点，包括钻头无法穿透钛网，钛网也会阻碍B排和E排螺钉的轨迹。此外，直径10mm和12mm的钛网可能不适合于髓腔狭窄的女性患者。此外，由于只能放置1枚E排螺钉，在插入第1枚E排螺钉后，钛网会阻碍另1枚E排螺钉的置入。

以下几点须给予足够的重视：首先，导针置入点位于在肱二头肌长头腱与肱骨头后方的中间，导针置入后，必须用C臂机确认其位置。导针决定了钛网的位置，也影响了锁定螺钉的轨迹。在导针的引导下可将钛网向上推挤，使其达到一定的高度和位置支撑肱骨头，D排螺钉在路径正确的情况下可与钛网对接并进行推挤；其次，螺钉应按顺序放置，以避开钛网。B排和E排螺钉的置入必须在D排螺钉置入之后，因为在向内侧推挤钛网之前，钛网会阻碍B排和E排螺钉的轨迹；最后，D排螺钉不是用来复位内侧柱的，而是向内侧推以增强稳定性。因此，推的力度要轻柔，避免出现推挤过度导致复位丢失。

（陈　辉　李　贺：东南大学附属中大医院）

参考文献

[1]Baron JA，Karagas M，Barrett J，et al.Basic epidemiology of fractures of the upper and lower limb among Americans over 65 years of age[J].J Epidemiology，1996，7（6）：612-618.

[2]Maier D，Jaeger M，Izadpanah K，et al.Proximal humeral fracture treatment in adults[J].J Journal of Bone and Joint Surgery American Volume，2014，96（3）：251.

[3]Bell JE，Leung BC，Spratt KF，et al.Trends and variation in incidence，surgical treatment，and repeat surgery of proximal humeral fractures in the elderly[J].J Journal of Bone and Joint Surgery American Volume，2011，93（2）：121-31.

[4]Walsh S，Reindl R，Harvey E，et al.Biomechanical comparison of a unique locking plate versus a standard plate for internal fixation of proximal humerus fractures in a cadaveric model[J].J Clinical Biomechanics，2006，21（10）：1027-1031.

[5]Brunner F，Sommer C，Bahrs C，et al.Open reduction and internal fixation of proximal humerus fractures using a proximal humeral locked plate：a prospective multicenter analysis[J].J Journal of Orthopaedic Trauma，2009，23（3）：163-172.

[6]Gardner M，Weil YJ，Kelly B，et al.The importance of medial support in locked plating of proximal humerus fractures[J].J Journal of Orthopaedic Trauma，2007，21（3）：185-191.

[7]Koukakis A，Apostolou CD，Taneja T，et al.Fixation of proximal humerus fractures using the PHILOS plate：early experience[J].J Clinical Orthopaedics and Related Research，2006，442（442）：115-120.

[8]Ricchetti ET，Warrender WJ，Abboud JA.Use of locking plates in the treatment of proximal humerus fractures[J].J Journal of Shoulder and Elbow Surgery，2010，19（2）：66-75.

[9]Gardner MJ，Boraiah S，Helfet DL，et al.Indirect medial reduction and strut support of proximal humerus fractures using an endosteal implant[J].J Journal of Orthopaedic Trauma，2008，22

（3）：195-200.

[10]Panchal K，Jeong JJ，Park SE，et al.Clinical and radiological outcomes of unstable proximal humeral fractures treated with a locking plate and fibular strut allograft[J].J International Orthopaedics，2016，40（3）：569-577.

[11]Cha H，Park KB，Oh S，et al.Treatment of comminuted proximal humeral fractures using locking plate with strut allograft[J].J Journal of Shoulder and Elbow Surgery，2017，26（5）：781-785.

[12]Chow RM，Begum F，Beaupre LA，et al.Proximal humeral fracture fixation：locking plate construct intramedullary fibular allograft[J].J Journal of Shoulder and Elbow Surgery，2012，21（7）：894-901.

[13]Neer Cs.Four-segment classification of proximal humeral fractures：purpose and reliable use[J].J Journal of Shoulder and Elbow Surgery，2002，11（4）：389-400.

[14]Schnetzke M，Bockmeyer J，Porschke F，et al.Quality of reduction in fluences outcome after Locked-Plate fixation of proximal humeral Type-C fractures[J].J Journal of Bone and Joint Surgery-american Volume，2016，98（21）：1777-1785.

[15]Constant CR，Gerber C，Emery RJH，et al.A review of the constant score：modifications and guidelines for its use[J].J Journal of Shoulder and Elbow Surgery，2008，17（2）：355-361.

[16]Ockert B，Siebenbürger G，Kettler M，et al.Long-term functional outcomes （median 10years） after locked plating for displaced fractures of the proximal humerus[J].J Journal of Shoulder and Elbow Surgery，2014，23（8）：1223-1231.

[17]Neviaser AS，Hettrich CM，Beamer BS，et al.Endosteal strut augment reduces complications associated with proximal humeral locking plates[J].J Clinical Orthopaedics and Related Research，2011，469（12）：3300-3306.

[18]John M.Fixation of a proximal humeral fracture using a novel intramedullary cage construct following a failed conservative treatment[J].J Case Reports in Orthopedics，2017，1-4.

病例7　切开复位内固定治疗肱骨近端四部分骨折脱位

一、概述

与伴有肩关节脱位的孤立性大结节骨折相比，肱骨近端的三部分和四部分骨折脱位并不多见[1, 2]。这类损伤同时包含了肱骨近端骨折和盂肱关节脱位，常伴有关节周围软组织严重损伤，增加了肱骨头缺血性坏死（AVN）和其他并发症的风险，其治疗往往具有挑战性[3, 4]。常见的治疗选择包括切开复位内固定（open reduction and internal fixation，ORIF）和关节置换，其中ORIF旨在通过对骨骼和软组织的修复来恢复局部的解剖结构，以期恢复肩关节功能，适用于年轻患者及骨折复位固定难度不大的患者，整体而言对手术技术的要求较高[3]。对于肱骨近端解剖结构广泛破坏、肱骨头AVN风险较高的老年患者，关节置换可能是更好的选择[5, 6]。

二、病历摘要

（一）患者信息

患者女性，63岁，外伤致左肩关节疼痛伴活动受限至我院急诊就诊。检查X线片及CT后（病例7图1），考虑诊断为"左肱骨近端骨折，左肩关节脱位"，遂收住院拟进一步手术治疗。

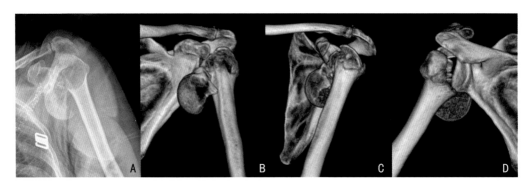

病例7图1　急诊X线片（A）和三维CT（B～D）

既往史：平素身体健康。无糖尿病、高血压、冠心病病史，无肝炎、结核或其他传染病等病史及其密切接触史，无手术史，无血制品输注史，无食物、药物过敏史，预防接种史按计划进行。否认烟酒等不良嗜好，否认长期接触工业化学用品。无家族性遗传病及肿瘤癌症史。

专科查体：①视诊：左肩方肩畸形，皮肤未见瘀青及皮肤破损。②触诊：左肩部压痛明显，左桡动脉可及，患肢末梢循环良好，无感觉减退。③动诊：左肩关节因疼痛拒动，被动活动疼痛加重，患肢肘关节、腕关节、手指活动正常。④量诊：左上肢略短缩。

（二）病情分析及治疗方案

患者入院后完善术前相关检查，结合专科查体和影像学检查，诊断：为"左肱骨近端骨折（四部分），左肩关节脱位"。科室治疗组讨论后，从以下方面来考量手术方案的选择：①患者年龄63岁，既往身体健康、爱好体育锻炼，肩关节功能良好；②肱骨近端骨折类型为四部分骨折（Neer分型），但肱骨头、大结节骨折块的结构较完整，复位和固定成功的概率较大；③该病例有较高的肱骨头AVN风险[7, 8]；④患者与家属希望尽量保留自身关节。结合以上因素，治疗组决定采取切开复位内固定手术治疗。术前告知患者本人及其家属手术相关风险，患者及其家属表示理解，签署手术知情同意书。

（三）手术步骤及要点

患者全身麻醉后仰卧于透光手术床上，上半身抬高呈沙滩椅位。肩关节及上肢常规消毒铺巾。采用胸三角肌间隙入路：自喙突体表投影沿三角肌前缘行约6cm弧形切口，逐层切开皮肤及皮下组织，分离、保护头静脉并与胸大肌一同牵向内侧，三角肌牵向外侧，切开胸锁筋膜后显露骨折端。辨认肱二头肌长头肌腱的解剖结构，用2号爱惜邦缝合线穿过冈上肌止点缝合固定大结节骨折块，再用2号爱惜邦缝合线穿过肩胛下肌止点缝合固定小结节骨折块，向两侧牵开后，经骨折间隙可触及脱位的肱骨头骨折块（病例7图2A）。将两枚2.5mm克氏针钻入肱骨头骨折块，利用joystick技术将脱位的肱骨头骨折块回纳至肩胛盂处，恢复盂肱关节的对位。以结节间沟、肱骨内侧距等解剖结构为参照，恢复肱骨头骨折块和肱骨干的解剖对位关系，并用两枚2.0mm克氏针临时固定，透视确认骨折复位和固定的情况（病例7图2B）。

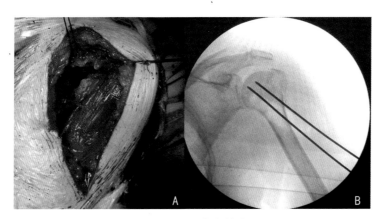

病例7图2　术中缝合

A. 经胸三角肌间隙入路显露骨折端，用爱惜邦缝合线固定大、小结节骨折块并牵开显露脱位的股骨头；B. 用joystick技术复位脱位的肱骨头，再用克氏针固定肱骨头和肱骨干

参照肱二头肌长头腱和结节间沟的解剖结构，复位大、小结节骨折块，并用可吸收缝线将骨块临时固定。选择合适的肱骨近端锁定接骨板（PHILOS），将固定大、小结节的爱惜邦缝合线穿过钢板的缝合孔（病例7图3A）。参照大结节和结节间沟的位置放置接骨板，向肱骨头内钻孔并置入5枚以上的锁定螺钉，螺钉长度尽量贴

近肱骨头软骨下骨，螺钉方向在肱骨头内尽量呈发散状以增加把持力[9、10]。对于肱骨内侧距复位不良或粉碎的病例，建议置入距螺钉以提高内侧支撑强度。钢板远端置入1枚皮质骨螺钉及2枚锁定螺钉以固定肱骨干。将穿过钢板缝合孔的爱惜邦线收紧打结，以进一步固定大结节和小结节骨折块。使用移动C臂机透视确认复位和固定的情况（病例7图3B、3C）。活动肩关节，行前屈、外展、内旋、外旋等活动，评估盂肱关节的稳定性，以及是否有再脱位风险。冲洗创面，彻底止血，放置引流，逐层缝合切口，完成手术。

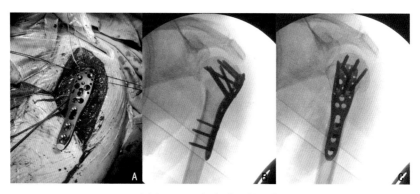

病例7图3　术中放置接骨板

A. 利用钢板的缝合孔对大结节和小结节骨折块行缝合加强固定；B、C：C形臂X线机透视确认骨折复位情况、钢板位置、螺钉定长度

（四）手术结果及随访

患者术后第2日拔除伤口引流，复查肩部X线片和CT提示骨折复位和固定良好，钢板位置、钢板高度和螺钉长度满意（病例7图4）。

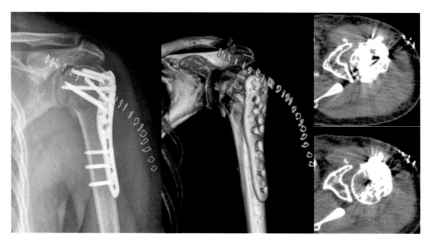

病例7图4　术后X线片和CT

患侧肩关节悬吊固定，3周后逐步开始恢复肩关节功能锻炼。术后6周、3个月门诊复查，其后每6～12个月门诊随访。术后2年末次随访时，骨折愈合良好，没有出现内固定失败、肱骨头ANV等并发症，Constant肩关节功能评分92分，患者对治疗效果非常满意（病例7图5）。

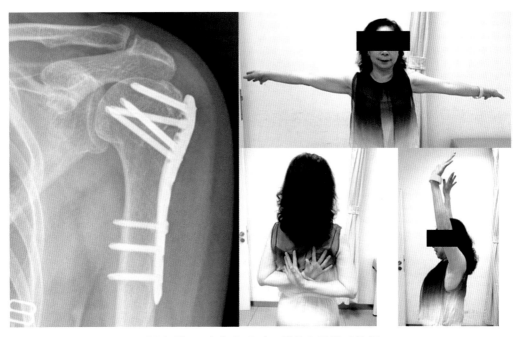

病例7图5　患者术后2年X线片和随访功能照

三、病例讨论

肱骨近端骨折脱位的急诊处理非常重要，对于肩关节脱位合并孤立大结节骨折，往往可以在麻醉下手法复位，而对于类似于本病例的肱骨近端四部分骨折脱位，由于肱骨头与肱骨干连续性的中断、且肱骨头骨折块脱位并锁定在肩胛盂前方，闭合复位很难成功，因此我们并没有尝试急诊复位[11]。此外，急诊处理时还应当评估可能存在的神经或血管损伤，避免漏诊[12, 13]。

由于软组织和血运的破坏，肱骨近端四部分骨折脱位具有较高的骨不连和肱骨头AVN风险，曾有部分学者建议将肱骨头置换术作为其首选治疗方法[14]。肱骨头置换术的缺陷在于具有较高的大结节骨不连或畸形愈合发生率，术后肩关节功能往往不令人满意[15]。在过去的二十年里，反肩关节置换已逐步成为老年肱骨近端骨折的一线治疗方案，但其用于肱骨近端骨折脱位治疗的报道较少[16, 17]。

本病例选择切开复位内固定（ORIF）手术治疗，其目标是获得骨性结构的解剖复位和坚强固定，其中头干角、肱骨内侧距、大结节及肩袖的复位和固定是提升治疗效果的关键[3]。为了降低骨不连及肱骨头AVN的发生率，手术中对血运的保护尤其重要，本病例中我们经骨折间隙来显露脱位的肱骨头骨折块，随后利用joystick技术复位，避免了更广泛的软组织剥离。

（施鸿飞　熊　进：南京大学医学院附属鼓楼医院）

参考文献

[1]Court-Brown CM，Garg A，McQueen MM.The epidemiology of proximal humeral fractures[J]. Acta Orthop Scand，2001，72（4）：365-371.

[2]Hente R，Kampshoff J，Kinner B，et al.Treatment of dislocated 3- and 4-part fractures of the proximal humerus with an angle-stabilizing fixation plate[J].Unfallchirurg，2004，107（9）：769-782.

[3]Miltenberg B，Masood R，Katsiaunis A，et al.Fracture dislocations of the proximal humerus treated with open reduction and internal fixation：a systematic review[J].J Shoulder Elbow Surg，2022，31（10）：e480-e489.

[4]Soliman OA，Koptan WM.Four-part fracture dislocations of the proximal humerus in young adults：results of fixation[J].Injury，2013，44（4）：442-447.

[5]Voos JE，Dines JS，Dines DM.Arthroplasty for fractures of the proximal part of the humerus[J].J Bone Joint Surg Am，2010，92（6）：1560-1567.

[6]Grassi FA，Alberio R，Ratti C，et al.Shoulder arthroplasty for proximal humerus fractures in the elderly：The path from Neer to Grammont[J].Orthop Rev（Pavia），2020，12（1）：8659.

[7]Hertel R，Hempfing A，Stiehler M，et al.Predictors of humeral head ischemia after intracapsular fracture of the proximal humerus[J].J Shoulder Elbow Surg，2004，13（4）：427-433.

[8]Schnetzke M，Bockmeyer J，Loew M，et al.Rate of avascular necrosis after fracture dislocations of the proximal humerus：Timing of surgery[J].Obere Extrem，2018，13（4）：273-278.

[9]Brunner F，Sommer C，Bahrs C，et al.Open reduction and internal fixation of proximal humerus fractures using a proximal humeral locked plate：a prospective multicenter analysis[J].J Orthop Trauma，2009，23（3）：163-172.

[10]Voigt C，Geisler A，Hepp P，et al.Are polyaxially locked screws advantageous in the plate osteosynthesis of proximal humeral fractures in the elderly？A prospective randomized clinical observational study[J].J Orthop Trauma，2011，25（10）：596-602.

[11]Wronka KS，Ved A，Mohanty K.When is it safe to reduce fracture dislocation of shoulder under

sedation？Proposed treatment algorithm[J].Eur J Orthop Surg Traumatol，2017，27（3）：335-340.

[12]Rathore S，Kasha S，Yeggana S.Fracture dislocation of shoulder with brachial plexus palsy：A case report and review of management options[J].J Orthop Case Rep，2017，7（2）：48-51.

[13]Hofman M，Grommes J，Krombach GA，et al.Vascular injury accompanying displaced proximal humeral fractures：two cases and a review of the literature[J].Emerg Med Int，2011，742870.

[14]Kralinger F，Schwaiger R，Wambacher M，et al.Outcome after primary hemiarthroplasty for fracture of the head of the humerus：a retrospective multicentre study of 167 patients[J].J Bone Joint Surg Br，2004，86（2）：217-219.

[15]Boons HW，Goosen JH，van Grinsven S，et al.Hemiarthroplasty for humeral four-part fractures for patients 65 years and older：a randomized controlled trial[J].Clin Orthop Relat Res，2012，470（12）：3483-3491.

[16]Anakwenze OA，Zoller S，Ahmad CS，et al.Reverse shoulder arthroplasty for acute proximal humerus fractures：a systematic review[J].J Shoulder Elbow Surg，2014，23（4）：e73-e80.

[17]Ferrel JR，Trinh TQ，Fischer RA.Reverse total shoulder arthroplasty versus hemiarthroplasty for proximal humeral fractures：a systematic review[J].J Orthop Trauma，2015，29（1）：60-68.

病例8　肱骨近端骨折髓内钉固定

一、概述

肱骨近端骨折占所有骨折类型的4%～6%，是仅次于桡骨远端骨折、椎体骨折的第三种常见骨质疏松性骨折[1, 2]。其中85%发生在年龄50岁以上的人群，主要集中在60～70岁和大于90岁年龄组，多见于绝经后女性。尽管无移位的肱骨近端骨折保守治疗可取得较好的效果，但对于移位明显的骨折，多数医生推荐手术治疗，尤其是年轻人和日常活跃的老年患者。目前肱骨近端骨折的手术方式包括克氏针、髓内钉、锁定钢板固定及肩关节置换等[3]。锁定钢板固定是肱骨近端骨折治疗的主流选择。随着现代髓内钉技术的发展，肱骨近端髓内钉（proximal humeral nail，PHN）在设计方面的不断改进，克服了以往髓内钉并不能有效固定干骺端复杂骨折的弱点，逐渐成为肱骨近端骨折内固定的新选择。

二、病历摘要

（一）患者信息

患者女性，41岁，因"外伤致左肩部疼痛不适2小时"入院。

现病史：患者2小时前骑车时不慎摔倒，伤后感左肩部疼痛伴活动受限，急诊影像检查见左肱骨近端骨折（病例8图1），为进一步手术治疗，门诊拟"左肱骨近端骨折"收住院。

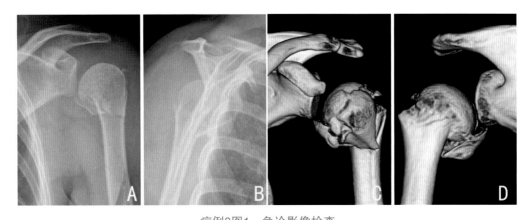

病例8图1　急诊影像检查

A、B. 术前左肩关节正侧位X线；C、D. 术前左肩关节三维重建

既往史、个人史、家族史：平素身体健康。无糖尿病、高血压、冠心病等基础疾病，无肝炎、结核或其他传染病等病史及其密切接触史，无手术史，入院前无外伤史，无血制品输注史，无食物、药物过敏史，预防接种史按计划进行。否认烟酒等不良嗜好，否认长期接触工业化学用品。无家族性遗传病及肿瘤癌症史。

专科查体：①视诊：左上臂近端周围肿胀轻度，皮肤未见瘀青，无皮肤破损，渗出。②触诊：左上臂近端压痛明显，可触及骨擦感，左上肢温痛觉无异常，左桡动脉波动可及，左上肢末梢循环良好。③动诊：左肩关节因疼痛拒动，左肩关节被动活动疼痛明显，左侧肘、腕、手关节活动正常。④量诊：双上肢基本等长等粗。

（二）病情分析及治疗方案

患者入科后完善术前相关检查，结合专科查体和影像学检查，诊断为"（左侧）肱骨近端骨折（Neer 三部分）"，同时对患者健侧肩关节行CT检查（病例8图2），评估是否有合适入钉点[16]。患者日常工作、生活要求高，要求小切口，手术意愿强烈，经科室治疗组讨论决定行"左肱骨近端骨折闭合复位髓内钉内固定术"。

术前告知患者本人及其家属手术相关风险，患者及其家属表示理解，并同意手术，签署手术知情同意书等相关手术材料。

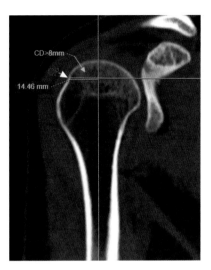

病例8图2　术前健侧肩关节CT检查

测量 CD > 8mm，入钉点安全（CD 定义为直顺行钉的入钉点与 CP 之间的距离，CP 为肱骨头软骨与皮质骨交界点）

（三）手术步骤及要点

全麻成功后取沙滩椅位，在肩峰前缘处做长度为3cm的横向切口，在三角肌前1/3与中1/3腱性组织交汇处顺纤维劈开三角肌并牵开（病例8图3），远端通过局部缝合，防止肌纤维向下撕裂而损伤腋神经。显露冈上肌腱，沿肌腱纤维纵向劈开，保护肩袖足印及肱二头肌腱长头，显露肱骨头上方。利用克氏针撬拨肱骨头（病例8图4A），复位后选择进针点，进针点选择位于肱骨头顶点的肱二头肌肌腱后方，冈上肌腱止点内侧1~1.5cm处，正、侧位髓腔延长线上（病例8图4B）；若肩峰阻挡，后伸、后倾肩关节。扩开肱骨头，打入髓内钉（美国DePuy Synthes公司）（病例8图4C），尾端需要没入软骨面下高度3~4mm。C型臂X线机透视下探查复位情况，满意后方可置入远、近端锁定螺钉，完成上述操作后置入尾帽，缝合肩袖及切口（病例8图4D）。

同时根据患者个体化病情进行针对性治疗：针对肱骨近端内侧柱粉碎，需要斜向置入肱骨距螺钉。针对伴有严重骨质疏松、肱骨距螺钉置入困难患者，则可以采用钉中钉模式，加强固定以增强稳定性。对于大、小结节移位明显、肩袖损伤严重患者，采用肩袖缝合修补技术，牵引复位大、小结节，缝合固定于近端锁钉钉尾特制缝合孔处。

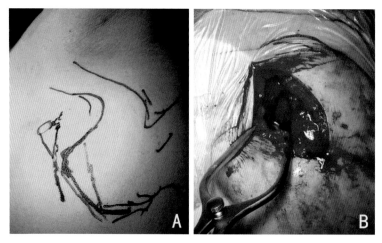

病例8图3　术中切口

A. 切口沿肩峰前缘；B. 撑开器经三角肌前中1/3牵开

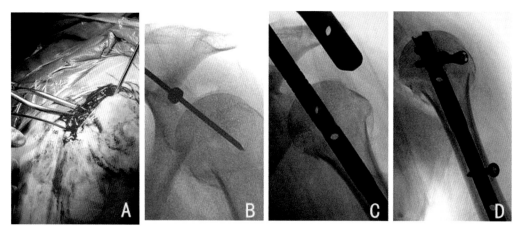

病例8图4　术中操作

A. 术中克氏针撬拨肱骨头；B. 置入定位针；C. 透视满意后扩孔插入髓内钉，通过主钉复位骨折端；D. 依次置入远近端锁定螺钉

（四）手术结果及随访

患者术后2天复查X线和CT，见骨折复位良好（病例8图5），术后左肩关节悬吊固定4周，术后2、3个月门诊随访，均行Constant肩关节功能评分。

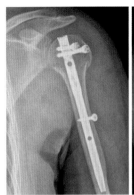
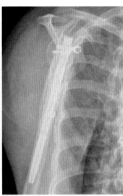
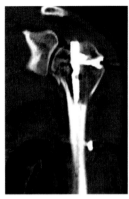
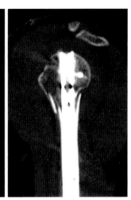

病例8图5　术后2天左肩关节X线及CT

术后3个月Constant肩关节功能评分为85分。患者术后3个月门诊复查X线片示左肱骨近端骨折愈合良好（病例8图6）。

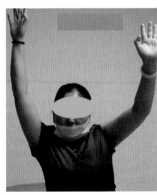
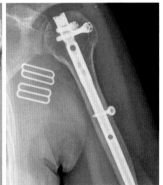

病例8图6　术后3个月肩关节功能及X线，患者无不适

术后12个月门诊随访，患者来院取内固定，其左肩关节活动度内旋手可达肩胛间区，外旋手可完全举过头顶，前举接近150°、外展150°，Constant肩关节功能评分92分，患者对肩关节功能满意（病例8图7）。

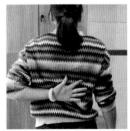
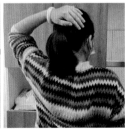
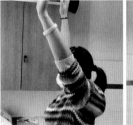
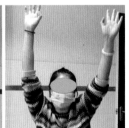

病例8图7　术后12个月左肩关节功能

三、病例讨论

1. 肱骨髓内钉的优势

（1）对软组织损伤小，可微创操作，骨折愈合时间短。相对于锁定接骨板，髓内钉固定手术切口小，出血来源少，可行微创复位固定，操作简便，不会过多影响周围软组织和骨折处血供，可减少术中复位时间，故手术时间更短，术中出血更少[4]。

（2）术后早期疼痛较轻，肩关节功能提前恢复。相关研究结果表明，术后1个月髓内钉组Constant肩关节功能评分显著优于接骨板组；髓内钉组术后VAS均显著低于接骨板组，术后Neer肩关节功能评分均显著高于接骨板组[5、6]。

（3）可减少相关并发症的发生。在生物力学上，接骨板属于髓外偏心固定，且接骨板固定手术创伤大，接骨板固定可能会继发颈干角丢失、内翻畸形、肱骨头缺血坏死及螺钉切出等并发症[7~9]，髓内钉属于同心圆中心性固定，生物力学稳定性好，有良好的抗内翻和抗旋特性，近端多平面多方向固定[10]，把持力好，固定牢靠，利于术后早期康复锻炼、减少关节周围粘连等并发症发生。

2. 肱骨近端髓内钉的手术适应证及技术　肱骨近端髓内钉适用于Neer分型的二、三和四部分骨折，延伸到干部的肱骨近端骨折和肱骨近端病理骨折等，最佳适应证是Neer二部分骨折[11~13]。肱骨近端骨折的解剖复位和大小结节的有效固定是术后肩关节功能恢复的前提，也是髓内钉手术的关键步骤[13~15]。在外科颈骨折，由于胸大肌和三角肌的牵拉，肱骨干向前内移位；肱骨头骨块由于肩袖力偶平衡不会出现旋转畸形，仅需术中对肱骨头的内翻或者外翻畸形进行纠正。由于第三代肱骨近端髓内钉的直钉设计，有间接复位的作用。手术时准确定位入针点，即肩锁关节前方，结节间沟后内侧10mm（病例8图2）。术中透视在前后位和侧位上入针点位于肱骨头顶点。在此方向顺行插入髓内钉，可抵抗肌肉牵拉力，有助于恢复颈干角（病例8图4）。Boileau等[3]根据肱骨头移位的情况将外科颈骨折分为外翻、平移和内翻三种类型。以此为依据，入针点在冠状面内做内外平移调整，有助于术中复位（病例8图4）。

在Neer三、四部分骨折，基本思路是将三、四部分骨折通过临时固定大小结节骨块转变为外科颈骨折。一般首先纠正肱骨头内翻或者外翻畸形，然后复位移位的结节骨块。可借助克氏针或者骨膜剥离子进行撬拨、推顶复位肱骨头骨块。对于结节骨块可通过骨钩辅助复位，或在腱骨结合处放置牵引缝线进行牵拉复位，并将结节骨块缝合固定。即将肩袖前方部分（肩胛下肌腱）和后上方部分（冈上肌腱、冈下肌肌腱和小圆肌肌腱）借助缝线固定在一起，以支撑肱骨头，恢复肱骨近端内、外侧皮质的连续性，这些缝线可进一步固定于髓内钉近端螺钉的钉尾，减少肩袖的张力、增加内固定的稳定性[3、15]。当重建肱骨头、大小结节骨折块后，在外科颈水平的复位与外科颈二部分骨折类似。

然而Lindtner Richard A[16]等认为，有超过1/3的75岁及以上女性的近端肱骨似乎在解剖学上不适合PHF的直行髓内钉，具体来说，在其所有分析的肱骨中有35.6%（108/303）似乎是"临界类型"（CD<8mm，CD定义为直顺行钉的入口点与CP之间的距离，CP为肱骨头软骨与皮质骨交界点），推荐目前使用的直行髓内钉的最小近端扩孔直径10mm。鉴于这一发现，Lindtner Richard A[16]等建议在手术前常规分析健侧多平面CT，以改善直行髓内钉患者的选择，并尽量减少可预见的并发症。对于不适合髓内钉的，应考虑其他外科手术。

3. 临床效果分析　带锁髓内钉适用于简单或者复杂的肱骨近端骨折，但存在一定学习曲线。肱骨外科颈骨折是初学者的合理起点[3、13、15]。Boileau等[3]回顾性分析顺行髓内钉治疗肱骨外科颈骨折患者45例，所有骨折顺利愈合，术后1年平均Constant肩关节功能评分为71分，肩关节平均前屈上举146°、外旋50°，冈上肌的肌力是4.9kg，未发现冈上肌肌腱和关节软骨损伤相关的并发症。Muccioli等[17]发现B超可见的顺行髓内钉术后冈上肌损伤发生率（12.5%）低于普通人群肩袖损伤的发病率（16%），并且没有症状。可以看出新型髓内钉治疗外科颈骨折的效果满意。由于冈上肌肌腹具有潜在的修复能力，第三代髓内钉的入针点内移降低了对肩袖的结构和功能的干扰。

三部分骨折行顺行髓内钉术后肩关节主动活动恢复，并发症的发生率均与二部分骨折相似[3、13、18]。但三部分骨折需要更细致的术前计划，术前CT用于了解大结节移位情况和关节面的完整性。手术时入针点必须距离关节软骨外缘5mm以上，以确保有完整的软骨下骨包围固定顺行髓内钉的近端，这是预防术后肱骨头出现内翻畸形的技术要点[18]。值得一提的是，新型髓内钉的机械稳定性和微创的特点有助于80岁以上二、三部分骨折患者术后肩关节功能快速康复，进而提高生活质量，这对于合并多种内科疾病的高龄患者尤为重要[18]。

对于四部分骨折，肱骨近端髓内钉的使用存在争议。Wong等[19]系统回顾分析448例肱骨近端骨折的数据显示，四部分骨折患者初次手术后因近端螺钉移位、复位丢失等并发症而再次手术的发生率为63.2%，较二、三部分骨折明显上升。因此不推荐使用肱骨近端髓内钉固定四部分骨折。但也有学者持不同的观点，认为肱骨近端髓内钉也可用于四部分骨折，其固定强度与锁定钢板类似，术中解剖复位和遵循顺行髓内钉的基本技术要求是减少手术并发症与肱骨头坏死发生的关键[15,20]。

初步的研究结果显示，在三、四部分骨折，肱骨近端髓内钉固定可获得即刻的骨折块稳定，但技术要求更高。尽管总体上近期随访的结果满意，但四部分骨折患者的肩关节功能评分低于三部分骨折[20]。因此如果术前发现骨折累及入针点关节面、骨折块粉碎或者合并骨质疏松，难以达到解剖复位或者有效固定，改变治疗方案是明智的选择。

总之，肱骨近端髓内钉为髓内中心性固定，固定力臂较锁定钢板短，有良好的抗屈曲和抗旋转特性，其生物力学优势明显。但应注意，术者需要根据手术适应证、禁忌证合理应用Multiloc肱骨近端髓内钉，由经验丰富术者进行操作，明确手术技巧及注意事项，尽可能降低手术风险。结合我们在手术实施过程中的经验总结，行Multiloc髓内钉固定术时需注意：①肱骨头进钉点的判断是手术成功的核心，通过克氏针撬拨复位，纠正肱骨头内倾，C形臂X线机正、侧位透视，确定进钉位置。②术前需要判断进钉点情况及髓腔大小，测量健侧CD值，如患者骨折线过于靠近进钉口或者CD值过小，容易导致固定失效。如患者髓腔过小，有术中扩髓导致肱骨干骨折的风险。③对于头颈移位明显的骨折患者，可以通过髓内钉进行复位，其效果明显优于钢板内固定。④对于内侧柱不稳的肱骨近端骨折患者，需要通过髓内钉轴向固定，联合肱骨距螺钉固定支撑内侧柱，防止肱骨头内翻畸形。⑤鉴于产品设计针对欧美人群为主，部分中国人存在肱骨头偏小而无法置入的情况，需要术前仔细评估。根据患者骨质疏松程度，术中需加用1至多枚钉中钉固定。⑥对于Neer三部分和四部分骨折患者，需要肩袖编织修复加强肩关节稳定性。此外，未来对Multiloc肱骨髓内钉系统有待进一步研究及分析，推广该治疗模式。

（危中生　徐海波：南京市栖霞区医院）

参考文献

[1]Court-BrownCM，CaesarB.Epidemiology of adult fractures：a review[J].Injury，2006，37（8）：691-697.

[2]Schumaier A，Grawe B.Proximal humerus fractures：evaluation and management in the elderly patient[J].Geriatr Orthop Surg Rehabil，2018，9：2151458517750516.

[3]Boileau P，d'Ollonne T，Bessière C，et al.Displaced humeral surgical neck fractures：classification and results of third-generation percutaneous intramedullary nailing[J].J Shoulder

Elbow Surg，2019，28（2）：276-287.

[4]Deng XY，Fan ZY，Yu BF，et al.Use of a locking intramedullary nail for the treatment of initial varus proximal humeral fracture：a prospective pilot study[J].J Int Med Res，2020，48（6）：030006052093528.

[5]石华峰，王庆伟，王华松，等.钢板与髓内钉治疗"内翻型"肱骨近端骨折的对比[J].中国矫形外科杂志，2019，27（12）：1078-1082.

[6]李刚，魏万富，刘欣，等.髓内钉与锁定钢板治疗老年肱骨近端骨折疗效比较[J].中华医学杂志，2020，100（41）：3240-3245.

[7]何继业，张家红，蔡贵泉，等.锁定钢板治疗不稳定肱骨近端骨折术后内翻的危险因素分析[J].中华创伤杂志，2020，36（5）：448-454.

[8]Kantharaju H，Gawhale SK，Prasanna Kumar GS，et al.Factors influencing the varus deformity of humeral head in proximal humerus fractures and its relation to functional outcome[J].Indian J Orthop，2021，55（3）：702-707.

[9]Padegimas EM，Chang G，Namjouyan K，et al.Failure to restore the calcar and locking screw cross-threading predicts varus collapse in proximal humerus fracture fixation[J].J Shoulder Elbow Surg，2020，29（2）：291-295.

[10]Zhaofeng Jia，Chuangli Li，Jiandong Lin，et al.Clinical effect of using MultiLoc® nails to treat four-part proximal humeral fractures[J].Journal of International Medical Research，2020，48（12）：300060520979212.

[11]陈杭，向明，胡晓川，等.Philos钢板与Multiloc髓内钉治疗中老年肱骨近端三、四部分骨折的疗效比较[J].中华创伤杂志，2018，34（12）：1067-1074.

[12]Li G，Wei WF，Liu X，et al.Treatment of proximal humeral fractures in elderly patients with intramedullary nail and locking plate[J].Zhonghua Yi Xue Za Zhi，2020，100（41）：3240-3245.

[13]Sears BW，Hatzidakis AM，Johnston PS.Intramedullary Fixation for Proximal Humeral Fractures[J].J Am Acad Orthop Surg，2020，28（9）：e374-e383.

[14]Antoni M，Lazarus P，Kempf JF，et al.Arthroscopic intramedullary nailing of humeral fractures through the rotator interval[J].Orthop Traumatol Surg Res，2021，107（1）：102750.

[15]Greenberg A，Rosinsky PJ，Gafni N，et al.Proximal humeral nail for treatment of 3-and 4-part proximal humerus fractures in the elderly population：effective and safe in experienced hands[J].Eur J Orthop Surg Traumatol，2021，31（4）：769-777.

[16]Lindtner Richard A，Kralinger Franz S，Sebastian K，et al.The female geriatric proximal humeral fracture：protagonist for straight antegrade nailing？[J].Archives of orthopaedic and trauma surgery，2017，137（10）：1385-1390.

[17]Muccioli C，Chelli M，Caudal A，et al.Rotator cuff integrity and shoulder function after intra-medullary humerus nailing[J].Orthop Traumatol Surg Res，2020，106（1）：17-23.

[18]Lopiz Y，Garríguez-Pérez D，Martínez-Illán M，et al.Third-generation intramedullary nailing for displaced proximal humeral fractures in the elderly：quality of life，clinical results，and complications[J].Arch Orthop Trauma Surg，2022，142（2）：227-238.

[19]Wong J，Newman JM，Gruson KI.Outcomes of intramedullary nailing for acute proximal humerus fractures：a systematic review[J].J Orthop Traumatol，2016，17（2）：113-122.

[20]Kloub M，Holub K，Urban J，et al.Intramedullary nailing of displaced four-part fractures of the proximal humerus[J].Injury，2019，50（11）：1978-1985.

病例9 肱骨多段骨折的治疗

一、概述

肱骨骨折临床上常见，占全身骨折的5%~8%，大部分为单一部位的骨折，如肱骨近端、肱骨干或肱骨远端骨折。一般情况下严重创伤或高能量损伤会造成肱骨多段的骨折。2014年Injury杂志上Maresca等[1]将肱骨按照不同部位分为：A型：肱骨近端合并肱骨干骨折；B型：肱骨干多段骨折；C型：肱骨干合并肱骨远端骨折。肱骨骨折的治疗方法多种多样，其中肱骨干骨折首选保守治疗，但保守治疗有5.5%左右的不愈合率，年轻患者对功能要求高的或多段骨折的仍是手术治疗的适应证。本病例介绍一例年轻的患者，肱骨干骨折合并肱骨远端骨折，按照2018年JOT新版AO Founation分型[2]肱骨干为：12B2，肱骨远端骨折为：13C3.1；按照Maresca等分型为C型骨折。我们采用的是顺行髓内钉治疗肱骨干骨折，经鹰嘴截骨用钢板治疗肱骨远端骨折的方法。

二、病历摘要

（一）患者信息

患者男性，23岁，车祸伤至左上肢和双下肢疼痛伴活动受限3天。

现病史：患者3天前因致左侧肱骨骨折、左侧胫腓骨骨折、右侧踝关节骨折就诊于外院，给予患肢石膏固定、注射破伤风、消肿止痛等对症治疗。后患者自觉肢体肿胀加重，要求转我院来行手术治疗，急诊完善相关检（病例9图1）查后拟"车祸伤："左侧肱骨骨折、左侧胫腓骨骨折、右侧踝关节骨折"收住入院。

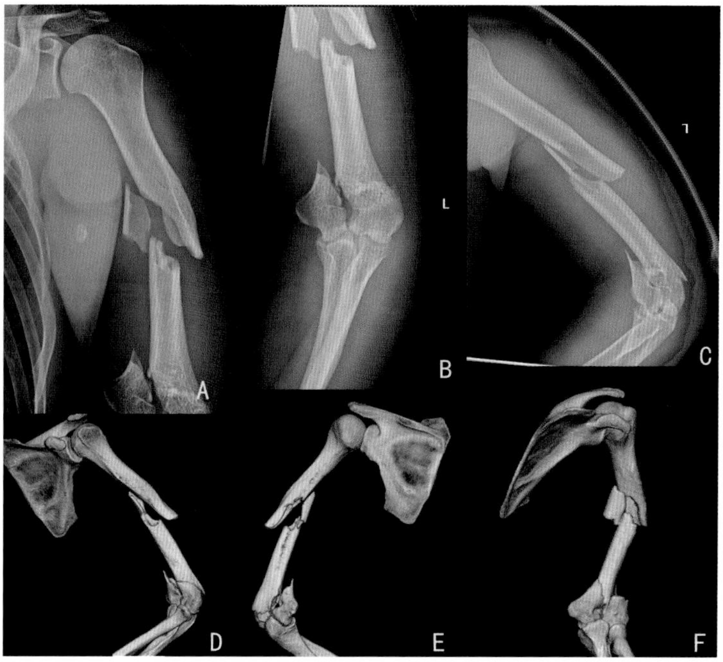

病例9图1　术前检查

A、B、C. 术前左侧肱骨X线；D、E、F. 术前左侧肱骨三维重建

既往史、个人史、家族史：平素身体健康。无糖尿病、高血压、冠心病病史，无肝炎、结核或其他传染病等病史及其密切接触史，无手术史，入院前无外伤史，无血制品输注史，无食物、药物过敏史，预防接种史按计划进行。否认烟酒等不良嗜好，否认长期接触工业化学用品。无家族性遗传病及肿瘤癌症史。

专科查体：①视诊：左上肢肿胀畸形，局部皮肤瘀青，无皮肤破损、渗出及骨外露。左小腿和右侧踝关节见皮肤擦伤，肿胀畸形。②触诊：左上臂可触及骨擦感，左上肢感觉无明显异常，左桡动脉可及，左上肢末梢循环良好。左小腿和右侧踝关节可触及骨擦感，足背动脉搏动正常，双足末梢循环良好。③动诊：左上肢因疼痛拒动，肩关节、肘关节活动受限，左腕关节活动正常，左手指活动正常，腕关节、掌指关节及拇指背伸正常。左小腿和右侧踝关节活动受限，双侧足趾感觉活动正常。④量诊：左上肢短缩、增粗、畸形；左小腿和右侧踝关节增粗、畸形。

（二）病情分析及治疗方案

患者入科后完善术前相关检查，结合专科查体和影像学检查，诊断为"肱骨干骨折：12B2，肱骨远端骨折：13C3.1"；按照Maresca等分型为C型肱骨骨折；左侧胫腓骨骨折、右侧踝关节骨折。患者年轻，对日常生活要求较高，手术意愿强烈，经科室治疗组讨论决定行"左侧胫腓骨骨折切开复位内固定术+右侧踝关节骨折切开复位内固定术+左侧肱骨骨折切开复位内固定术"。术前告知患者本人及其家属手术相关风险，因为手术台次及手术时间的关系，手术分为二次进行，第一次手术做"左侧胫腓骨骨折切开复位内固定术+右侧踝关节骨折切开复位内固定术"，第二次手术做"左侧肱骨骨折切开复位内固定术"，患者及其家属表示理解，同意手术，并签署手术知情同意书等相关手术材料。

（三）手术步骤及要点

全麻成功后取右侧卧漂浮体位，左上肢常规消毒、铺巾贴膜。先处理肱骨远端骨折，做肘后正中切口长15cm，逐层切开皮肤、皮下及筋膜层，向两侧分离皮瓣，游离并保护尺神经。沿肱三头肌两侧间隙分离显露肱骨远端关节面较困难，遂决定行尺骨鹰嘴截骨术。在尺骨鹰嘴顶端预打入2.0mm克氏针两枚复位备用，拔除克氏针后在裸区用薄摆锯和骨刀行V型截骨，截骨后将骨瓣连同肱三头肌翻向上方显露肱骨远端关节面骨折。直视下复位肱骨远端关节面骨折，复位后多枚克氏针固定，再复位干骺端骨折，复位满意后选取90°垂直双钢板（捷迈公司）固定。透视检查骨折复位良好，内固定物位置满意。复位尺骨鹰嘴骨折，按照预打的克氏针孔打入克氏针2枚，行钢丝张力带固定。

再取平卧位，床头抬高。在左肩部肩峰前方做4cm手术切口，逐层分离显露。切开复位肩袖组织，在肱二头肌长头肌腱内侧打入导针1枚，正侧位透视检查导针位置居中。经导针开口，插入长导针和金手指，透视下调整金手指位置使导针顺利通过骨折断端到达骨折远端。测深确定髓内钉长度，逐级扩髓后插入髓内钉主钉（8mm×220mm）。透视下纠正骨折短缩及旋转，远端利用磁力导航技术打入锁钉2枚，近端利用瞄准架打入锁钉2枚。检查肩肘关节被动活动度良好，无撞击，透视检查骨折复位满意，内固定物位置良好。冲洗伤口，彻底止血，放置引流，可吸收线逐层缝合，完成手术。

（四）手术结果及随访

患者术后给予消肿、止痛对症治疗，术后第2天复查左侧肱骨X线（病例9图2），并逐渐开始左侧肩肘关节功能锻炼。术后1个月、术后1年、术后2年门诊随访，均行Constant肩关节功能评分。术后1个月Constant评分为80分。术后1个月门诊复查X线片示左侧肱骨骨折内固定术后改变，骨折线模糊，内固定物在位（病例9图3）。术后1年门诊复查X线片示骨折线消失，肱骨骨折完全愈合（病例9图4），术后2年，取内固定之前门诊再次复查X线片示骨折线消失，肱骨骨折完全愈合（病例9图5）。

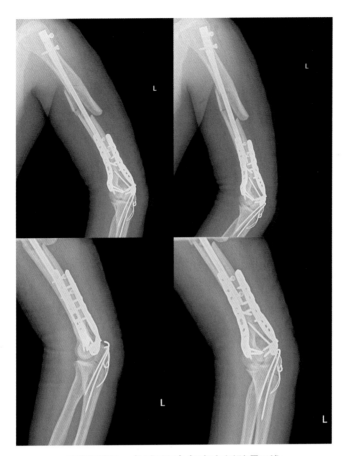

病例9图2　术后2天内复查左侧肱骨X线

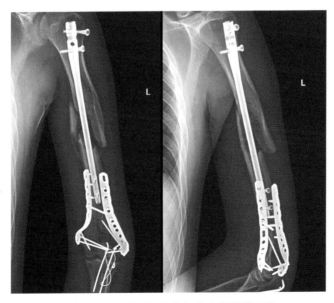

病例9图3　术后1个月复查左侧肱骨X线

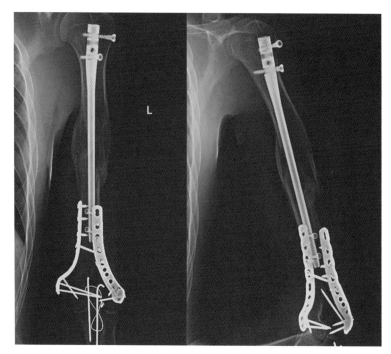

病例9图4　术后1年复查左侧肱骨X线

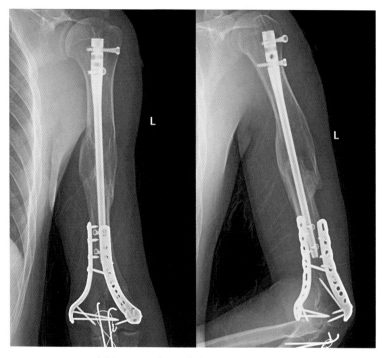

病例9图5　术后2年复查左侧肱骨X线

末次门诊随访，患者左肩关节活动度上举180°、外展150°，左肩关节Constant评分94分，患者对肩关节功能满意。随后住院行骨折内固定物取出术。为避免肩袖的二次损伤，经与协商后髓内钉主钉不予取出，其余内固定取出，并在手术知情同意书上签字。取内固定术后复查左肱骨X线示骨折愈合良好，锁钉完全取出。（病例9图6）。

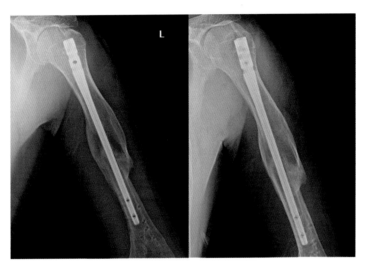

病例9图6　取内固定后复查左侧肱骨X线

三、病例讨论

肱骨是上臂的长骨，从肩部延伸到肘部，肱骨干骨折约占全身骨折的1%～3%[3]。据Ekholm等[4]报道，瑞典肱骨干骨折的年发病率为14.5/10万成年人，且发病率随着年龄段的增长逐渐增加。肱骨干骨折的治疗方法大致分为保守治疗和手术治疗两大类。Gosler MW等[5]对六项已完成的肱骨干骨折的治疗比较发现保守治疗和手术治疗在疗效上无明显差异。Sargeant等[6]对肱骨干骨折保守治疗和手术治疗进行了Meta分析，得出保守治疗和手术治疗的不愈合率分别为17.6%和6.3%，而手术治疗神经损伤和感染的发生率为3.4%和3.7%。而且保守治疗经常会导致畸形愈合和肩肘关节的僵硬[7]。我们此例患者年轻，对功能要求高，合并肱骨远端骨折，因此需要手术治疗。目前治疗肱骨干骨折主要有钢板固定和髓内钉固定两种方法。传统的肱骨干骨折切开复位钢板内固定可以直视下复位，但创伤大，伤口感染的风险高，且有损伤桡神经的风险[8]。髓内钉固定可以保护骨膜的完整性，减少软组织剥离，促进骨折愈合，但髓内钉的复位和抗旋转能力较钢板差[9]。本病例中，肱骨干骨折块较大，切开复位钢板固定创伤大，钢板要足够长，有损伤桡神经的风险，所以选择髓内钉固定，可以最大限度的保留骨折块的血供。近些年随着新型髓内钉的出现，使髓内钉治疗肱骨骨折的手术适应证进一步扩大。

肱骨远端骨折的手术显露分为经肱三头肌、肱三头肌旁和经鹰嘴截骨入路。本病例分型为13C3.1，关节面粉碎，从肱三头肌两侧显露关节面受限，故选用经鹰嘴截骨入路。截骨前预打入2.0mm克氏针2枚，打到对侧皮质避免进入髓腔，可以使鹰嘴固定更加稳定并在复位时可以找到克氏针孔有助于骨折复位。应用钢丝行"8"字张力带固定，可以两端同时加压拧紧，也可以加用一股钢丝行环扎固定。截骨部位选择裸区，截骨时应用薄的摆锯和薄骨刀，最大程度避免骨丢失和术后骨折截骨不愈合。

肱骨远端骨折C型骨折为关节内骨折，需要解剖复位，坚强内固定。术中直视下复位髁间关节面骨折，克氏针或螺钉固定，再复位干骺端骨折。钢板固定是肱骨远端关节内骨折的首选，关于垂直双钢板和平行双钢板的优劣性比较一直都有争论。Magnus等[10]进行生物力学测试显示，肱骨远端骨折平行双钢板固定在对抗矢状位应力时显示出更好的效果；而Atalar等[11]进行的生物力学测试显示两组并没有明显的差异。在临床随访上，两者在远期疗效上并无明显差异[12]。本病例手术时是2013年，那时平行双钢板尚未引进到院内，所以我们选择了垂直双钢板固定。肱骨远端关节内骨折手术争论的另一个焦点是尺神经是否需要前置的问题。有文献报道，尺神经前置可以降低术后尺神经炎的发生率，也有学者通过临床回顾性研究得出结论尺神经前置并不能降低尺神经炎的发生率，因此不推荐常规前置尺神经[13]。本病例术中没有行尺神经前置术，术后没有发生尺神经炎的表现。

综上所述，我们对这例肱骨多段骨折的患者，采用了髓内钉固定肱骨干骨折，钢板固定肱骨远端骨折的方法，骨折顺利愈合，患者肩肘关节功能满意，收到了满意的治疗效果。主要的优点有：①关节内骨折切开直视下解剖复位，坚强内固定，可早期功能锻炼；②骨干骨折闭合复位髓内钉固定，可最大程度地保留骨折块血供，防止骨折不愈合；③减少了手术的创伤和出血，缩短了手术时间，降低了骨折部位感染的发生率。髓内钉固定的主要问题是术中长度和旋转的控制，这需要相当丰富的手术经验和学习曲线。另外肩袖损伤也是不可避免的问题，髓内钉置入后需要对肩袖有很好的缝合能有效避免术后肩部疼痛的发生。本病例二次手术取内固定时未取出主钉，也已基于对肩袖保护的考虑。本病例治疗的成功，为此类骨折的治疗提供了参考，但还需要更多的样本支持，另外随着内固定的改进和手术技术的提高，将来可能会有更好的治疗方法。

（李　贺　陈　辉：东南大学附属中大医院）

参考文献

[1]Maresca A，Pascarella R，Bettuzzi C，et al.Multifocal humeral fractures[J].Injury，2014，45（2）：444-447.

[2]Meinberg E，Agel J，Roberts C，et al.Fracture and dislocation classification compendium-2018[J].J Orthop Trauma，2018，32（1）：S1-S170.

[3]Court-Brown CM，Caesar B.Epidemiology of adult fractures：A review[J].Injury，2006，37（8）：691-697.

[4]Ekholm R，Adami J，Tidermark J，et al.Fractures of the shaft of the humerus.Anepidemiological study of 401 fractures[J].Journal of Bone & Joint Surgery-British Volume，2006，88（11）：1469-1473.

[5]Gosler MW，TestrooteM，Morrenhof JW，et al.Surgical versus non-surgical interventions for treating humeral shaft fractures in adults[J].Cochrane Database of Systematic Reviews，2012，（1）：CD008832.

[6]Sargeant HW，Farrow L，Barker S，et al.Operative versus non-operative treatment of humeral shaft fractures：a systematic review[J].Shoulder & Elbow，2019，（0）：1-14.

[7]Clement ND.Management of humeral shaft fractures;non-operative versus operative[J].Arch Trauma Res，2015，4（2）：e28013.

[8]Zhao JG，Wang J，Wang C，et al.Intramedullary nail versus plate fixation for humeral shaft fractures：a systematic review of overlapping metaanalyses[J].Medicine（Baltimore），2015，94（11）：e599.

[9]Kivi MM，Soleymanha M，Haghparast-Ghadim-Limudahi Z.Treatment outcome of intramedullary fixation with a locked rigid nail in humeral shaft fractures[J].Arch Bone Jt Surg，2016，4（1）：47-51.

[10]Magnus WT，Reeves A，Iain A，et al.A biomechanical comparison of plate configuration in distal humerus fractures[J].J Orthop Trauma，2008，22（5）：332-336.

[11]Atalar A，Tunali O，Ers A，et al.Biomechanical comparison of orthogonal versus parallel double plating systems in intraarticular distal humerus fractures[J].Acta Orthop Traumatol Turc，2016，1-6.

[12]Sang-Jin Shin，Hoon-Sang Sohn，Nam-Hoon Do.A clinical comparison of two different double plating methods for intraarticular distal humerus fractures[J].J Shoulder Elbow Surg，2010，19（1）：2-9.

[13]Chen Harris D，Leduc S，et al.Is ulnar nerve transposition beneficial during open reduction internal fixation of distal humerus fractures？[J]J Orthop Trauma，2010，24（7）：391-394.

病例10　经尺骨鹰嘴入路治疗复杂性肱骨远端剪切骨折

一、概述

肱骨远端冠状面骨折是一种比较罕见的损伤，发生率为肘关节骨折的0.5%~1.0%[1]。其损伤机制一般为肘关节伸直位跌倒，桡骨头直接暴力撞击肱骨远端冠状面导致，或者肘关节后外侧旋转半脱位复位时桡骨头撞击肱骨小头时导致骨折[2]。这种类型骨折关节面骨块完全处于关节内，大部分伴有骨块移位，非手术治疗常导致畸形愈合、骨不连和关节僵硬等一系并发症。AO分型[3]中的肱骨远端冠状面骨折归为B3型骨折（病例10图1），其中B3-1型为肱骨小头骨折，B3-2型为肱骨滑车骨折，B3-3型为肱骨小头和滑车骨折。对于B3-3型骨折来讲，关节面常常严重粉碎，骨块不规则，固定不可靠，易出现骨折端移位、坏死吸收、创伤性关节炎、关节僵硬等并发症，治疗极为棘手，术后肘关节功能障碍常见。而功能康复的前提是关节面的解剖复位、坚强内固定及早期功能训练，目前AO推行的经尺骨鹰嘴截骨被越来越多的骨科医生接受。对于肱骨远端剪切骨折同时合并尺骨鹰嘴骨折，可利用尺骨鹰嘴骨折入路来暴露和固定肱骨远端剪切骨折。

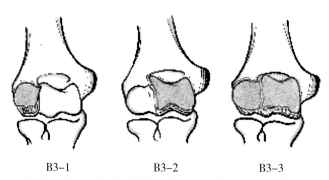

B3-1　　　　　B3-2　　　　　B3-3

病例10图1　肱骨远端骨折模式图（杨翁勃　手绘）

二、病历摘要

（一）患者信息

患者女性，61岁，因"右肘部跌伤后肿痛伴活动受限3小时"入院。

现病史：患者3小时前骑车时不慎摔倒，右肘部着地，当即右肘部疼痛，活动受限，无患肢麻木，被家人送至我院，门诊右肘关节正侧位片检查示"右肱骨远端骨

折，右尺骨鹰嘴骨折，断端移位明显"，门诊为进一步治疗收入住院。（病例10图2至病例10图4）

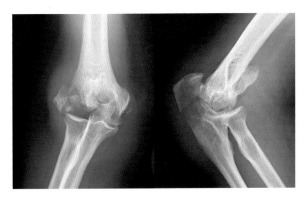
病例10图2　术前X线片

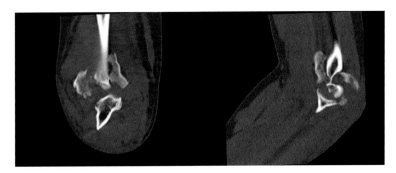
病例10图3　术前二维CT重建

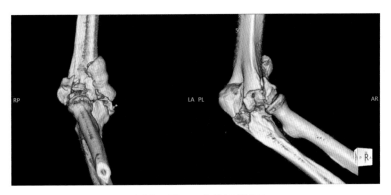
病例10图4　术前三维CT

　　既往史、个人史、家族史：平素身体一般，有高血压、冠心病病史，无肝炎、结核或其他传染病等病史及其密切接触史，无手术史，无血制品输注史，无食物、药物过敏史，预防接种史按计划进行。否认烟酒等不良嗜好，否认长期接触工业化学用品。无家族性遗传病史。

专科检查：①视诊：右肘部肿胀明显，皮肤未见瘀青，无皮肤破损。②触诊：右肘部压痛明显，触及骨擦感，右上肢感觉无明显异常，右桡动脉可及，右上肢末梢循环良好。③动诊：右肘关节因疼痛拒动，右腕关节活动正常，右手指活动正常。④量诊：双上肢基本等长。

（二）病情分析及治疗方案

患者入科后完善术前相关检查，结合专科查体和影像学检查，诊断为"右肱骨远端骨折，右尺骨鹰嘴骨折，高血压，冠心病"，经科室治疗组讨论决定行"右肱骨远端骨折（B3-3）切开复位内固定术"。术前告知患者本人及其家属手术相关风险，患者及其家属表示理解，并同意手术，签署手术知情同意书等相关手术材料。

（三）手术步骤及要点

麻醉成功后患者平卧位于手术台，右上肢置于前胸，常规消毒铺单，气囊止血带充气止血，取右肘后正中切口约18cm，依次切开皮肤、皮下，见尺骨鹰嘴骨折，松解尺神经管，游离并保护好尺神经，外侧自肱三头肌与外侧肌间隔之间进入掀起尺骨鹰嘴近折端及部分肱三头肌，暴露肱骨远端骨折，见肱骨远端粉碎性骨折，滑车及肱骨小头关节面处有两枚较大骨折块，外侧副韧带肱骨止点与一较大骨折块相连，直视下复位肱骨远端关节面满意后，两枚herbert螺钉及一枚皮质骨螺钉固定关节面骨块，复位外侧副韧带相连的骨块，肱骨远端后外侧钢板固定，爱惜邦缝合线将外侧副韧带肱骨止点缝合固定于钢板上，直视下复位尺骨鹰嘴骨折后尺骨鹰嘴钢板固定，C型臂X线机透视下见骨折对位可，内固定在位有效，切口用大量稀释碘伏溶液、生理盐水冲洗后，间断缝合皮下、皮肤，伤口纱布外敷（病例10图5）。

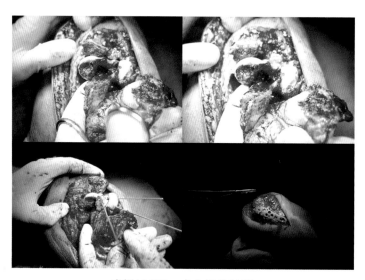

病例10图5　术中操作过程

（四）手术结果及随访

患者术后NSAIDs药物镇痛及预防异位骨化，术后2天拍摄术后X线片（病例10图6），术后3天行患肢主动及被动功能锻炼，根据患者情况，2～3周逐步过渡为主动功能锻炼。术后2个月和14个月随访，按照Mayo评分标准[4]评定肘关节功能，术后2个月评分为80分，术后14个月评分为90分（病例10图7、病例10图8）。

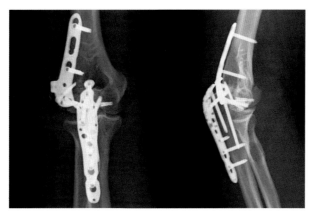

病例10图6　术后2天X线：骨折对位对线良好，内固定物位置良好

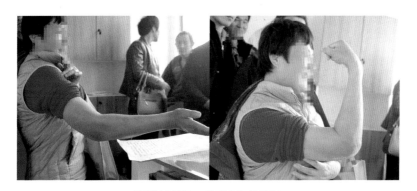

病例10图7　术后2个月随访

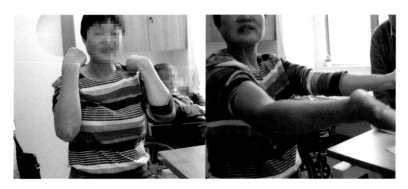

病例10图8　术后14个月随访：患者肘关节屈伸功能良好

三、病例讨论

瓦特等认为冠状剪切骨折的机制是低能量跌倒和肘关节过度伸展或半屈曲时桡骨头直接压迫肱骨远端,或后外侧半脱位或脱位的自发复位,瓦特的这种观点目前被广大的医生所接受[5]。

肘关节僵硬是肱骨远端骨折术后最常见的并发症,对患者的屈伸功能影响较大[7]。肱骨远端外侧入路是传统、经典的手术入路,对前后方骨折都有兼顾。Mighell[8]等认为该手术入路外侧显露范围不超过肱肌外缘,远端不超过桡骨头,导致滑车桡侧部分显露不足,对涉及滑车骨折患者无法更好处理。目前常用肱骨远端骨折的显露方式主要有肱三头肌舌形瓣入路和尺骨鹰嘴截骨入路。前者保持了尺骨的完整性,但对骨折端的显露不如后者,且肱三头肌的损伤影响了肘关节的早期功能锻炼。后者虽能提供骨折端良好的显露,但人为造成了新的关节内骨折,术后增加了创伤性关节炎、关节粘连和骨不连等并发症的风险。Gainor[9]曾报道骨不连发生率高达30%。周方等[10]经临床资料对比分析后认为这两种手术入路对肘关节功能恢复的影响无显著性差异。该患者外伤同时导致了尺骨鹰嘴骨折,使用鹰嘴骨折部位来接近和暴露冠状剪切碎片,而不会造成额外的手术损伤。术中首先使用克氏针临时固定,恢复后侧柱的稳定性,然后用Herbert螺钉埋头固定骨块,将髁间骨折变成髁上骨折,最后使用锁定钢板固定肱骨远端及尺骨鹰嘴。这就是所谓的骨折部位开窗技术,采用这种手术方法可较容易地实现解剖复位和固定。该患者术后肱骨远端及尺骨鹰嘴均愈合良好,没有明显创伤性关节炎的发生。通过上述病例我们认为,对于单纯B3-3型肱骨远端剪切骨折,鹰嘴截骨入路对关节面有较好的显露。

对于内固定的选择有多篇文献报道B3-3型骨折的患者采用切开复位Herbert螺钉内固定取得了较好的临床效果[11~13]。Koslowsky等[14]认为克氏针结合Herbert螺钉操作简便,且能够在小骨块上提供加压固定作用。对关节面骨块较大且完整的骨折,单纯采用Herbert螺钉固定;骨块小、薄、粉碎比较严重时,采用Herbert螺钉结合克氏针固定;骨折块延伸至肱骨外髁时,则使用Herbert螺钉结合肱骨远端外侧解剖钢板固定。Kaiser等[15]报道采用钢板内固定能有效维持骨折解剖复位,减少骨折不愈合和骨不连的发生。

综上所述,通过尺骨鹰嘴入路治疗复杂肱骨远端剪切骨折具有暴露充分、操作简便、固定牢固、并发症少等优点。与其他手术方式比较,短期疗效令人满意,但仍需更大样本量和更长随访时间的对照研究。

（肖　飞　徐海波：南京市栖霞区医院）

参考文献

[1]Ljungquist KL，Beran MC，Awan H.Effects of surgi-calapproachonfunctional outcomes of openreduc-tion and internal fixation of intra-articular distal hu-meral fratures：asystematic review[J].J Shoulder Elbow Surg，2012，21（1）：126-135.

[2]Ruchelsman DE，Te jwani NC，Kwon YW，et al.Co-ronal plane partial articular farctures of the distal humerus：current concepts inmanagement[J].J Am Acad Orthop Surg，2008，16（12）：716-728.

[3]Ashwood N，Verma M，Hamlet M，et al.Transartic-ular shear fractures of the distal humerus[J].J Shoulder Elbow Surg，2010，19（1）：46.

[4]Morry BF，An KN，Chao EY，et al.Functional evaluation of the of the elbow[M].Morrey BF，The elbow and its disorders.2nd eds.Philadelphia：Saunder，1993：86-89.

[5]Watts AC，Morris A，and Robinson CM.Fractures of the distal humeral articular surface[J].J Bone Joint Surg Br，2007，8（9）：510-515.

[6]洪新杰，茹江英，周启荣，等.肱骨远端复杂AO-B3型骨折的内固定治疗[J].实用骨科杂志，2018，24（2）：166-168.

[7]Mighell M，Virani NA，Shannon R，et al.Large coro-nal shear fractures of the capitellum andtrochlea treated with headless compression screws[J].J Shoulder Elbow Surg，2010，19（1）：38-45.

[8]Gainor BJ，Moussa F，Schott T.Healing rate of transverse osteotomies of the olecranon used in reconstruction of distal humerus fractures[J].J South Orthop Assoc，1995，4（4）：263-268.

[9]周方，郭琰.成人肱骨髁间髁上骨折患者术后肘关节功能恢复的影响因素[J].中华创伤骨科杂志，2006，8（1）：1 3-15.

[10]Elgazzar A.Herbert screw fixation of capitellar fra-tures[J].J Shoulder Elbow Surg，2013，48（4）：335.

[11]Ruchelsaman DE，Te jwani NC，Kwon YW，et al.Open reduction and interal fixation of capitellar fractures with headless screws[J].J Bone Joint Surg（AM），2008，90（6）：1321.

[12]Sano S，Rokkaku T，Saito S，et al.Herbert screw fix-ation of capitellar fractures[J].J Shoulder Elbow Surg，2005，14（3）：307.

[13]Koslowsky TC，Mader K，Kirchner S，et al.Treat-ment of medial malleolar fractures using

fine-threa-ded K-wires：a new operative technique[J].J Trau-ma，2007，62（1）：258-261.

[14]Kaiser T，Brunner A，Hohendorff B，et al.Treatment of supra-and intra-articular fractures of the distal humerus with the LCP Distal Humerus Plate：a 2-year follow-up[J].J Shoulder Elbow Surg，2011，20（2）：206-212.

3 第三章
肘关节创伤

病例11 Bado Ⅱ型孟氏骨折脱位的手术治疗

一、概述

1814年，意大利外科医生Monteggia首次描述了尺骨近1/3骨折合并桡骨头前脱位的损伤[1]。1909年Perrin将这类损伤命名为孟氏骨折脱位[2]。1967年Bado[3]进一步完善了孟氏骨折的概念，即任何部位的尺骨骨折合并桡骨头脱位。Bado将孟氏骨折脱位分为4个类型（病例11图1）：Ⅰ型为尺骨任意水平的骨折，桡骨头向前脱位；Ⅱ型为尺骨干骨折，向后侧成角，桡骨头向后脱位；Ⅲ型为尺骨近侧干骺端骨折，合并桡骨头向外侧或前外侧脱位；Ⅳ型为尺桡骨近1/3同一水平的骨折合并桡骨头前脱位。其中Bado Ⅰ型孟氏骨折是儿童中最常见的类型，占儿童孟氏骨折的70%，但只占成人孟氏骨折的15%[4]。Bado Ⅱ型孟氏骨折脱位80%以上发生于成人[4]。Ⅱ型孟氏骨折通常与桡骨头和尺骨冠状突骨折有关，表现为更为复杂的损伤，可能会潜在影响肘关节稳定性。Jupiter等[5]指出，Ⅱ型孟氏骨折中尺骨骨折最常见的部位是在近端尺骨干，也可能发生在近端骨骺或干骺端。因此Jupiter将Ⅱ型孟氏骨折进一步分为4种不同的亚型（病例11图2）。ⅡA型：累及尺骨鹰嘴和冠状突的尺骨骨折（常伴有桡骨头骨折）；ⅡB型：尺骨骨折位于冠状突远端的干骺端与骨干交界处；ⅡC型：尺骨骨折位于尺骨干；ⅡD型：尺骨骨折位于尺骨鹰嘴至尺骨干的复杂骨折。对于Bado Ⅱ型孟氏骨折脱位，如不能正确识别并稳定尺骨近端骨折（包括前方冠状突骨折块），将导致肘关节不稳定，并可能导致患者存在持续的肘关节脱位，从而影响肘关节的屈伸活动及前臂旋转活动。

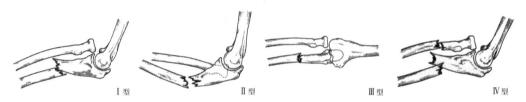

I 型　　　　　　　　II 型　　　　　　　　III 型　　　　　　　　IV 型

病例11图1　孟氏骨折的Bado分型〔图片引自：李庭，蒋协远，曹奇勇，等.对"肘关节'恐怖三联征'合并尺骨鹰嘴骨折的手术治疗"一文的不同看法.中华骨科杂志，2009，29（2）：189-192.〕

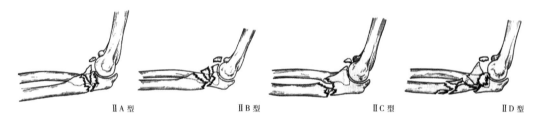

II A 型　　　　　　II B 型　　　　　　II C 型　　　　　　II D 型

病例11图2　Bado II 型孟氏骨折脱位的Jupiter分型〔图片引自：李庭，蒋协远，曹奇勇，等.对"肘关节'恐怖三联征'合并尺骨鹰嘴骨折的手术治疗"一文的不同看法.中华骨科杂志，2009，29（2）：189-192.〕

二、病历摘要

（一）患者信息

患者男性，42岁，因"外伤致左肘部疼痛伴活动受限10小时"入院。

现病史：患者10小时前从约2米高的梯子摔下，左上肢撑地，伤后即感左肘部剧烈疼痛，左肘关节无法活动，立即于附近医院就诊，拍X线片示左肘关节骨折脱位，患者未予特殊处理，随后转入我院急诊，急诊予石膏外固定后，以"左肘关节骨折脱位"收入我科。

既往史、个人史、家族史：平素身体健康。无糖尿病、高血压、冠心病病史，无肝炎、结核或其他传染病等病史及其密切接触史，无手术史，入院前无外伤史，无血制品输注史，无食物、药物过敏史，预防接种史按计划进行。否认烟酒等不良嗜好，否认长期接触工业化学用品。无家族性遗传病及肿瘤癌症史。

专科查体：①视诊：左肘关节畸形，肿胀明显，皮下可见瘀斑，皮肤无破损，无骨外露。②触诊：左肘关节局部压痛，可触及骨擦感，肘后三角关系异常，左桡动脉可触及搏动，左上肢末梢循环正常，左上肢远端皮肤感觉无明显异常。③动诊：左肘关节因疼痛活动受限，左腕关节活动正常，左手指各关节活动正常。

辅助检查：左肘关节正侧位X线片示左尺桡骨近端粉碎性骨折伴左肘关节脱位

（病例11图3）；左肘关节CT＋三维重建示左侧尺桡骨近段粉碎性骨折，伴肘关节脱位；左肘关节积血（病例11图4）。

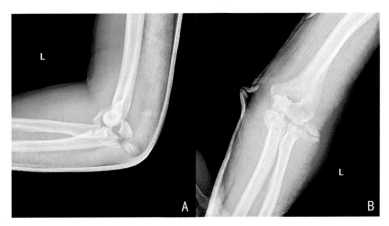

病例11图3　左肘关节正侧位X线

A：术前左肘关节正位X线片；B：术前左肘关节侧位X线片

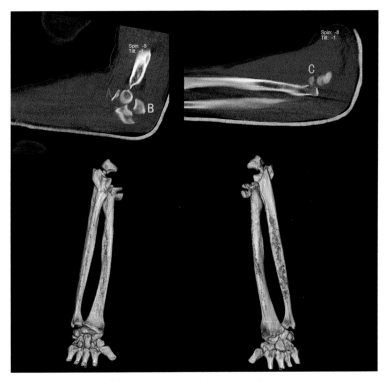

病例11图4　左肘关节CT＋三维重建

A. 尺骨冠状突骨折；B. 尺骨鹰嘴骨折；C. 桡骨头骨折

（三）病情分析及治疗方案

患者入院后完善术前相关检查，结合专科查体和影像学检查，诊断为"（左侧）孟氏骨折脱位（Bado Ⅱ型），Jupiter A亚型"，即桡骨头脱位为后脱位，尺骨近端骨折位于尺骨冠状突区域，合并桡骨头骨折。患者为青壮年男性，孟氏骨折脱位具有手术指征，经科室治疗组讨论决定行"骨折切开复位内固定术"。术前告知患者本人及其家属手术相关风险，患者及其家属表示理解，并同意手术，签署手术知情同意书等相关手术材料。

（四）手术步骤及要点

全麻成功后患者取右侧卧位（病例11图5），患肢置于托手架上，取肘后正中直切口，长约15cm，依次切开皮肤、皮下组织及深筋膜，解剖出尺神经并加以保护。显露和检查各骨折块粉碎及移位情况，探查见尺骨鹰嘴粉碎性骨折，骨折线累及冠状突基底部内侧，冠状突前方骨折，上尺桡关节脱位，环状韧带撕裂，桡骨头粉碎性骨折，肘关节向后方脱位。手术常规由深至浅依次修复尺骨冠状突，桡骨头、尺骨鹰嘴。首先复位尺骨冠状突前方骨折块，用2号爱惜邦缝合线从尺骨冠突骨块前方软组织穿过，1.5mm克氏针从尺骨背侧由后向前钻孔，建立骨隧道，通过缝线引导器将2号爱惜邦缝合线穿过骨隧道，收紧缝线复位冠突前方骨块，于尺骨背侧打结（病例11图6、病例11图7）。再由后向前钻入2枚克氏针加强固定冠状突骨折块。接下来复位桡骨头骨折，将各骨折块复位恢复关节面平整后，予三枚Herbert螺钉固定桡骨头骨折块（病例11图8）。最后复位尺骨鹰嘴骨折，于后方放置解剖锁定钢板固定，注意解剖复位冠状突基底部的骨折块，冠状突基底部内侧骨块予2.0mm系统锁定钢板固定。骨性结构修复完成后，修补环状韧带，最后检查肘关节稳定性，内外侧副韧带均完整，无内外翻不稳定。C型臂X线机透视见骨折复位满意，关节在位，内固定位置良好（病例11图9），冲洗切口，彻底止血，放置引流管，逐层缝合切口，完成手术。

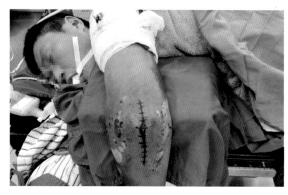

病例11图5　患者术中采用右侧卧位，患肢置于托手架上，取后正中直切口

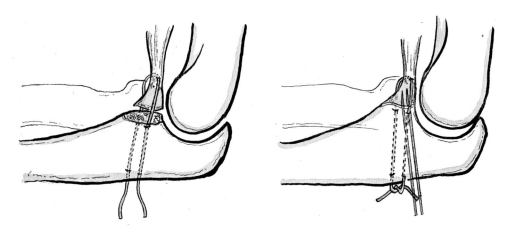

病例11图6 冠状突骨折块套索示意图（杨翕勃 手绘）

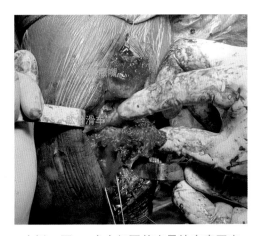

病例11图7 术中行冠状突骨块套索固定

将2号爱惜邦缝合线经骨隧道绕到冠状突骨折块前方，收紧后固定冠状突前方骨块

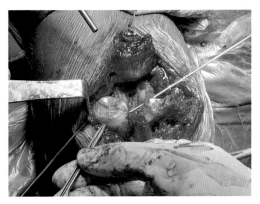

病例11图8 术中复位桡骨头，复位后克氏针临时固定，
最终予三枚Herbert螺钉固定桡骨头骨折

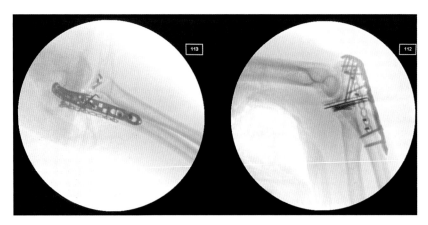

病例11图9　术中C型臂X线机透视左肘关节正侧位片

（四）手术结果及随访

术后第1天开始握拳及上肢肌肉等长收缩锻炼，术后第3天切口疼痛缓解后，在肘关节可调式支具保护下行肘关节主被动屈伸及前臂旋转功能锻炼。术后第1天即口服吲哚美辛25mg，3次/日，应用4周。术后1个月、3个月、1年门诊随访，均行Mayo肘关节功能评分。复查肘关节正侧位X线片。术后1个月Mayo评分为75分。复查左肘关节正侧位X线片示左肘关节在位，骨折断端对位对线可，内固定在位（病例11图10）。术后1年门诊随访，肘关节正侧位X线片示骨折已愈合（病例11图11），患者肘关节屈伸范围为0°～5°～130°，前臂旋前80°、旋后90°，Mayo评分为100分，患者对肘关节功能满意（病例11图12）。

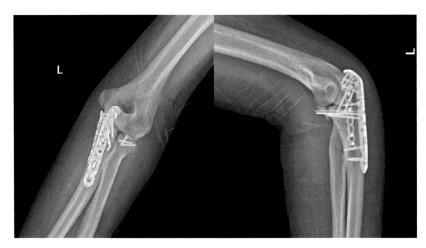

病例11图10　术后1个月复查左肘关节正侧位X片

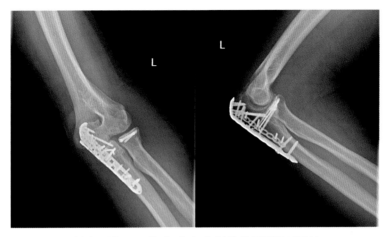

病例11图11　术后1年复查肘关节正侧位X线片

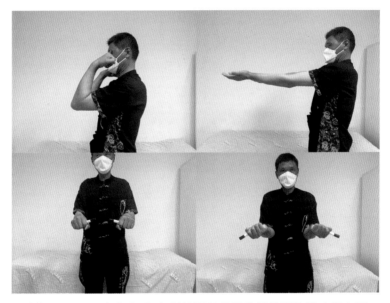

病例11图12　患者术后1年随访肘关节屈伸及前臂旋转功能良好

三、病例讨论

肘关节为复合关节，由肱尺关节、肱桡关节和上尺桡关节组成，三个关节共同包裹在关节囊内，周围有韧带和肌肉附着，提供肘部的屈伸和前臂的旋转活动。维持肘关节稳定的主要结构是冠状突及内、外侧副韧带。次要结构是关节囊、肱桡关节及共同的伸肌和屈肌起点。桡骨头是次要的维持外翻稳定的结构，同时，冠状突是维持内翻及轴向应力稳定的主要结构，对抗后内、外侧的旋转力量。

孟氏骨折在前臂骨折中的占比不到2%，这种骨折在儿童中较常见，成人中相对少见[6]。此类骨折在临床中容易漏诊，一项研究发现，约25.5%的患者被放射科医生漏诊，约14.9%的患者被包括骨科医生在内的临床医生漏诊，而10.6%的患者两组医生均会发生漏诊[6]。因此，对于孤立的尺骨骨折，我们应该引起重视，对于任何的前臂损伤患者，X线片必须包括肘部。由于前臂和肘关节的解剖复杂，再加上损伤类型多种多样，医生可能很难识别这些损伤。相较于其他前臂骨折，孟氏骨折的骨不连发生率更高，为2%～10%，骨间背神经麻痹的发生率高达10%，并且桡骨头可发生持续性脱位，从而影响肘关节的稳定性，以及肘关节的屈伸和前臂旋转活动受限[7, 8]。尺骨骨折的复位不良常常导致桡骨头无法复位，通常可以通过尺骨截骨术和桡骨头的切开复位内固定来进行复位。如果桡骨头脱位超过2～3周，由于尺骨切迹纤维化，桡骨头的复位将变得极其困难[9]。文献表明[4]，合并桡骨头或冠状突骨折的孟氏骨折临床结果较差。

本例患者诊断为孟氏骨折（Bado Ⅱ型），Jupiter A型骨折，尺骨骨折累及鹰嘴及冠状突，桡骨头后脱位，并伴有桡骨头骨折。Bado Ⅱ型骨折脱位通常认为其受伤机制为肘关节处于部分屈曲位时，外界暴力沿前臂纵轴传导，使桡骨头、尺骨近端与肱骨直接发生撞击，导致尺骨后方皮质断裂，引起桡骨头向后侧或后外侧脱位[10]。对于此型骨折，术中我们采用由深到浅的修复顺序，首先固定尺骨冠状突骨折块，为肘关节提供初步的稳定性，然后再复位及固定桡骨头骨折，最后固定尺骨鹰嘴骨折，通过术中肘关节内外翻应力试验，证实肘关节内外翻稳定，故未行内外侧副韧带的修补，如术中内外翻应力试验阳性，需要修复内外侧副韧带。术后我们通过有效的镇痛，在支具的保护下让患者进行早期的康复锻炼，并积极预防异位骨化的发生，患者肘关节及前臂的功能得到了满意的恢复。

与单纯的肘关节脱位相比，复杂的肘关节骨折脱位往往导致更多的并发症，以及更高的再手术率，患者肘关节的屈伸及前臂旋转活动也更差。除孟氏骨折脱位外，复杂的肘关节骨折脱位还包括经鹰嘴的肘关节骨折脱位和肘关节"恐怖三联征"，这三种类型的骨折均包含了肘关节脱位及不同程度的尺骨近端骨折，有时很难进行鉴别，但这三种类型的骨折在治疗要点上各不相同。

"经鹰嘴的肘关节骨折脱位"其损伤的核心主要为尺骨鹰嘴，一般有如下特征：①肘关节前脱位，尺骨和桡骨一起向前脱位；②以肱尺关节破坏为主，上尺桡关节一般无脱位；③合并的冠状突骨折块通常较大，可达冠突基底部；④侧副韧带及关节囊很少受累。治疗的要点主要是尽量恢复肱尺关节的解剖对位并行可靠固定，尺骨复位后，桡骨头脱位大多同时获得复位，经鹰嘴的肘关节骨折脱位相对来说是一种较为稳定的肘关节损伤[11, 12]。

　　肘关节"恐怖三联征"典型表现为肘关节后脱位、冠状突骨折及桡骨头骨折，一般具有以下特点：①肱尺关节为后脱位；②上尺桡关节多稳定；③尺骨冠状突骨折多合并前关节囊损伤，冠状突骨折多为Regan-Morrey Ⅰ型，骨折块较小，甚至粉碎，固定困难。肘关节"恐怖三联征"强调肘关节前方、内外侧等重要稳定结构均被破坏，是一种严重的、复杂的损伤。在治疗上对于前方冠状突骨折块的固定及前关节囊的修复尤其重要，同时需重建桡骨头的稳定性，最后需修复外侧副韧带复合体。

　　向后孟氏骨折脱位（Bado Ⅱ型）特别需要与肘关节"恐怖三联征"进行鉴别，两类骨折肘关节均为后脱位，故有时诊断上常常混淆，但两种损伤类型各有其特点，治疗的侧重点也不尽相同。向后孟氏骨折脱位的特点[13]：①肱尺关节相对稳定，但上尺桡关节脱位；②常合并桡骨头骨折；③常伴有冠状突骨折，且骨折块大，且多为基底部劈裂。治疗要点为：①重建尺骨近端骨折的长度和对线是手术治疗的关键；②在重建尺骨近端长度和对线后，上尺桡关节多能自行复位；③涉及尺骨鹰嘴滑车关节面的，需解剖复位关节面。冠状突骨折的治疗是恢复肘关节稳定性的关键，桡骨头的解剖复位对恢复肘关节的稳定性及预防术后功能障碍也非常重要。

　　向后孟氏骨折脱位是一种少见且难治疗的损伤，通过对本病例的学习，我们旨在了解孟氏骨折脱位的诊断、分型和治疗，以及与其他复杂肘关节骨折脱位的鉴别，特别是掌握成人Bado Ⅱ型孟氏骨折脱位的特征及治疗要点。

（芮云峰　范文斌：东南大学附属中大医院）

参考文献

[1]Monteggia GB.Lussazioni delle ossa delle estremita superiori.In：Monteggia GB，ed.Instituzioni Chirurgiches.2nd ed.Vol.5.Milan:Maspero，1814：131-133.

[2]Perrin J.Les fractures du cubitus accompagnees de luxation del'extremite superieur du radius.In：Perrin J，ed.These de Paris.Paris：G Steinheil，1909.

[3]Bado JL.The Monteggia lesion[J].Clin Orthop Relat Res，1967，50：71-86.

[4]Mouhsine E，Akiki A，Castagna A，et al.Transolecranon anterior fracture dislocation[J].J Shoulder Elbow Surg，2007，16（3）：352-357.

[5]Jupiter JB，Leibovic SJ，Ribbans W，et al.The posterior Monteggia lesion[J].J Orthop Trauma，1991，5（4）：395-402.

[6]Delpont M，Louahem D，Cottalorda J.Monteggia injuries[J].Orthopaedics & Traumatology：Surgery & Research，2017，104（1）：S113-S120.

[7]Demirel M，Sağlam Y，Tunali O.Posterior interosseous nerve palsy associated with neglected pediatric Monteggia fracture-dislocation：A case report[J].International Journal of Surgery Case Reports，2016，27：102-106.

[8]Johnson NP，Silberman M.Monteggia Fractures[M].In：StatPearls.Treasure Island （FL）：StatPearls Publishing，2023.

[9]Theodorou SD.Dislocation of the head of the radius associated with fracture of the upper end of the ulna in children[J].J Bone Joint Surg Br，1969，51（4）：700-706.

[10]Penrose JH.The monteggia fracture with posterior dislocation of the radial head[J].J Bone Joint Surg Br，1951，33-B（1）：65-73.

[11]Mouhsine E，Akiki A，Castagna A，et al.Transolecranon anterior fracture dislocation[J].J Shoulder Elbow Surg，2007，16（3）：352-357.

[12]蒋协远，王满宜，黄强，等.尺骨鹰嘴骨折合并肘关节前脱位的手术治疗[J].中华骨科杂志，2000，20（3）：154-156.

[13]李庭，蒋协远，曹奇勇，等.对"肘关节'恐怖三联征'合并尺骨鹰嘴骨折的手术治疗"一文的不同看法[J].中华骨科杂志，2009，29（2）：189-192.

病例12　运用肘关节外科脱位技术治疗肱骨远端冠状面骨折合并尺骨鹰嘴骨折

一、概述

肱骨远端由肱骨小头及肱骨滑车组成，肱骨小头凸向前下，与肱骨干形成约30°的前倾角，与桡骨头构成肱桡关节，其前方及下部为关节软骨面。肱骨远端冠状面骨折是指累及肱骨小头和（或）滑车的关节内骨折，是肘关节复杂创伤骨折的一部分，约占肱骨远端骨折的6%，占肘关节骨折的1%。常合并发生尺骨鹰嘴、桡骨头等骨折及外侧副韧带损伤[1]。手术治疗是治疗肱骨远端冠状面骨折的主要手段，常见的入路包括肘关节外侧（Kaplan入路或Kocher入路）或前外侧Henry入路、后侧尺骨鹰嘴截骨入路和肘关节外科脱位技术等，但最佳的手术入路和固定方法仍存在一定争议。

二、病历摘要

（一）患者信息

患者男性，45岁，因"外伤致右上肢疼痛伴活动受限3日余"入院。

现病史：患者于2022年10月5日晚6点左右，因雨天路滑意外摔倒导致上肢疼痛伴活动受限，当时无昏迷，无恶心呕吐，无胸痛胸闷，自行站立，遂至我院急诊就诊，查肘部X线片（病例12图1）及多排CT肱骨平扫（右侧）（病例12图2）示"右侧肱骨下段多发透亮线，考虑粉碎性骨折，累及关节面，断端分离错位，周围多发碎骨片。右侧尺骨鹰嘴骨折，断端分离。右侧肘关节周围软组织肿胀。"遂拟"①（右）肱骨远端多发性骨折；②（右）鹰嘴骨折；③高血压"收入我科准备进一步手术治疗。患者无发热、畏寒，睡眠饮食好，二便正常。近期体重无明显增减。

既往史：平素身体健康。无糖尿病，有高血压（控制不佳，未规律服药），无冠心病，无肝炎、结核或其他传染病等病史及其密切接触史，有手术史（2020年4月行对侧肱骨骨折切开复位内固定，具体治疗措施不详），无外伤史，无血制品输注史，无食物、药物过敏史，预防接种史按计划进行。

个人史：出生原籍，无地方病或传染病流行区居住史，无毒物、粉尘及放射性物质接触史，生活较规律，无吸烟史。无饮酒史。无冶游史。

专科查体：①视诊：右肘部肿胀，可见少量瘀青，未见明显皮肤破溃，无骨外露（病例12图1）。②触诊：右肘部压痛明显，右肱骨远端可及骨擦感，上肢血运及皮肤感觉正常。③动诊：右肘关节疼痛拒动，右肩、腕关节及右手各指活动无明显异常，上肢肌力正常。④量诊：双上肢等长，右肘较对侧增粗约2cm。

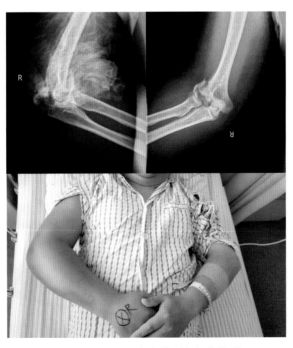

病例12图1　患者术前X线和大体照

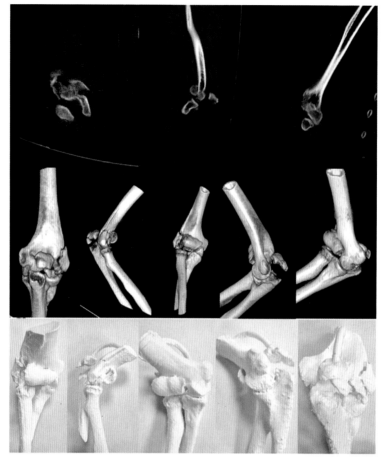

病例12图2　CT横断面、矢状面、冠状面和三维重建和术前3D打印模型

（二）病情分析及治疗方案

患者入科后完善术前相关检查，结合专科查体和影像学检查和3D打印模型，明确诊断为"①（右）肱骨远端冠状面骨折（Dubberley分型ⅢB）；②（右）尺骨鹰嘴骨折；③高血压。"患者为青壮年，伴有肥胖，对肘关节功能要求高，手术意愿强烈，经科室治疗组讨论决定运用肘关节外科脱位技术暴露骨折断段，同时进行"肱骨远端冠状面骨折切开复位内固定＋尺骨鹰嘴骨折切开复位内固定术"治疗。术前告知患者本人及其家属手术相关风险，患者及其家属表示理解，并同意手术，签署手术知情同意书等相关手术材料。

（三）手术步骤及要点

患者取肩部垫高侧仰卧位（病例12图3），麻醉成功后常规消毒铺单。选择肘关节后方入路25cm，逐层暴露，松解肱三头肌两侧，将尺骨鹰嘴骨折沿肱三头肌肌腱向远端翻开并用湿纱布保护，翻起尺骨鹰嘴骨折，见尺骨鹰嘴骨块较小，无法完全暴露肱骨远端冠状面骨折（病例12图4），见肱骨外侧柱骨折端前后柱均粉碎严重，内侧柱基本完整。予以沿外侧肌间隔处打开外侧间隙，将外侧副韧带从肱骨远端外侧骨面剥离，并予以缝线标记，行肘关节外科脱位技术（病例12图5、病例12图6），暴露肱骨远端冠状面，见肱骨远端冠状面骨折块累及肱骨小头和肱骨滑车，部分骨质压缩，应用小骨剥翘起压缩的关节面后，同时应用同种异体骨植骨填充骨缺损区，然后再解剖复位肱骨冠状面骨折和肱骨外侧柱骨折，并予以多枚克氏针临时固定。予以1枚长埋头空心螺钉固定冠状面骨折，然后以辛迪思后外钢板固定外侧柱，并予以1块辛迪思微型钢板行冠状面剪切骨折Butress固定，仔细检查无螺钉突出关节面，固定牢靠，大量生理盐水反复冲洗术野直至清洁。（病例12图7至病例12图10）然后复位尺骨鹰嘴骨折，并予以1块辛迪思尺骨鹰嘴钢板和数枚螺钉固定尺骨鹰嘴骨折（病例12图11）。透视见骨折对位对线良好，内固定安置满意（病例12图13）。然后予以两根高强度缝合线重建外侧副韧带止点（病例12图12），复位肘关节，检查无活动性出血，予以生理盐水冲洗，然后外侧置入引流管一根，逐层继合。患者麻醉满意，安返病房。

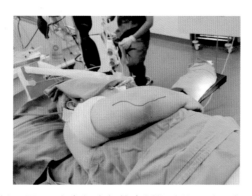

病例12图3　患者行肩部垫高侧仰卧位，后正中入路

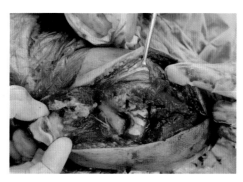

病例12图4　切开后翻起尺骨鹰嘴骨折，见尺骨鹰嘴骨块较小，
无法完全暴露肱骨远端冠状面骨折

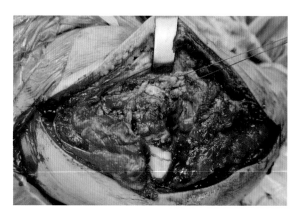

病例12图5　行肘关节外科脱位技术，将外侧副韧带和伸肌止点
从肱骨外髁附着处剥离，并用缝线标记

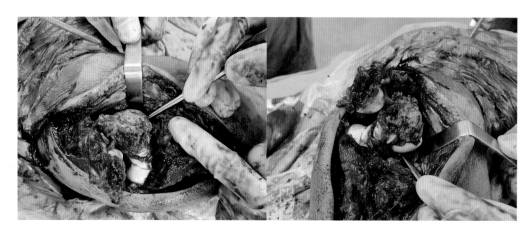

病例12图6　保护周围组织将肱骨远端进行旋转，完成肘关节外科脱位，
全方位直视下暴露肱骨远端冠状面骨折和肱骨外髁后柱骨折

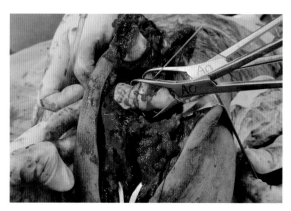

病例12图7　用多把点式复位钳对肱骨远端冠状面骨折进行复位，
并将压缩的肱骨外髁后柱关节面抬起，并予以克氏针固定

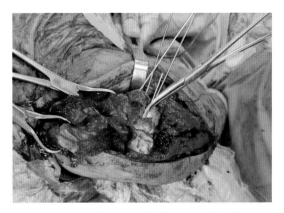

病例12图8　对抬起的有骨缺损的肱骨外髁后柱进行植骨

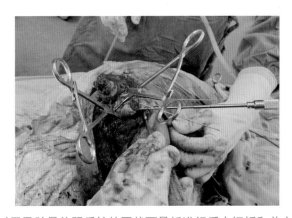

病例12图9　对累及肱骨外髁后柱的冠状面骨折进行后方钢板和前方埋头螺钉固定

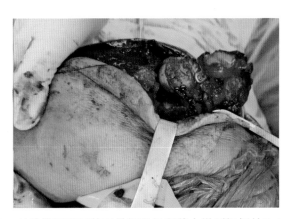

病例12图10　对肱骨远端冠状面骨折进行了前方微型钢板的Butress支撑固定

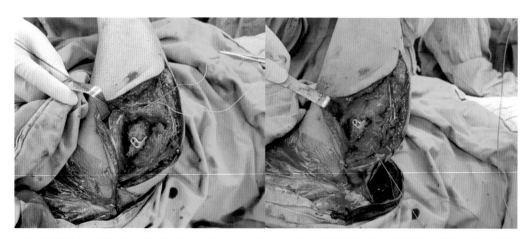

病例12图11　尺骨鹰嘴骨折钢板内固定后，用高强度缝合线将剥离的外侧副韧带和伸肌总腱
缝合在钢板的侧孔中进行肘关节稳定性的重建

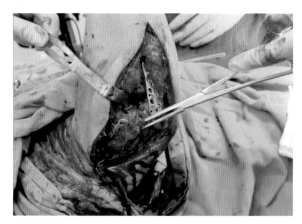

病例12图12　肘关节稳定性重建完成，关闭切口前

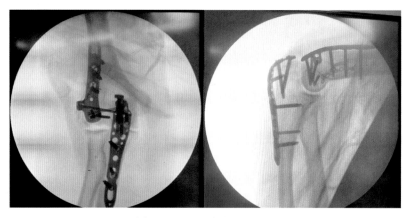

病例12图13　术中X线透视

（四）手术结果及随访

患者术后在肘关节铰链支具保护下行肘关节屈伸功能锻炼，术后1个、3个、6个月电话随访，均行Mayo肘关节功能评分系统（Mayo elbow performance score，MEPS）评估肘关节功能，术后6个月肘关节屈伸约为伸直10°，屈曲115°，MEPS评分为90分，日常活动无受限，顺利从事原工作。术后X线片、CT及三维重建见病例12图14、病例12图15。

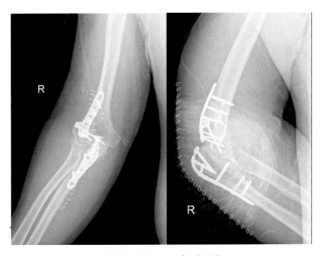

病例12图14　术后X线

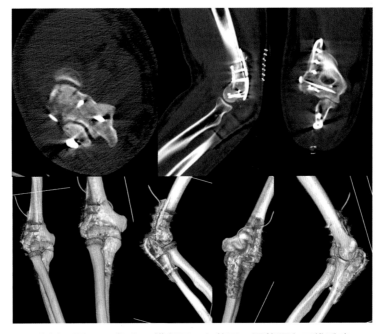

病例12图15　术后CT横断面、矢状面、冠状面和三维重建

三、病例讨论

肱骨远端冠状面骨折的损伤机制与桡骨头传导的剪切应力直接相关。损伤机制包括两种：①当肘关节伸展或部分屈曲、前臂旋前、手掌着地跌倒时，沿桡骨头向上传递的剪切暴力直接作用于肱骨小头和滑车；②摔伤导致肘关节向后外侧半脱位，脱位的桡骨头自行复位时产生的剪切力作用于肱骨小头和滑车。肱骨远端冠状面剪切骨折常累及肱骨小头大部或全部，经常同时累及滑车。骨折常发生于女性患者非优势侧，可能与女性患者提携角偏大、绝经后骨质疏松及非优势侧骨密度低于优势侧骨密度有关[2, 3]。

肱骨远端冠状面剪切骨折因X线片上关节软骨不显影，易造成漏诊或对骨折累及范围发生误判。在标准肘关节正位X线片上可表现为肱骨小头和滑车区骨密度降低，但骨块常常与肱骨远端重叠，难以发现。在标准肘关节侧位X线片上单纯肱骨小头冠状面骨折常呈半月形，累及部分滑车的骨折呈双弧征（其双弧分别为骨折的肱骨小头软骨下骨和肱骨滑车外侧缘的投影），并以此区分是否为单纯肱骨小头骨折。但由于侧位片拍摄角度影响较大，X线片常不能准确反映骨折情况和累及范围。因此CT三维重建对诊断起着重要作用，可以在横断面、矢状面、冠状面等多个维度显示肱骨小头和滑车的受累范围、后柱损伤的情况和发现嵌插的小骨块，对治疗方案的制订、手术入路的选择、复位和固定方式都有着重要作用[1, 4~7]。

目前临床对该类骨折常采用Bryan-Morrey分型、AO分型、Mckee分型、Ring分型及Dubberley分型等多种分型[1, 8]。其中Dubberley分型根据骨折累及的范围及肱骨小头和滑车是简单骨折还是粉碎骨折分为3型：Ⅰ型：肱骨小头骨折，有或无累及滑车外侧嵴；Ⅱ型：累及肱骨小头和滑车的简单骨折，骨折块完整；Ⅲ型：累及肱骨小头和滑车的粉碎骨折，骨折块移位大。同时每一型根据肱骨外髁后方骨质完整性分为A型和B型。由于Dubberley分型能清晰地表明损伤范围和程度、更好指导术式选择和评估预后，因此临床使用较多。

同时肱骨远端冠状面剪切骨折常累及相邻部位的骨折和韧带损伤，如尺骨鹰嘴、桡骨头等骨折，及外侧副韧带（LCL）损伤。华西医院[7]报道14例患者中6例合并尺骨鹰嘴骨折。北京积水潭医院[1]也报道了类似的合并损伤。因此在处理肱骨远端冠状面剪切骨折时一定要注意临近部位的损伤，避免漏诊。

目前对于肱骨远端冠状面骨折的手术入路和固定方法仍有一定争议，尚未形成共识。目前主要有肘关节外侧入路、前外侧入路、后方入路和肘关节外科脱位入路等多种选择。临床实际中，大部分肱骨远端冠状面骨折均采用肘关节外侧入路进行暴露、复位和固定。肘关节外侧入路分为Kaplan入路和Kocher入路两种，两种入路切口均起自肱骨外上髁近侧5cm处，向远侧经外上髁达前臂外侧桡骨头稍下方处。Kaplan入路在指总伸肌前方将肱桡肌和桡侧腕长短伸肌牵拉向前，指总伸肌等牵拉向后，从而可以较好地保护外侧副韧带结构，但需注意对桡神经深支的保护，术中需保持肘关节旋前位。Kocher入路从肘肌和尺侧腕伸肌间隙进入，对骨折进行暴露和固定，如术中暴露不充分时可适当剥离外上髁伸肌起点和外侧副韧带起点，以充分暴露前方的关节面；同时可以沿肱骨远端和尺骨近端肱三头肌外侧缘掀开，进一步增加肘关节半脱位程度扩大显露范围。前外侧Henry入路自肘上5cm沿肱二头肌外缘走行，弧形跨过肘关节，沿肱桡肌向下方至肘关节下方5cm，将肱桡肌连同桡神经向外侧拉开，将肱肌向内侧拉开，显露肱骨远端前方的剪切骨块，可清晰显露滑车尺侧骨折线，但因为肱尺关节不能脱位，所以显露范围较局限。同时对于远端压缩的骨折显露较差，且术中牵拉桡神经，容易造成桡神经深支的损伤。当肱骨远端冠状面剪切骨折累及肱骨外髁后柱及滑车后方骨质严重粉碎时，宜采用经鹰嘴截骨的后侧入路，对肱骨小头及滑车进行暴露充分，并且方便撬拨复位嵌插的碎骨块、便于复位、植骨、固定等一系列操作的开展。肘关节外科脱位技术是近年来提出的针对肱骨远端冠状面剪切骨折的新方法，以肘关节内侧韧带结构为旋转点，通过对外侧韧带稳定结构的主动或被动剥离后，无张力状态下旋转肘关节或者肱骨远端，进行肘关节外科脱位，全面暴露肱骨小头和滑车关节面的前方、外侧和后方，便于骨折复位和固定，由于暴露充分，可运用克氏针，埋头螺钉，后方钢板、前方钢板、外侧钢板等多种内固定方式进行肘关节损伤的全修复，操作简便，暴露清晰，较其他入路有着明显的优势。

目前国内外多篇文献[1, 5, 6, 9]均认为对于Dubberley ⅠA和简单的ⅡA（骨折线未累及冠状突后方）的肱骨远端冠状面剪切骨折，可以采用直接外侧入路进行暴露并用埋头螺钉进行固定。但对于骨折线延伸至冠状突后方的Dubberley分型ⅡA、ⅢA型的骨折和Dubberley分型B型骨折，常规外侧显露，只能显露前方和外侧部分远端关节面，无法显露肱骨远端内侧及后方关节面，复位、固定困难，此时建议首选肘关节外科脱位技术进行显露，并进行埋头螺钉和钢板的固定，其次可以采用后方尺骨鹰嘴截骨入路进行固定，但需要指出的是目前文献[9]认为即使进行了尺骨鹰嘴截骨外，仍要通过剥离外侧副韧带、肱骨远端旋前来显露前方骨块，便于复位和固定。当然也可以使用可通过肘关节半脱位增加暴露范围的扩大的肘关节外侧Kocher入路进行显露[1, 7]，但显露方便程度和范围较肘关节外科脱位技术有着明显不足，同时需要注意肘关节稳定性的评估，必要时使用肘关节铰链支具或者进行肘关节外固定支架固定[4]。

综上所述，肘关节外科脱位技术治疗肱骨近端冠状面剪切骨折有着显露范围大、骨折复位固定方便等明显优势，值得临床进一步推广和运用，但也存在病例数较少，缺乏规范的随机临床对照研究等不足，有待进一步研究的开展。

［黄晓文　吕天润　宋李军：江苏省人民医院（南京医科大学第一附属医院）］

参考文献

[1]李莹，查晔军，李庭，等.两种手术入路治疗肱骨远端冠状面剪切骨折的临床效果[J].北京大学学报（医学版），2016，48（6）：1026-1031.

[2]吴子征，王秋根.肱骨远端冠状面骨折诊治进展[J].国际骨科学杂志，2016，37（2）：83-88.

[3]王磊，陈云丰，安智全，等.外侧Kaplan入路治疗成人肱骨远端冠状面骨折[J].中华骨科杂志，2011，31（5）：491-495.

[4]李坛珠，尼玛平措，冯祥，等.简单内固定辅助铰链式外固定支架治疗肱骨远端冠状面骨折[J].国际骨科学杂志，2022，43（2）：120-123.

[5]阳曙东，陶建春，谭文甫，等.肘前外侧入路治疗肱骨远端冠状面骨折的疗效[J].中南医学科学杂志，2022，50（2）：241-244.

[6]鲍飞龙，亢世杰，黄东生，等.肘关节外侧入路脱位法与非脱位法复位内固定治疗肱骨远端冠状面骨折的疗效比较[J].中华创伤杂志，2022，38（9）：821-827.

[7]赵思淳，徐龙，易敏，等.肱骨远端冠状面剪切骨折的手术治疗[J].中华创伤骨科杂志，2015，17（4）：347-350.

[8]宋哲，薛汉中，李忠，等.微型钢板治疗肱骨远端冠状面骨折[J].中华创伤骨科杂志，2014，16（1）：38-42.

[9]Chang AL，Dieterich JD，DiPrinzio EV，et al.Surgical approach and internal fixation techniques for Intra-Articular distal humerus fracture with coronal shear capitellar fracture[J].Tech Hand Up Extrem Surg，2020，25（1）：25-29.

病例13 肘关节脱位合并尺骨冠状突骨折的治疗

一、概述

超过20%的肘关节脱位合并肘关节骨折，其中约2%～15%合并尺骨冠状突骨折[1]。肘关节由肱尺关节、肱桡关节和尺桡近侧关节组成，冠状突是从尺骨近端前侧部分突出的三角形隆起和鹰嘴之间形成了尺骨滑车切迹，附着肘关节前方关节囊、内侧副韧带等维持肘关节稳定性的重要结构，具有维持肘关节轴向稳定、外旋稳定和限制外翻的作用，是维持肘关节稳定性的重要骨性结构。冠状突骨折按Regan-Morrey Regan分型，基于冠状突骨折块的高度分为3型[2]：①Ⅰ型：冠状突尖部骨折，骨折块小于10%冠状突高度；②Ⅱ型：单一或粉碎骨折，骨折块≤50%冠状突高度；③Ⅲ型：单一或粉碎骨折，骨折块大于50%冠状突高度。但是该分型并未考虑骨折的形态学，且Ⅰ型和Ⅱ型骨折有时难于区分，且未包含冠状突内侧面骨折。O'Driscoll综合考虑骨折的形态和位置，提出了冠状突骨折O'Driscoll分型[3]：①Ⅰ型：冠状突尖部骨折，骨折线位于冠状面，未延伸到高耸结节或冠状突体部，很少超过1/3冠状突高度。Ⅰa型为冠状突尖部2mm以内的骨折，Ⅰb型为大于冠状突尖部2mm的骨折，但未超过1/3冠状突高度且未延伸到内侧高耸结节及冠状突体部，该亚型常见于恐怖三联征。②Ⅱ型：前内侧面骨折。Ⅱa型骨折线位于冠状突尖和高耸结节之间，内侧延伸至高耸结节前半部，外至冠状突尖部内侧；Ⅱb型骨折线在Ⅱa基础上延伸至冠状突尖部；Ⅱc骨折线在Ⅱb基础上延伸至整个高耸结节。③Ⅲ型：基底部骨折，骨折块超过冠状突高度50%的骨折，骨折线延伸至近端尺桡关节，常会造成近端尺桡关节的不稳定。Ⅲa型多为粉碎性骨折，Ⅲb型为伴有尺骨鹰嘴骨折，骨折线通过冠状突体部或基底部。

尺骨冠状突骨折治疗的目的是在恢复和维持关节的正常位置同时促进韧带的修复，当肘关节的主动运动不会造成半脱位或者脱位时可考虑进行非手术治疗，除此之外，均应选择手术治疗来重建尺骨滑车切迹的稳定、复位肘关节和促进侧副韧带愈合[4]。常见的手术入路有：后侧入路、后外侧入路（Kocher入路）、外侧入路（Kaplan入路）、内侧入路（Hotchkiss过顶入路）、后内侧入路。固定冠状突的方法有螺钉、锚钉、缝合套索、钢丝张力带、袢钢板等技术。我们通过Kocher入路＋Hotchkiss过顶入路使用空心螺钉固定手术治疗肘关节脱位合并尺骨冠状突骨折，治疗效果满意。

二、病历摘要

（一）患者信息

患者男性，31岁，外伤致左肘关节肿痛伴活动受限13天。

现病史：患者13天前骑车时不慎摔倒致左肘关节肿胀、疼痛及活动受限，家人立即送至当地医院就诊，X线检查（病例13图1）示"左肘关节脱位，左尺骨冠状突骨折。"当地医院即予肘关节复位，石膏外固定等治疗，CT复查（病例13图2）示"左肘关节仍脱位，左尺骨冠状突骨折。"患者为求进一步诊治，转至我院就诊，门诊完善相关检查后拟"左肘关节脱位并尺骨冠状突骨折"收住入院。

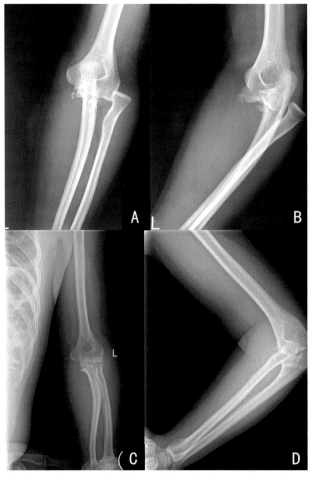

病例13图1　肘关节正侧位X线

A、B：复位前肘关节正侧位X线；C、D：复位后肘关节正侧位X线

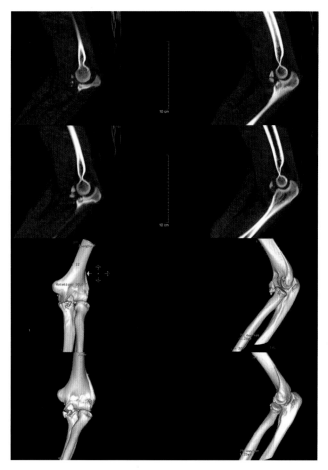

病例13图2　术前肘关节CT矢状位平扫及三维重建

既往史：否认支气管扩张症、支气管哮喘、高血压、冠心病、糖尿病、甲亢等病史，否认肝炎、肺结核等传染病病史，否认外伤、手术史，否认输血史，预防接种史不详，否认药物、食物过敏史。

专科查体：①视诊：左肘关节肿胀淤血明显，未见张力性水泡，左肘关节肘后三角关系异常，余未见明显移位畸形。②触诊：左肘关节石膏固定在位。左肘关节内侧压痛明显，左侧桡动脉可及，左手皮肤感觉良好，未有减退。③动诊：上臂和前臂肌肉略紧张，左肘关节主动及被动活动时疼痛受限，手指主动活动良好。④量诊：双上肢基本等长。

（二）病情分析及治疗方案

患者入科后完善术前相关检查，结合专科查体和影像学检查，诊断为"①左肘关节后脱位；②左尺骨冠状突骨折（分型：Regan-Morrey分型：Ⅲ型；O'Driscoll分型：Ⅲ型）；③上尺桡关节分离。"患者日常生活要求较高，手术意愿强烈，经科室治疗组讨论决定拟采取"Hotchkiss过顶入路术"治疗冠状突骨折，并根据术中麻醉后肘关节稳定性试验决定是否重建修复侧副韧带。术前告知患者本人及其家属手术相关风险，患者及其家属表示理解，并同意手术，签署手术知情同意书等相关手术材料。

（三）手术步骤及要点

患者取仰卧位，臂丛麻醉成功后上臂上止血带，在C型臂X线机透视下行肘关节内外翻应力试验检查，见肱桡关节间隙明显增宽，说明外侧副韧带断裂（病例13图3），先行外侧副韧带修复重建术。取肘外侧Kocher入路（病例13图4），肘关节屈曲90°置于胸前，由肱骨外上髁至尺骨旋后肌嵴连线作为解剖标志，取长约6cm纵向切口，依次切开皮肤、浅筋膜，向外侧全层掀开皮瓣，找到肘肌和尺侧腕伸肌间隙，经间隙切开进入，掀起肘肌，暴露肱骨远端外侧柱，前臂旋前，暴露肱骨外髁及肱桡关节，探查见外侧副韧带复合体撕脱断裂，用2-0爱惜邦缝合线沿伸肌总腱的两侧缘采用"毯边缝合"的方式，在肱骨外侧髁附着点处进行缝合固定。再取Hotchkiss过顶入路于肱骨内上髁稍内侧，纵行向远端切开10cm，皮下注意分离保护前臂内侧皮神经，于旋前圆肌与屈肌之间，将旋前圆肌、桡侧腕屈肌和掌长肌牵向桡侧，尺侧腕屈肌牵向尺侧，切开关节囊，显露肱肌止点、滑车及冠状突骨折块，将骨折复位用克氏针临时固定，予两枚3.0mm空心加压螺钉固定，拔除克氏针，固定可靠，骨折复位满意，再次检查肘关节稳定性，发现存在内侧结构不稳定，用带线铆钉显露并修复重建内侧副韧带（病例13图5）。检查肘关节稳定性良好，给予透视见复位满意，固定可靠（病例13图6）。冲洗创面，彻底止血，逐层缝合切口，完成手术。

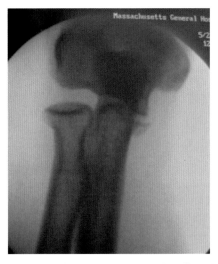

病例13图3　术中行内翻应力试验见肱桡关节间隙明显增宽

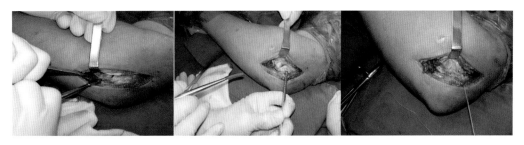

病例13图4　Kocher入路修复重建外侧副韧带

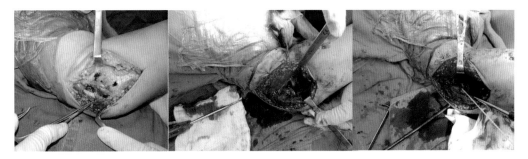

病例13图5　Hotchkiss过顶入路，显露冠状突骨折并固定，修复重建内侧副韧带

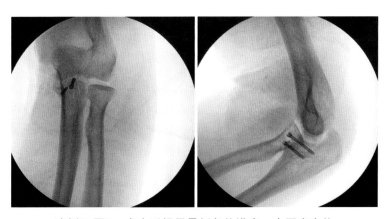

病例13图6　术中透视见骨折复位满意，内固定在位

（三）手术结果及随访

患者术后屈曲肘关节90°于旋转中立位石膏托固定3~6周。术后2天复查X线片示肘关节及内固定在位，骨折断端对位良好（病例13图7）。术后1周患者在指导下进行主动功能锻炼，包括肘关节屈伸及前臂旋转功能锻炼，术后每个月进行随访，直至骨折完全愈合。随访时摄X线片，评估肘关节稳定性，观察骨折愈合情况、是否发生异位骨化及是否出现创伤性关节炎等并发症。末次随访时采用Mayo肘关节评分（MEPS评分）评估患者肘关节功能。

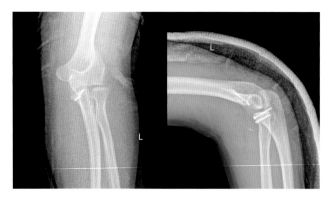

病例13图7　术后2天复查肘关节正侧位X线

术后1个月随访，患者左肘关节活动度屈曲100°、伸直30°，旋前75°、旋后85°，左肘关节MEPS评分93分，患者对肘关节功能恢复满意（病例13图8）。

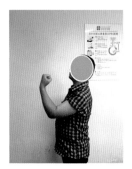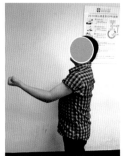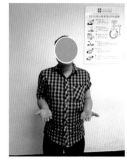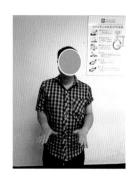

病例13图8　术后1个月门诊功能照

三、病例讨论

尺骨冠状突由尖部、体部、基底部组成，在体部和基底部内缘向内延伸出一骨性结构称为冠状突前内侧面，其上有内侧副韧带前束止点（高耸结节），冠状突是维持肘关节稳定性的重要结构，是阻止尺骨后侧移位的前侧支撑，并抵抗内翻应力[5]。

肘关节损伤机制通常存在三种模式[6]：①轴向负荷损伤，机制是指在屈肘位时，前臂近端背侧遭受高能量直接打击引起的肘关节损伤，大部分这类复杂肘关节脱位为粉碎性骨折，常见的是经尺骨鹰嘴肘关节骨折脱位，根据前臂和桡骨头与肱骨远端的关系，可分为前型和后型，可称为肘关节的"pilon骨折"；②外翻后外侧旋转损伤，是最常见的肘关节骨折脱位机制，轴向负荷与外翻旋后应力合力经由肘关节外侧结构作用于内侧结构产生，致使关节囊和韧带结构由外向内逐渐撕裂，继而肱骨远端与冠状突碰撞导致冠状突尖部或体部横行骨折，多伴有桡骨头的骨折，临床上常见于肘关节恐怖三联征。③内翻后内侧旋转损伤，主要是轴向负荷时，肘关节受到内翻旋前应力，冠状突前内侧面骨折或缺损、外侧副韧带损伤、外侧肱桡关节间隙增宽，肘关节不稳定。冠状突前内侧关节面在内翻负荷下尤其容易损伤，因为60%的关节面没有尺骨干骺端支撑，较少合并桡骨头骨折和内侧副韧带损伤。

涉及冠状突体部或基底部的Regan-Morrey或O'DriscollⅢ型骨折被认为是导致肘关节不稳定的主要因素。认为有必要在损伤早期修复这种类型的冠状突骨折[7]。目前，临床上手术治疗尺骨冠状突骨折的入路多样，有后侧入路、外侧入路、前正中入路及内侧入路等，后侧入路通过肱骨内侧剥离尺侧腕屈肌处理冠突骨折，通常用于后方Monteggia骨折脱位或经鹰嘴前方骨折脱位；但该入路软组织剥离广泛，不利于骨折愈合[8]。外侧入路主要是为修复桡骨头骨折和外侧副韧带损伤，多用于肘关节恐怖三联征时冠突显露，无法直接显露冠状突，需要联合入路处理冠状突骨折[9]。Rodriguez-Martin等[10]采用肘前正中入路，显露冠突骨折，该入路虽然显露充分，然而肘关节前侧解剖结构复杂，长时间的牵拉容易损伤肘关节前侧的神经和血管。

我们术中麻醉后进行内翻应力试验，先评估是否存在外侧副韧带损伤，如存在损伤，可采用经典Kocher入路修复外侧副韧带，Kocher入路可以可以向近端扩展，也可以谨慎地向远端扩展，可以重建外侧副韧带，同时损伤骨间后神经损伤风险相对较低[11]，采用Hotchkiss入路治疗尺骨冠突骨折，术中通过穿行在肌肉及肌筋膜间的血管来识别并分离尺侧腕屈肌和桡侧腕屈肌（或掌长肌）的神经支配界面，从尺神经支配的尺侧腕屈肌与正中神经支配的桡侧腕屈肌（或掌长肌）间隙进入，可有效避开肘关节周围重要神经血管，并能充分显露冠突骨折部位，同时也可在尺侧腕屈肌深面充分显露内侧副韧带，术中根据骨折类型，选择并采用空心拉力螺钉固定，同时发现内侧副韧带损伤一并修复或重建，手术治疗效果满意。

对于复杂肘关节不稳的术后康复亦是非常重要，Giannicola G对76例复杂肘关节不稳手术治疗后功能活动度（range of motion，ROM）恢复时间段进行了一项前瞻性研究[12]，认为手术治疗后，需要立即开始康复计划并持续至少6个月，这是大多数患者获得功能性肘关节的关键时期，70%的患者在第三个月至第六个月恢复了功能性ROM。在术后2周的急性肿胀期，主要特征是出现大量增生的同时又无序排列的瘢痕组织，这个阶段支具的使用是最有效的获得ROM的手段；在术后2~6周的炎症期，最重要的是控制肿胀、减轻炎症反应；在术后6~12周的纤维化期，瘢痕组织完全形成并受运动和应力的影响进行纤维重组，因此这个阶段也是康复治疗的有效期；到了术后3~6个月的晚期，康复的疗效大打折扣，但依然有效。

复杂肘关节不稳合并冠状突骨折的手术方法很多，我们使用Hotchkiss过顶入路手术治疗冠状突骨折取得了较好的临床效果，该术式具有创伤小，并能一期重建骨结构和恢复软组织稳定性的优势，术后患者能早期进行功能锻炼，有利于肘关节功能恢复。

［胡　军：江苏省人民医院（南京医科大学第一附属医院）］

参考文献

[1]Wells J，Ablove RH.Coronoid fractures of the elbow[J].Clin Med Res，2008，6（1）：40-44.

[2]Regan W，Morrey B.Fractures of the coronoid process of the ulna[J].J Bone Joint Surg Am，1989，71（9）：1348-1354.

[3]O'Driscoll SW，Jupiter JB，Cohen MS，et al.Difficult elbow fractures：pearls and pitfalls[J].Instr Course Lect，2003，52：113-134.

[4]Ring D，Horst TA.Coronoid Fractures[J].J Orthop Trauma，2015，29（10）：437-440.

[5]Pollock JW，Brownhill J，Ferreira L，et al.The effect of anteromedial facet fractures of the coronoid and lateral collateral ligament injury on elbow stability and kinematics[J].J Bone Joint Surg Am，2009，91（6）：1448-1458.

[6]Wyrick JD，Dailey SK，Gunzenhaeuser JM，et al.Management of complex elbow dislocations：a mechanistic approach[J].J Am Acad Orthop Surg，2015，23（5）：297-306.

[7]Rausch V，Hackl M，Seybold D，et al.Plate osteosynthesis of the coronoid process of the ulna][J].Oper Orthop Traumatol，2020，32（1）：35-46.

[8]Manidakis N，Sperelakis I，Hackney R，et al.Fractures of the ulnar coronoid process[J].Injury，2012，43（7）：989-998.

[9]李庭、王满宜、蒋协远，等.肘关节"可怕三联征"的诊断与治疗[J].中华骨科杂志，2009，29（5）：398-403.

[10]Rodriguez-Martin J，Pretell-Mazzini J，Andres-Esteban EM，et al.Outcomes after terrible triads of the elbow treated with the current surgical protocols.A review[J].Int Orthop，2011，35（6）：851-860.

[11]Aggarwal S，Paknikar K，Sinha J，et al.Comprehensive review of surgical approaches to the elbow[J].J Clin Orthop Trauma，2021，20：101482.

[12]Giannicola G，Polimanti D，Bullitta G，et al.Critical time period for recovery of functional range of motion after surgical treatment of complex elbow instability：prospective study on 76 patients[J].Injury，2014，45（3）：540-545.

病例14 经单一外侧入路治疗肘关节损伤三联征

一、概述

肘关节损伤三联征是指肘关节后脱位合并冠状突和桡骨头骨折,预后常不理想,是肘关节外翻后外侧旋转机制造成的复杂肘关节骨折脱位中较严重的一种[1]。1996年,Hotchkiss[2]首次将该损伤命名为"terrible triad of elbow"。因这类损伤治疗效果差,而被国内学者直译为"肘关节恐怖三联征"。近20年,随着对肘关节解剖、生物力学研究的不断深入和内固定技术的发展,该损伤的预后得到明显改善。国内大部分学者建议将其中文名统一命名为"肘关节损伤三联征"。这种损伤是不稳定的,多数需要手术治疗[3]以实现解剖复位,坚强固定,达到早期功能锻炼的目的,避免因活动过晚而造成肘关节僵硬,功能差。

二、病历摘要

(一)患者信息

患者女性,50岁,摔伤致右肘疼痛伴活动受限3小时余。

现病史:患者3小时前因骑电瓶车摔倒致右手着地,即刻感右肘疼痛、活动受限,当时神志清晰,无昏迷、无胸闷、胸痛、腹痛,无其他肢体不适等症状。就诊于在当地医院,行X线片及CT三维检查示"右肘关节脱位,右尺骨冠状突、桡骨小头骨折(病例14图1)。"未在当地医院治疗,现患者为进一步诊治,至我院急诊就诊,予以手法复位肘关节,复位后复查右肘关节正侧位片示肘关节脱位复位(病例14图2)。但必需石膏保护的情况下才能维持肘关节的复位,否则肘关节随时脱位,极端不稳定,以求手术治疗,急诊拟"右肘关节损伤三联征"收住入院。

既往史、个人史、家族史:既往身体一般,有高血压病史5年余,自行服用培哚普利治疗,具体血压控制不详。否认糖尿病、胃溃疡等病史。否认肝炎、肺结核、疟疾、菌痢等传染病病史。否认药物及食物过敏史。否认输血史。按国家计划免疫预防接种。否认烟酒等不良嗜好,否认长期接触工业化学用品。无家族性遗传病及肿瘤癌症史。

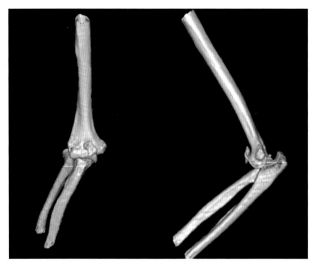

病例14图1　右肘关节CT三维重建

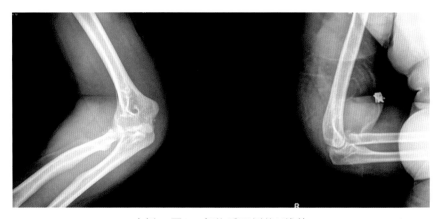

病例14图2　复位后正侧位X线片

专科查体：①视诊：右肘关节肿胀，皮肤瘀青，无皮肤破损。②触诊：右肘压痛阳性，肘后三角消失。右上肢感觉无异常，右桡动脉可及，末梢循环良好。③动诊：右肘关节活动受限，右肩腕关节活动正常，右手指活动正常。④量诊：右肘关节明显肿胀增粗。

（二）病情分析及治疗方案

患者入科后完善术前相关检查，结合专科查体和影像学检查，诊断右侧肘关节损伤三联征，患者肘关节不稳定伴有脱位，具有手术指征，经科室诊疗组讨论决定拟采取"肘关节骨折切开复位内固定术"。术前告知患者本人及其家属手术相关风险，签署手术知情同意书、高值耗材等相关手术材料。

（三）手术步骤及要点

患者取仰卧位，全身麻醉满意后，右上肢外展，上臂予以捆绑止血带，常规消毒铺巾。取右肘关节外侧入路，由肱骨外上髁分别向远、近端延伸，长约10～15cm。近端沿外侧肌间隔切开深筋膜达肱骨外侧骨嵴，远端沿肱骨外上髁和桡骨头中点连线切开。屈曲肘关节并向前内拉起前方软组织即可看见骨折的桡骨小头、损伤的前关节囊及冠状突骨折块（病例14图3）。首先处理冠状突骨折和前关节囊；以不可吸收线（2-0爱惜邦）缝合损伤的前关节囊；取尺骨近端后方小切口（约1cm），以2.0mm克氏针自后向前钻2个骨孔，分别位于冠状突骨折基底两侧，将缝合前关节囊的缝线两端分别经骨孔拉至尺骨背侧，先不打结，待桡骨头处理完成后再打结（病例14图4）；随后屈肘90°，以1～2枚1.5mm克氏针固定冠状突，自后向前钻入，针尾折弯剪短后埋于尺骨背侧（病例14图4）。对于Regan-Morrey I 型冠状突骨折，因为骨块体积太小，无法用克氏针固定，可以仅用不可吸收线缝合前关节囊抽紧固定。对于桡骨头骨折，如果骨折粉碎不严重，则用两枚1.5mm克氏针临时固定，测量长度，置入两枚Hebert螺钉固定。如果骨折块粉碎（多于3块）、移位大（Mason III型）或骨块伴有压缩缺损难以修复，则行钢板或人工桡骨头置换。术中使用移动C型臂X线机透视确认桡骨小头复位质量及肘关节脱位复位情况。最后用不可吸收线锚钉固定于肱骨外上髁，修复重建外侧副韧带。手术修复后，仍需试验判断关节稳定性，如被动活动肘关节。关节活动度可，前臂旋前、旋后活动可。严密止血，生理盐水冲洗关节腔。留置引流管一根，逐层缝合切口。无菌敷料包扎伤口，完成手术。术后予以肘关节铰链式支具保护，第二天复查右侧肘关节正侧位片示肘关节位置良好，骨折对位对线良好，内固定物位置良好（病例14图5）。

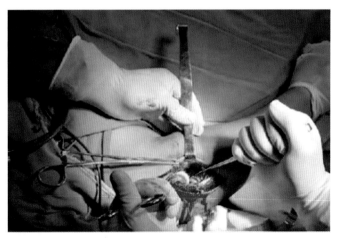

病例14图3　术中切口，暴露桡骨小头、损伤的前关节囊及冠状突骨折块

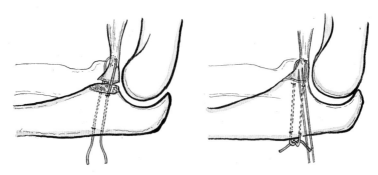

病例14图4　使用（2-0）爱惜邦缝合线套索固定前方关节囊、
1～2枚1.5mm克氏针固定冠突骨块（杨翁勃　手绘）

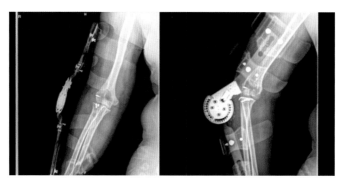

病例14图5　术后第2天右侧肘关节正侧位X线片

（四）手术结果及随访

患者术后右肘关节铰链式支具固定2周，指导患者肘关节屈伸、旋转等功能锻炼。术后1个、2个、6个月门诊随访。患者术后1个月门诊复查X线片示右肘关节在位，内固定物稳定，无异位骨化（病例14图6）。术后2个月门诊随访，予以复查右肘关节正侧位X线片见右肘关节在位，骨折线模糊，内固定物在位（病例14图7）。

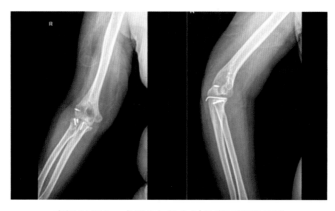

病例14图6　术后1个月右肘关节正侧位X线

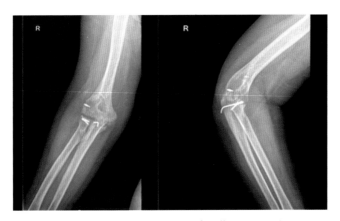

病例14图7　术后2个月右肘关节正侧位X线

术后6个月末次门诊随访检查右肘关节功能活动情况，右肘关节活动度前臂屈曲100°、伸直0°、旋前45°、旋后45°。患者对肘关节功能恢复满意（病例14图8）。

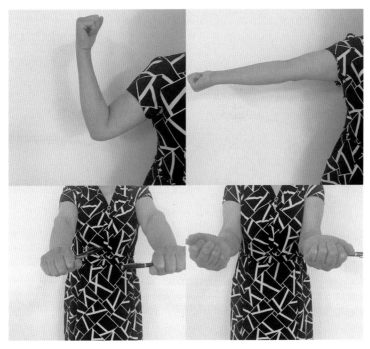

病例14图8　术后6个月门诊功能照

三、病例讨论

肘关节损伤三联征的损伤机制可以用肘关节外翻后外侧旋转[1]加以解释：人在摔倒时手掌撑地，传导至肘关节的力量包括纵向、旋后、外翻三部分，当作用力超过肘关节本身稳定能力时就会出现由外向内的关节损伤。具体损伤过程采用Horii环损伤假说[1、4]解释：肘关节损伤过程可以认为是以肘内侧为轴，尺桡骨近端向后外侧旋转。首先，外侧副韧带断裂或撕脱，关节出现不稳定，甚至半脱位，见病例14图1；继而，尺桡骨近端相对肱骨远端移位距离加大，桡骨头与肱骨小头碰撞后，发生桡骨头骨折；随后，尺桡骨近端相对肱骨远端移位距离继续加大，尺骨冠状突与肱骨滑车碰撞后，发生冠状突骨折；此时，由于关节稳定结构严重破坏，肘关节完全后脱位，发生肘关节损伤三联征；作为旋转轴心的内侧副韧带前束是最后损伤的结构，若脱位严重，内侧副韧带前束亦受到损伤。在整个过程中，暴力被不断吸收而削弱。肘关节损伤三联征是后外侧旋转机制损伤中最严重的损伤，不良的治疗效果困扰着骨科医生[5、6]。需要另外说明的是，临床常见的大多数单纯肘关节脱位、桡骨头骨折合并肘关节脱位及冠状突尖骨折合并肘关节脱位均是肘关节后外侧旋转损伤所致，肘关节受到的轴向、外翻及后外侧旋转力作用于肘关节时，由于受伤时的体位、肘关节屈曲角度、力量大小、受力的速度等的不同而发生不同的损伤。

手术治疗肘关节损伤三联征的入路很多，目前，采用单一外侧切口治疗是主流的观点[7]。损伤严重者，外侧副韧带及伸肌总腱起点通常断裂，多数自肱骨外上髁附着点撕脱，外侧及前方关节囊均已撕裂。手术尽量从原始裂口进入，并向远端稍延长即可。对损伤较轻者，伸肌腱起点未撕脱，可采用Kocher入路的改良入路，即指总伸肌劈开入路、桡侧腕短伸肌和指总伸肌腱间隙入路、桡侧腕长伸肌和桡侧腕短伸肌间隙入路。修复各损伤结构时应由内向外依次进行：首先处理冠状突骨折，骨折块较小使用套索固定，较大时使用克氏针固定，并修补前关节囊；然后使用螺钉或钢板处理桡骨头骨折，预后功能较好；随后处理外侧副韧带及伸肌总腱起点，内侧副韧带的修复可不做常规治疗[8]。手术修复后，以重力伸肘试验判断关节稳定性。目前随着对该疾病的认识加深和修复技术的进步，肘关节稳定性逐步提高，多数患者不需要外固定架。

经单一外侧入路治疗肘关节损伤三联征具有以下优点：①指总伸肌劈开入路可以很好地显露冠状突及前关节囊[9]，即使桡骨头相对完整也没有问题。在屈曲肘关节并向前内拉起前方软组织的过程中，可以观察到骨折的桡骨头、损伤的前关节囊（有时肱肌腱止点撕脱）及冠状突骨折块（常与软组织相连）；②手术采用单纯外侧入路手术，操作简便，无需对游离尺神经进行保护，同时缩短手术时短、减少术中出血，从而有效减少了术中组织的损伤和粘连；③在某些患者中，肱骨外上髁后方存在撕脱损伤，因此处无肌腱韧带附着，所以利用该区进行操作可有效减少组织剥离和粘连，减少术后神经损伤和异位骨化等并发症的发生，有助于患者术后肘关节功能的恢复。

采用单一外侧人路治疗大多数肘关节损伤三联征，可获得更佳的功能结果，包括术后发生异位骨化、肘关节僵硬、神经血管损伤、内固定失效等并发症的发生率也更低等优点。本研究仍需要更长期随访、更大的样本临床试验来检验该方法的长期有效性。

（孙　晓：连云港市第一人民医院）

参考文献

[1]O'Driscoll SW，Morrey BF，Korinek S，et al.Elbow subluxation and dislocation.A spectrum of instability[J].Clinical orthopaedics and related research，1992，（280）：186-197.

[2]Hotchkiss RN.Fractures and dislocations of the elbow//Rockwood CA，Green DP，Bucholz RW，eds.Rockwood and Green's fractures in adults[M].4th ed.Philadephia：Lippincott Raven，1996：929-1024.

[3]Pugh DM，Wild LM，Schemitsch EH，et al.Standard surgical protocol to treat elbow dislocations with radial head and coronoid fractures[J].J Bone Joint Surg Am，2004，86（6）：1122-1130.

[4]Court-Brown CM，Heckman JD，McQueen MM，et al.Rockwood and Green's fractures in adults[M].8th ed.Philadelphia：Lippin-cott Williams & Wilkins，2015：1204-1209.

[5]Josefsson PO，Gentz CF，Johnell O，et al.Dislocations of the elbow and intraarticular fractures[J].Clin Orthop Relat Res，1989，（246）：126-130.

[6]Ring D，Jupiter JB，Zilberfarb J.Posterior dislocation of the elbow with fractures of the radial head and coronoid[J].J Bone Joint Surg Am，2002，84（4）：547-551.

[7]McKee MD，Pugh DM，Wild LM，et al.Standard surgical protocol to treat elbow dislocations with radial head and coronoid fractures.Surgical technique[J].J Bone Joint Surg Am，2005，87（1）：22-32.

[8]Mathew PK，Athwal GS，King GJ.Terrible triad injury of the elbow：current concepts[J].J Am A cad Orthop Surg，2009，17（3）：137-151.

[9]Desloges W，Louati H，Papp SR，et al.Objective analysis of lateral elbow exposure with the extensor digitorum communis split compared with the Kocher interval[J].J Bone Joint Surg Am，2014，96（5）：387-393.

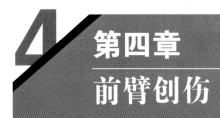

第四章
前臂创伤

病例15 前臂双极骨折的治疗

一、概述

前臂双极骨折脱位是一种发病率低、误诊率高、机制复杂、诊疗效果差的罕见骨科创伤。从1952年，Castillo[1]等人首次发现并报道至今，已经研究发展了70余年。现在对前臂双极骨折脱位的定义，被读者普遍接受的是公茂琪[2]团队在2017年做出的总结：前臂双极骨折脱位是前臂上下尺桡关节脱位合并前臂尺桡骨1处或多处骨折。尺骨骨折归类于近端损伤，与上尺桡关节脱位构成孟氏骨折；桡骨骨折归类于远端损伤，与下尺桡关节脱位构成盖氏骨折。我们结合自身临床经验，认为除去公茂琪团队提出的常规前臂双极骨折脱位以外，Essex-Lopresti损伤也可看作是一种特殊的前臂双极骨折脱位。对于前臂双极骨折脱位的治疗，目前临床上比较接受的是以骨折的解剖复位来复位关节为核心，复位后早期固定，等待3~4周，软组织修复完成后进行功能锻炼。只有尽可能恢复了上下尺桡关节的稳定，才能很好地恢复前臂功能，尤其是旋转功能。但是对于上下尺桡关节的复位，就目前来说，大部分人的研究重点还在于通过完全解剖复位尺骨和桡骨，恢复骨性结构的生物力学稳定性，来恢复上下尺桡的稳定性。前臂结构功能稳定性能够获得一定改善，但是前臂功能尤其是旋转功能仍有部分患者仍然存在明显的受限。

二、病历摘要

（一）病例1

患者男性，34岁，酒后骑摩托车跌伤，伤及右上肢，致右侧肘关节、腕关节疼痛肿胀畸形。查体可见右侧肘关节局部压痛拒动，扪及骨擦感，肘后三角改变；

右侧腕关节疼痛肿胀畸形，局部压痛，扪及骨擦感，患处拒动，并见广泛软组织擦伤。入院摄X线片（病例15图1）可见"前臂近端：尺骨近端骨折，冠状突骨折，肱尺关节后脱位，肱桡关节后外侧脱位；前臂远端：桡骨远端骨折，尺骨茎突骨折，下尺桡关节半脱位。"

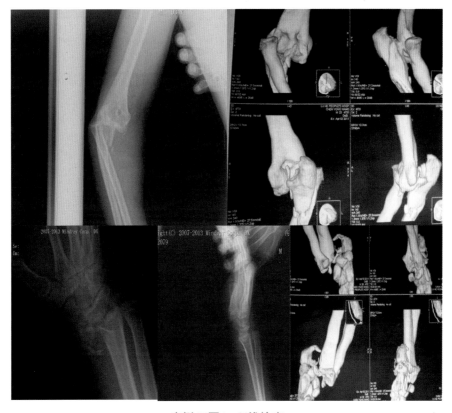

病例15图1　X线检查

患者既往体健，结合专科查体与影像学检查，考虑同时存在近极损伤［肘关节骨折脱位（孟氏骨折）］及远极损伤［桡骨远端骨折脱位（Fernandes-Jupiter Ⅱ型）］，故诊断为前臂双极骨折脱位。

完善相关术前检查，排除手术禁忌后，全麻下进行手术治疗。术中先行尺骨近端骨折的切开复位内固定术，恢复尺骨长度和尺骨弓，稳定肱尺关节，术中检查肱桡关节和上尺桡关节复位后稳定性尚可，就没有对上尺桡关节进行临时固定。接着对桡骨远端骨折进行切开复位内固定术，并用克氏针对下尺桡关节进行临时固定（病例15图2），10周（患者因个人原因复查滞后）后取出临时内固定进行康复锻炼。

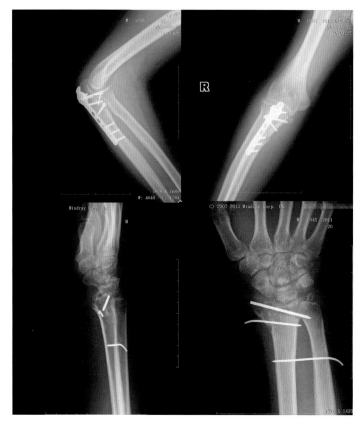

病例15图2　尺骨近端骨折及桡骨远端骨折对位对线良好，内固定物在位，
尺桡骨近端和远端关节在位

　　术后患者切口一期愈合，未见明显血管神经损伤，肘腕关节功能基本正常，前臂屈伸旋转功能仍有一定的受限，屈伸旋转过程中稍感疼痛（病例15图3）。

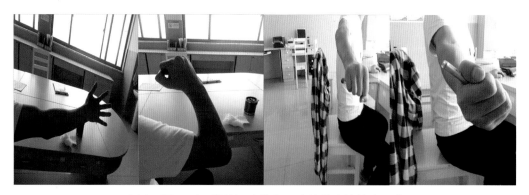

病例15图3　术后随访 肘关节、腕关节功能基本正常

（二）病例2

　　患者女性，58岁，高空坠落受伤，伤及右上肢，致右肘关节、腕关节疼痛伴活

动受限，肘关节见明显后凸畸形。查体可见右侧肘关节、腕关节局部压痛拒动，扪及骨擦感，肘后三角改变。入院摄X线片（病例15图4）可见"前臂近端：右肘关节脱位，尺骨冠突骨折，桡骨小头劈裂，关节腔内见游离骨片；前臂远端：桡骨远端骨折，累及关节面，尺骨茎突骨折。"

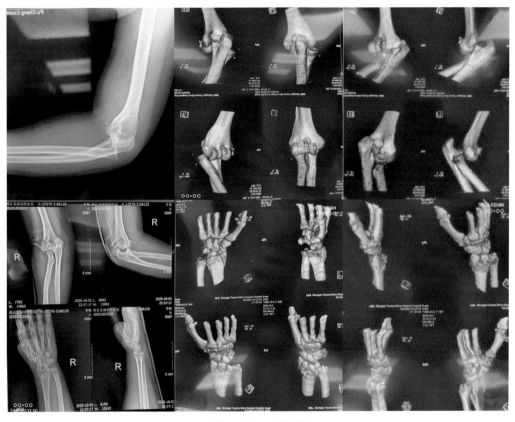

病例15图4　X线检查

患者既往史无特殊，结合专科查体与影像学检查，同样考虑同时存在近极损伤［肘关节骨折脱位（肘关节恐怖三联征）］及远极损伤［桡骨远端骨折脱位（Fernandes–Jupiter Ⅱ型）］，故也将其诊断为前臂双极骨折脱位。

入院后完善相关检查，排除手术禁忌，全麻下进行手术治疗。术中先进行尺骨冠状突的切开复位内固定，术中透视可见冠状突断端对位对线满意，肘关节在位。接着用锚钉修复外侧副韧带，术中查肘关节稳定性明显改善。再行桡骨远端骨折切开复位内固定术，术中透视桡骨远端断端对位对线良好。最后于肱骨中段外侧、尺骨中段各置入2枚半螺纹针，安装肘关节铰链支架，固定于屈肘90°，6周后拆除外架，恢复肘关节活动（病例15图5、病例15图6）。

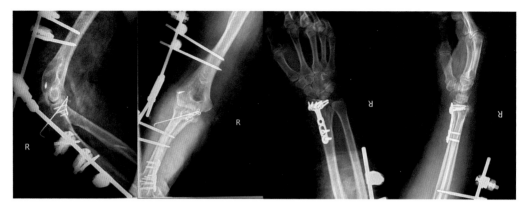

病例15图5　术后切口一期愈合，未见明显血管神经损伤

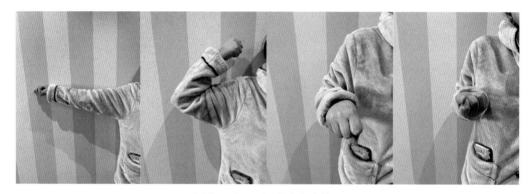

病例15图6　术后随访功能照

肘腕关节功能恢复良好，未见明显前臂屈曲旋转受限，前臂活动时也无明显疼痛

三、病例讨论

　　两例患者均是前臂双极骨折脱位，损伤特点相似，治疗方式也类同。可以看出，后者在上尺桡关节稳定性的处理上更加谨慎，不管是锚钉修复外侧副韧带还是使用外固定架固定肘关节于90°，在稳定肱尺关节、肱桡关节的同时也有利于上尺桡关节周围软组织的修复，以获得更好的上尺桡关节稳定性，所以后者术后前臂功能的恢复更好。相比较而言，前者单纯依靠前臂近端骨性结构的复位内固定，就显得稍有不足。结合临床经验，我们认为对于前臂双极骨折脱位的治疗，如果是以骨折为主要原因引起的骨折脱位，在骨性结构恢复后常能获得较好的上下尺桡关节稳定性及满意的前臂功能，可不进行周围软组织的进一步修复治疗；如果同时存在骨折与严重软组织损伤，单纯进行骨性结构的解剖复位常常不能获得良好的前臂功能，需要进一步进行周围软组织损伤的修复，必要时进行软组织重建。

　　1. 前臂双极骨折脱位的早期诊断　　前臂骨间膜是连接于尺桡骨之间的纤维结缔

组织，也可以说是一种韧带结构复合体，在我们对前臂骨间膜的观察中发现，前臂骨间膜并不是简单的膜性结构，其中参杂着肌肉组织，所以作为一个半肌半膜的组织，有可观的张应力，所以前臂骨间膜在维持前臂纵向稳定、横向稳定、旋转稳定甚至肘关节屈曲方面都有着至关重要的作用。

前臂双极骨折脱位常常伴随着前臂骨间膜的损伤，但也不是必然的，也存在相当一部分前臂双极骨折脱位患者的前臂骨间膜是完好的，或者损伤有限，这也就导致了前臂骨间膜的诊断更加困难。加之前臂骨间膜损伤后很少出现明显的临床症状和体征，即便是常规的X线检查也难以发现前臂骨间膜的损伤，导致前臂骨间膜损伤的漏诊较多。而早期缺乏针对前臂骨间膜合理及时的诊断和治疗，往往导致前臂骨间膜陈旧性损伤，前臂纵向横向失稳、桡骨向近端移位、尺桡关节脱位、腕关节撞击、前臂旋转受限、肘关节屈伸功能受限。

随着医疗技术和观念的不断发展，对软组织损伤的重视程度及诊疗手段有了明显的进步。在对近10年前臂双极骨折脱位患者的病例材料进行回顾性分析时发现，越是年代久远的病例，越是缺少早期的MRI影像材料，从这里就能明显感受到随着时代发展，在对前臂双极骨折脱位损伤的诊断时越来越重视前臂骨间膜的损伤及MRI技术应用越来越广泛。但就目前情况来说，对前臂骨间膜的重视程度还是缺乏的，我们在收集资料的过程中几乎找不到早期进行前臂MRI检查的病例，这也是前臂骨间膜损伤容易漏诊的主要原因之一。在往后的前臂双极骨折脱位的早期诊断治疗中，我们有必要考虑对前臂进行及时的MRI检查。

2. 前臂双极骨折脱位的损伤特点与分类　在我们收集这10年的资料时发现，能够完全符合前臂双极骨折脱位诊断的病例很少。一方面原因是前臂双极骨折脱位损伤机制特别复杂、损伤特点较为罕见、诊断难度大、漏诊误诊率高。前臂双极骨折脱位常常不具备统一的特征，上下尺桡关节分离程度各异，部分前臂双极骨折脱位患者可有不出现上尺桡关节脱位的情况，但Essex-Lopresti损伤患者均可观察到上尺桡关节脱位，并且上尺桡关节分离程度明显大于常规前臂双极骨折脱位；尺桡骨损伤情况各异，部分前臂双极骨折脱位患者可有单纯分离移位也有部分存在旋转移位，但Essex-Lopresti损伤患者均可观察到旋转分离移位。

另一方面原因则是对于前臂双极骨折脱位一直以来缺乏统一明确的诊断标准或者分类指标。尽管对于前臂双极骨折脱位的研究已经持续了70余年，但长期以来一直缺乏对这类损伤进行明确的定义和归类。近年来较为人所接受的是公茂琪[2]团队在2017年做出的总结：前臂双极骨折脱位是前臂上下尺桡关节脱位合并前臂尺桡骨1处或多处骨折。尺骨骨折归类于近端损伤，与上尺桡关节脱位构成孟氏骨折；桡骨骨折归类于远端损伤，与下尺桡关节脱位构成盖氏骨折。公茂琪团队将前臂双极骨折脱位定义为类似孟氏骨折合并盖氏骨折的一类损伤确实为前臂双极骨折脱位的定义与诊断提供了一个相对准确的参考。但是根据我们的临床经验这种分类方式存在很大的局限性，我们几乎很难找到完全符合这种分类标准的病例。在观察中我们发现大部分病例呈现出来的特点通常是一端骨折伴另一端脱位，包括Essex-Lopresti损伤也是近端的桡骨小头骨折伴下尺桡关节脱位。所以我们认为将分类标准扩大到前臂双极同时存在骨折或脱位更有利于及时发现前臂双极骨折脱位，并对其进行分类与诊断。

分类上，根据我们的经验，可以按照上下尺桡关节的分离程度成为稳定型与不稳定型。存在上下尺桡关节分离的为不稳定型，治疗时需要重点考虑尺桡关节的临时固定及周围软组织的修复，术后康复与稳定型相比要更加谨慎，一般术后6周拔除临时内固定物，开始进行功能锻炼，功能锻炼首先进行肘关节和腕关节的屈伸锻炼，再进行前臂的旋转功能锻炼。而上下尺桡关节没有明显分离的稳定型，治疗时则以尺桡骨的生物力学稳定性的恢复为主，一般3周左右待软组织修复完成后尽早进行功能锻炼。

3. 前臂双极骨折脱位的治疗　目前针对前臂双极骨折脱位上尺桡关节的治疗重点主要在以下两个方面：一方面是尺桡骨的解剖复位，尺桡骨解剖结构的恢复，对上下尺桡关节的复位非常重要，正确的尺骨弓和桡骨弓及尺桡骨长度的恢复是治疗双极骨折脱位的基础和关键，也是治疗上下尺桡关节不稳定的关键，是术后旋转功能恢复的生理基础；另一方面是以环状韧带、外侧副韧带为主的周围软组织的修复。根据我们的观察和临床经验，我们认为在重视以上两个方面的同时，骨间膜的修复也是不能忽视的，骨间膜在维持整个前臂运动和稳定方面的作用是不可替代的。长期以来，我们的治疗重点都在恢复骨性结构的生物力学稳定性，而忽略了周围软组织，尤其是前臂骨间膜的修复，这也是患者预后大都存在前臂旋转功能受限及肘关节功能受限的主要原因之一。而本次研究中稳定组之所以前臂功能没有出现明显受限，我们认为也是前臂骨间膜未出现明显损伤的原因。

前臂的旋转运动其实可以看作是以尺骨为轴，桡骨通过前臂骨间膜围绕尺骨进行旋转运动。前臂骨间膜损伤会显著影响前臂的横向和纵向稳定性[3]，Pfaeffle[4]等人研究指出骨间膜对横向矢量的传递是有助于防止前臂尺桡骨分离，将尺桡骨连接成一个整体。Nakamura[5]等人通过3D MRI技术对前臂骨间膜在前臂旋转过程中的形态变化进行了观察，研究发现前臂骨间膜在旋前位时呈松弛的波浪状，而在中立位和旋后位时呈紧张的平铺状。既往还有研究[6]指出骨间膜的作用不仅仅是传导轴向应力，它分散轴向应力的作用更为重要。前臂骨间膜将轴向传来的应力，根据前臂应力结构的特点进行力量的重新分配，使应力分布更加合理，减少各骨性结构、软组织结构的负担。

但骨间膜损伤的诊断和治疗复杂困难，缺少统一的标准，尤其是对骨间膜的生物力学特点仍不是非常清楚，很多学者都做了一些尝试研究。在我们的既往研究中，我们分别切断尸体标本的前臂骨间膜中央束和近端斜束，并成功对这两束骨间膜进行了重建。通过研究我们发现骨间膜破坏后明显影响了上下尺桡关节的稳定性，并且对骨间膜进行重建后确实可以一定程度上恢复上下尺桡关节的稳定性[7]。

前臂双极骨折脱位本身就是一个发病率低、误诊率高的一种创伤，其伴随的骨间膜损伤就更容易为人忽视。目前对于前臂双极骨折脱位的诊断时机、损伤程度、治疗与否、方式选择都存在争议，我们尝试从既往的病例中总结出相对规范的治疗程序，但仍需要更多的临床病例进行总结完善。

（张　宁：宜兴市人民医院）

参考文献

[1]Card RK，Lowe JB.Anatomy，Shoulder and Upper Limb，Elbow Joint[M].StatPearls Publishing：Treasure Island（FL），2020.

[2]Xiao K，Zhang J，Li T，et al.Anatomy，definition，and treatment of the "terrible triad of the elbow" and contemplation of the rationality of this designation[J].Orthop Surg，2015，7（1）：13-18.

[3]Green JB，Zelouf DS.Forearm instability[J].Journal of Hand Surgery：American Volume，2009，34A（5）：953-961.

[4]Pfaeffle HJ，Fischer KJ，Manson TT，et al.Role of the forearm interosseous ligament：is it more than just longitudinal load transfer？[J].J Hand Surg Am，2000，25（4）：683-688.

[5]Nakamura T，Yabe Y，Horiuchi Y，et al.Normal kinematics of the interosseous membrane during forearm pronation-supination--a three-dimensional MRI study[J].Hand Surg，2000，5（1）：1-10.

[6]Shepard MF，Markolf KL，Dunbar AM.Effects of radial head excision and distal radial shortening on load-sharing in cadaver forearms[J].J Bone Joint Surg Am，2001，83（1）：92-100.

[7]Zhang N，Fang JH.Forearm interosseous membrane maintains the stability of proximal radioulnar joint[J].Orthop Surg，2021，13（1）：168-174.

5 第五章 桡骨远端创伤

病例16 经15mm单一微创入路内固定治疗桡骨远端骨折

一、概述

桡骨远端骨折是上肢最常见的损伤之一，平均每1000人每年可发生2例桡骨远端骨折[1]。虽然目前针对桡骨远端骨折的最佳治疗方式仍存在争议，但随着人们生活水平的提高和患者对腕关节功能要求的提高，手术治疗越来越受到外科医生青睐，特别年轻患者[2]。其中掌侧Henry入路切开复位钢板内固定治疗桡骨远端骨折疗效确切，术后并发症少，腕关节功能恢复良好[3]。尽管如此，该入路也存在一些缺点，如切口偏大不美观，术中需要切断旋前方肌等韧带组织，可能导致术后腕关节功能受限及延长骨折愈合时间等。随着微创理念的提出，小切口微创钢板内固定治疗也逐步应用于桡骨远端骨折的手术治疗中，其具备手术切口小、对骨膜软组织剥离少、术后愈合快、外型美观等优点，是目前微创骨科的一个发展趋势。

二、病历摘要

（一）患者信息

患者女性，60岁，因"摔伤致右腕部疼痛伴活动受限1天"由外院转入我院。

现病史：患者入院前1天许因摔伤致右腕部疼痛伴活动受限而就诊于外院急诊，经查体并拍片（病例16图1）示"右桡骨远端骨折，断端粉碎，移位明显。"外院予以掌侧石膏托固定制动，未进行复位处理。患者自觉效果不佳，自觉疼痛剧烈，为进一步治疗而就诊于我院专家门诊，门诊拆除敷料检查发现局部肿胀明显，暂不适宜进一步手法复位，拟"右桡骨远端骨折"收住入院行进一步诊治。

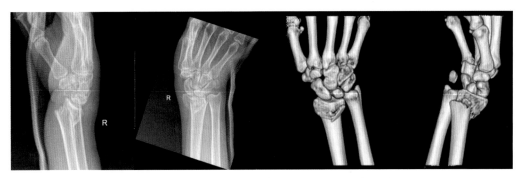

病例16图1　术前右腕关节正侧位X线及三维重建

既往史、个人史、家族史：平素身体健康。无糖尿病、高血压、冠心病病史，无肝炎、结核或其他传染病等病史及其密切接触史，无手术史，入院前无其他外伤史，无血制品输注史，无食物、药物过敏史，预防接种史按计划进行。否认烟酒等不良嗜好，否认长期接触工业化学用品史。无家族性遗传病及肿瘤癌症史。

专科查体：①视诊：右腕部餐叉样畸形，局部肿胀明显，皮肤未见瘀青，无皮肤破损、渗出及骨外露。②触诊：右腕部张力较高，背侧压痛明显，可触及明确骨擦感及异常活动，右腕部桡动脉搏动可及，右手各指末梢血液循环及感觉未见明显异常。③动诊：右腕关节因疼痛拒动，右手各指屈伸活动因疼痛而轻度受限。④量诊：双上肢基本等长。

（二）病情分析及治疗方案

患者入科后完善术前相关检查，予消肿、止痛等对症治疗。结合专科查体和影像学检查，诊断为"右侧桡骨远端骨折（AO分型23R A3.3型）"。根据改良La Fontaine指数，右桡骨远端干骺端背侧皮质粉碎＞50%桡骨掌背侧体积，骨折原始移位＞1cm，初始背侧倾斜大于20°，初始桡骨短缩＞5mm，属于不稳定桡骨远端骨折，有明确手术指征[4]。2022年美国骨科医师学会（the American academy of orthopaedic surgeons，AAOS）与美国手外科医师学会（The American Societyfor Surgery of the Hand，ASSH）联合推出了桡骨远端骨折的临床操作指南，包含7条建议，其中对于年龄≤65岁的患者，提出该组患者内固定指征为桡骨短缩＞3mm，背侧成角＞10°，关节面移位或间隙＞2mm的患者[5]。该指南指出该类别患者手术内固定治疗能够获得更好的影像学及治疗结果，证据指数为中等。结合本例患者年龄虽已60岁，但仍在就业工作中，且日常生活中对肢体功能要求较高，故患者手术意愿强烈，明确告知难以忍受长期采用石膏固定制动而严重影响日常生活。经科室治疗组讨论决定行单一掌侧15mm微创Henry入路内固定术治疗。术前告知患者本人及其家属手术相关风险，患者及其家属表示理解，并同意手术，签署手术知情同意书等相关手术材料。

（三）手术步骤及要点

患者采用臂丛神经阻滞麻醉，上臂近端使用充气止血带。术中取仰卧位，患肢外展于手术台，于腕横纹桡侧近端20mm以近设计纵向15mm微创Henry入路（病例16图2），切开皮肤、皮下组织，自桡侧腕屈肌与桡动脉间隙进入，锐性分离，直视下保护桡动脉并向桡侧牵开，间隙内细小血管予双极电凝止血；该入路通常可显露远端1/3～1/2旋前方肌且部分病例常可见骨折端刺破旋前方肌，术中沿显露处旋前方肌桡侧缘向远端止点缘做"L"形切开并紧贴骨膜剥离或直接于旋前方肌破口处切开并剥离远端肌肉以彻底显露骨折端，剩余近端旋前方肌同样予以骨膜下钝性分离形成一间隙方便钢板插入。术中由助手持续牵引，术者经切口观察偏桡侧骨折线并采用顶压、推挤、触摸等手段复位断端，经桡骨茎突向近端干骺端临时斜行打入1～2枚直径1.2～1.5mm克氏针固定骨折端；经术中C型臂X线机透视下确认骨折复位良好后经旋前方肌下方插入解剖型桡骨远端锁定钢板（DVR，捷迈医疗）（病例16图3）。经放置于理想位置后于钢板远端及近端2处克氏针定位孔打入2枚直径1.5mm克氏针，再次透视确认骨折复位理想，钢板位置良好后于远端依次钻孔植入锁定螺钉、于近端钻孔植入2枚皮质骨螺钉，术中拔出临时固定的克氏针后最后透视确认骨折复位及内固定位置均理想后松止血带（病例16图4），切口彻底止血、反复冲洗，予可吸收线缝合旋前方肌覆盖钢板，切口逐层缝合（病例16图5），临时予石膏托固定制动。

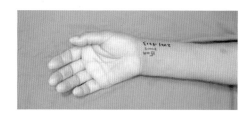

病例16图2　术中设计切口为15mm

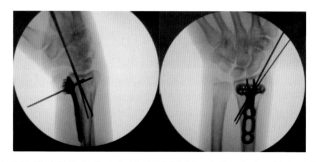

病例16图3　复位骨折端后经桡骨茎突向近端干骺端临时斜行打入2枚克氏针固定骨折端，经术中C型臂X线机透视下确认骨折复位良好后经旋前方肌下方插入解剖型桡骨远端锁定接骨板（DVR，捷迈医疗）

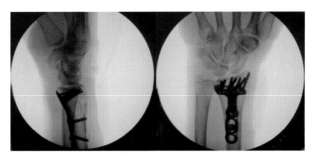

病例16图4 经透视接骨板位置良好后于远端依次钻孔植入锁定螺钉、于近端钻孔植入2枚皮质骨螺钉，拔出临时固定的克氏针

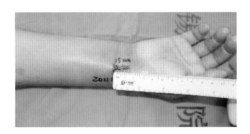

病例16图5 术中最终切口为15mm

（四）手术结果及随访

患者术后第2日即换药并更换为支具固定，并复查腕关节正侧位（病例16图6），支具推荐固定3~4周，期间以主动屈伸手指为主。待去除支具后逐渐进行腕关节屈伸、前臂旋转等功能训练。具备条件者推荐康复科进行系统康复治疗。术后1个月、3个月、6个月及12个月门诊随访，均行Gartland-Werley腕关节评分[6]。

术后1个月Gartland-Werley腕关节评分为1分，评价达优。复查右腕关节正侧位X线示右桡骨远端骨折复位良好，内固定位置良好，骨折线模糊（病例16图7）。

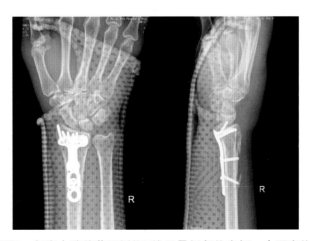

病例16图6 复查右腕关节正侧位X线示骨折复位良好，内固定位置良好

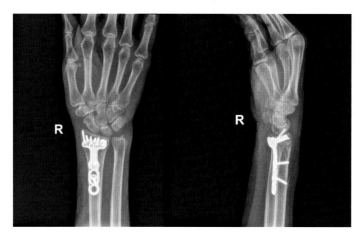

病例16图7　术后1个月复查右腕正侧位X线示右桡骨远端骨折复位良好，
内固定位子良好且骨折线模糊

　　术后2个月门诊随访，患者右腕关节活动度背伸75°、屈曲80°，旋后85°，旋前90°，下尺桡关节处可及轻微疼痛，Gartland-Werley腕关节评分1分，患者对腕关节功能满意（病例16图8）。

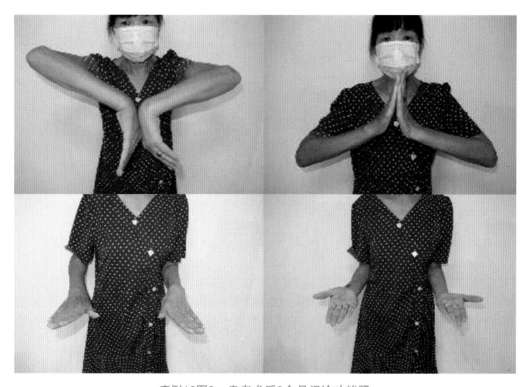

病例16图8　患者术后2个月门诊功能照

三、病例讨论

近二十年来，微创手术（minimally invasive surgery，MIS）由于其创伤小、并发症少、恢复快、费用低等优点，在许多专科中得到了普及。在骨科创伤领域，由于持续的关注和各种新概念、新技术的不断涌现[7]，微创复位固定也是患者和外科医生长期以来孜孜以求的终极目标。其中MIPO技术的推广，临床上已常规应用于肱骨、股骨、胫骨等处[8]。但常见的桡骨远端骨折微创手术报道较少，技术相对不成熟[9]。桡骨远端骨折的经典手术入路为掌侧Henry入路，一般长度为6～8cm，该入路通常需要切断旋前方肌，对术后腕关节旋转功能及骨折愈合有一定影响[10]。如何最大限度地避免腕关节周围肌肉及韧带结构损伤、提高患肢术后功能、缩短切口长度，是外科医师的永恒追求。众所周知，小切口最为美观，符合当前外科微创化的潮流，更能贴近患者的功能与美观兼顾的需求，但同时也意味着难度成倍增加。

1. 15mm微创Henry入路的可行性　Heidari等[11]提出桡骨远端掌侧有足够的空间供钢板附着，因此内固定的大小决定了手术能否微创化及手术切口的大小。只要能提供足够强度及合适外形的桡骨远端掌侧锁定钢板，微创手术就能实施。Lebailly等[12]于2013年在11具尸体上采用15mm微创Henry入路模拟治疗桡骨远端骨折，术后切口平均为16.3mm，没有发现并发症。该研究结果表明，掌侧钢板固定通过15mm切口的方法是可行的，而且这种方法极具美学结构。因此，Lebailly等[13]于2014年报道采用15mm微创Henry入路治疗144例桡骨远端骨折，取得了非常满意的疗效，最终切口长度平均为16.1mm。他们认为经15mm微创Henry入路植入钢板内固定治疗桡骨远端骨折是一种可靠、重复性好、并发症少的方法，可以治疗包括关节内移位在内的大部分桡骨远端不稳定型骨折。NaitoK等[14]甚至在此基础上于2016年报道了18例经掌侧10mm微创Henry入路植入DVR固定桡骨远端骨折并取得优异结果的病例，充分证明15mm微创Henry入路完全可行。

2. 骨折类型的选择——术者的经验　在骨折类型选择上，对于具备手术指征的A2、A3型及C1、C2型患者，本术式均能取得理想的结果，但B3、C3型骨折应谨慎选择本术式。少数C3型可以尝试，建议仅限于C3.1型，即C3型中的最简单型。主要在于桡骨远端C3型属于最复杂骨折类型，常规Henry入路处理时也会有一定困难。而对于B3型骨折，由于掌侧剪切应力较大，且切口小，无法整体观察掌侧骨折线，采用微创Henry入路时骨折复位及固定均十分困难，Lebailly等[13]纳入的144例桡骨远端骨折中B3型仅有2例，间接证实B3骨折采用该术式较为困难，需慎重采用。当然，由于该入路在术中可以直接转成常规Henry入路，如术者拟不断提高手术技巧，术中可先设计微创Henry入路尝试，如操作困难则转为常规Henry入路即可。

3. 骨折复位及内固定放置技巧 由于切口设计直接位于骨折线前方，除了B3型骨折无法整体观察掌侧骨折线，其他类型骨折均可以在直视下复位，术中可利用1.5mm克氏针经桡骨茎突打入穿过骨折端临时维持复位固定骨折断端，提前植入钢板，利用钢板上克氏针定位孔临时固定后透视观察，经微调至骨折端及钢板位置均良好后直接经DVR远端套筒钻孔，植入锁定螺钉，再经DVR干部滑动加压孔钻孔，植入皮质骨螺钉固定，一般情况下植入2枚即可，其中远端孔垂直固定，近端孔斜向固定，如此可充分减轻对切口周围软组织的牵拉损伤。对于比较特殊的B3型骨折，术中复位时通常先植入DVR，由助手持续牵引后经克氏针定位孔临时固定，透视后位置理想或微调至理想位置，在DVR近端滑动孔钻孔，打入1枚皮质骨螺钉，通过钢板挤压掌侧骨折块达到复位，经透视观察骨折复位理想后再经DVR远端套筒钻孔植入锁定螺钉，最后再于DVR干部加压孔钻孔植入1枚皮质骨螺钉。

4. 术后康复要点及并发症预防 由于旋前方肌具有稳定下尺桡关节并提供前臂21%的旋前力量，通常情况下闭合切口时都需要将切开的旋前方肌做缝合修复，可以有效减少屈肌腱的磨损及断裂，也利于术后旋转功能的恢复[15]。当然，学者在行本术式的几乎所有65岁以上的老年患者中，观察旋前方肌均较为菲薄，部分甚至已经被骨折端破坏，术中缝合时绝大多数情况会出现肌肉撕裂，此时就不必强求修复，因此时旋前方肌修复与否对前臂活动度及上肢功能无显著影响[16]。

由于切口小，年轻患者皮肤较为紧致，有时因牵拉而出现切缘皮肤挫伤而影响愈合，如极度牵拉可能导致桡动脉及正中神经的损伤，此时可将年轻患者的切口稍作延长增加操作空间，一般延长至20mm即可较为方便进行手术操作。老年患者因皮肤松弛，经牵拉后的操作空间较年轻患者大，几乎不需延长切口。因术中出血极少，术后常规不放置引流，且术后肿胀、疼痛程度均较轻微，患者可早期行功能锻炼，符合加速康复理念[17, 18]。

综上，经掌侧15mm微创Henry入路植入锁定钢板治疗桡骨远端骨折安全、可行，且固定可靠，可早期功能锻炼。该入路兼具微创与美观，符合极微创理念，值得在临床推广开展。

[刘　军　吴永伟　芮永军：无锡市第九人民医院（无锡市骨科医院）]

参考文献

[1]Lee DY，Park YJ，Park JS.A Meta-analysis of studies of volar locking plate fixationof distal radius fractures：conventional versus minimally invasive plate osteosynthesis[J].Clin Orthop Surg，2019，11（2）：208-219.

[2]Liverneaux PA.The minimally invasive approach for distal radius fractures and malunions[J].J Hand Surg Eur Vol，2018，43（2）：121-130.

[3]胡海洋，巨积辉，周正虎，等.经掌侧入路部分保留旋前方肌锁定接骨板治疗桡骨远端不稳定性骨折[J].中华手外科杂志，2018，34（3）：181-184.

[4]Yoon RS，Liporace FA，et al.Optimal management of distal radial fractures in theelderly[J]. Current Orthopaedic Practice，2015，26（6）：591-596.

[5]Kamal RN，Shapiro LM.American academy of orthopaedic surgeons/american societyf or surgery of the hand clinical practice guideline summary management of distal radius fractures[J].J Am Acad Orthop Surg，2022，30（4）：e480-e486.

[6]Gartland JJ Jr，Werley C.Evaluation of healed Colles fractures[J].J Bone Joint Surg（Am），1951，33-A（4）：895-907.

[7]Zhang YZ.Minimally invasive reduction and fixation in orthopedic trauma[J].Chin Med J（Engl），2016，129（21）：2521-2523.

[8]Scuderi GR，Tria AJ.Minimally invasive surgery in orthopedics[J].Springer，2010，23：102-108.

[9]Mirarchi AJ，Nazir OF.Minimally invasive surgery：is there a role in distal radius fracture management？[J].Curr Rev Musculoskelet Med，2021，14（1）：95-100.

[10]Armangil M，Bezirgan U，Başarır K，et al.The pronator quadratus muscle after plating of distal radius fractures：is the muscle still working？[J].Eur J Orthop Surg Traumatol，2014，24（3）：335-339.

[11]Heidari N，Clement H，Kosuge D，et al.Is sparing the pronator quadratus musclepossible in volar plating of the distal radius？[J].J Hand Surg Eur Vol，2012，37（5）：402-406.

[12]Zemirline A，Naito K，Lebailly F，et al.Distal radius fixation through a mini-invasiveapproach of 15 mm.Part 1：feasibility study[J].Eur J Orthop Surg Traumatol，2014，24（6）：1031-1037.

[13]Lebailly F，Zemirline A，Facca S，et al.Distal radius fixation through a mini-invasiveapproach of 15mm.PART 1：a series of 144 cases[J].Eur J Orthop Surg Traumatol，2014，24（6）：877-890.

[14]Naito K，Zemirline A，Sugiyama Y，et al.Possibility of fixation of a distal radius fracture with a volar locking plate through a 10 mm approach[J].Tech Hand Up Extrem Surg，2016，20（2）：71-76.

[15]应晓洲，陈昭心，陈辉，等.保留旋前方肌改良Henry入路掌侧钢板内固定治疗老年桡骨远端骨折[J].中华创伤杂志，2020，36（6）：514-519.

[16]钱忠卫.旋前方肌修复与否对桡骨远端骨折内固定术后功能恢复的比较[J].中华手外科杂志，2017，33（2）：146-147.

[17]白求恩公益基金会创伤骨科专业委员会，中国医疗保健国际交流促进会加速康复外科学分会创伤骨科学组.加速康复外科理念下桡骨远端骨折诊疗方案优化的专家共识[J].中华创伤骨科杂志，2019，21（2）：93-101.

[18]蔡宇，周华军，韩红，等.早期康复促进桡骨远端骨折术后腕关节功能康复的临床研究[J].中华手外科杂志，2016，32（5）：374-376.

病例17　桡骨远端骨折合并舟月韧带损伤的治疗

一、概述

腕关节在工作与生活中是使用频率最高的关节，腕关节周围的骨与韧带损伤会严重影响患者生活、学习、工作、运动健身等能力。此外，腕关节是人体结构最为复杂的一个关节，可分为腕掌、腕中、桡腕三个关节，总共有15块骨头参与，骨与骨之间由众多的韧带相连接，以保证关节的稳定。其中桡骨远端骨折是临床上较常见的骨折，约占全身骨折的1/6，且近年来发病率有上升趋势。而在所有桡骨远端骨折中，相关的舟月韧带损伤的发生率为35.3%[1]。但临床中经常仅仅处理桡骨远端骨折，而舟月韧带损伤经常被漏诊，导致术后远期的功能障碍。

二、病历摘要

（一）患者信息

患者女性，65岁，右腕部外伤后疼痛伴活动受限2小时。

现病史：患者2小时前跌倒，右腕部着地，当时即感右腕部疼痛、肿胀、活动受限，右肘、右手诸指活动可，无右手诸指麻木等不适。随来我院门诊就诊，检查X线片及CT（病例17图1、病例17图2）示"右桡骨远端骨折，右尺骨茎突骨折，右舟月间隙增宽。"为进一步治疗，门诊拟"右桡骨远端骨折，右尺骨茎突骨折，右舟月韧带损伤"收住入院。

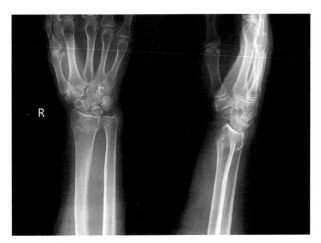

病例17图1 术前X线

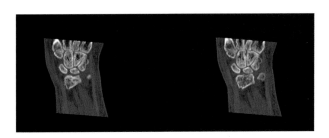

病例17图2 术前冠状位CT

既往史：平素身体健康。无糖尿病，无高血压，无冠心病，无肝炎、结核或其他传染病等病史及其密切接触史，无手术史，入院前无血制品输注史，无食物、药物过敏史，预防接种史按计划进行。否认烟酒等不良嗜好，否认长期接触工业化学用品。无家族性遗传病及肿瘤癌症史。

专科查体：视诊：右腕部畸形，局部肿胀明显，皮肤未见青紫瘀斑，皮肤无破损，无渗出及骨外露。触诊：右腕部压痛明显，可触及骨擦感，右上肢感觉无明显异常，右上肢末梢循环良好。动诊：右腕关节因疼痛活动受限，右肘关节活动正常，右手指活动正常。量诊：双上肢等长，右腕部增粗。

（二）病情分析及治疗方案

患者入科后完善术前相关检查，并行腕部MRI（病例17图3）示"右桡骨远端骨折，右舟月间隙增宽，舟月关节可见高信号"。结合专科查体和影像学检查，诊断为"右桡骨远端骨折，右尺骨茎突骨折，右舟月韧带损伤。"测量舟月间隙为4.8mm，患者对日常生活要求较高，手术意愿强烈，经科室治疗组讨论决定行右桡骨远端骨折切开复位内固定及右舟月韧带探查修补术。术前告知患者本人及其家属手术相关风险，患者及其家属表示理解，并同意手术，签署手术知情同意书等相关手术材料。

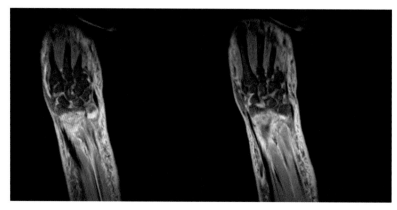

病例17图3　术前MRI

（三）手术步骤及要点

臂丛麻醉成功后，患肢于外展位，取腕部掌桡侧纵向切口约6.0cm，依次切开皮肤、皮下、深筋膜，自桡侧腕屈肌桡侧进入，暴露旋前方肌，自旋前方肌桡侧边缘，将旋前方肌向尺侧剥离，暴露桡骨远端骨折处，直视下复位桡骨远端骨折满意后，克氏针临时固定，放置掌侧钢板，术中在C型臂X线机透视下确认骨折对位及钢板位置满意后，依次螺钉固定，冲洗创面，彻底止血，逐层缝合切口。再取腕背侧正中约5.0cm纵向切口，依次切开皮肤、皮下、深筋膜，自拇长伸肌腱尺侧进入，切开关节囊，显露舟月骨，探查舟月韧带背侧部撕裂，且无修复可能，舟骨、月骨分别予以穿入一枚克氏针作操纵杆用，操纵杆控制舟月骨，纠正舟月骨的旋转及分离移位，两枚克氏针横行固定舟月骨，一枚克氏针固定舟头骨，在C型臂X线机透视下确认舟月关节对位可，冲洗创面，彻底止血，逐层缝合切口。

（四）手术结果及随访

术后第1天复查腕关节正侧位片示骨折复位良好，腕关节诸骨位置良好，内固定物在位（病例17图4）。患者术后前臂石膏托固定6周，6周后拆除石膏及克氏针，加强腕关节主被动活动。术后12个月取出桡骨远端钢板。拆除克氏针后1个月，术后13个月（取桡骨远端钢板后1个月），均行Mayo腕关节功能评分。拆除克氏针后1个月Mayo腕关节功能评分70分，复查腕关节正侧位，舟月间隙无明显增宽（病例17图5）。

术后13个月（取桡骨远端钢板后1个月）Mayo腕关节功能评分95分，复查腕关节正侧位，舟月间隙无明显增宽（病例17图6）。患者对腕关节功能满意（病例17图7）。

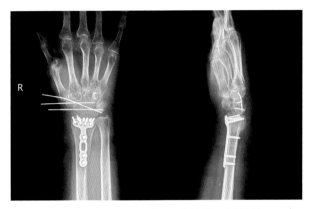

病例17图4　术后第1天腕关节正侧位片

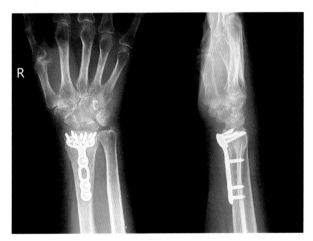

病例17图5　拆除克氏针后1个月腕关节正侧位片

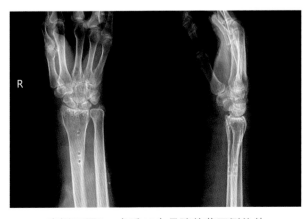

病例17图6　术后13个月腕关节正侧位片

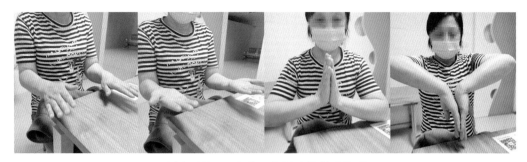

病例17图7　术后13个月腕关节功能照

三、病例讨论

桡骨远端骨折以年轻人的高能量损伤和老年人的低能量损伤为主。根据暴力的大小及受伤时腕部的体位不同，桡骨远端关节面骨折有着不同方向和不同程度的移位。Sakai等[2]提出了桡骨远端骨折的手术适应征，即：①骨折不能手法复位者；②骨折不稳定，能手法复位但不能维持者；③骨折伴血管、神经或肌腱损伤者；④多发伤或双手外伤者；⑤骨折后希望早日恢复活动者。桡骨远端骨折的手术方式包括：①经皮穿针复位内固定；②外固定架技术；③切开复位内固定；④闭合或有限切开复位髓内钉（针）治疗；⑤小切口微创治疗；⑥关节镜治疗；⑦腕关节置换术。

但桡骨远端骨折经手术治疗后，即便获得了解剖复位，仍有可能存在腕关节活动受限、手部力量下降及腕部疼痛不适等症状，主要原因可能是骨折并发的软组织功能修复不良。随着受伤时暴力的增加，将会发生腕部周围韧带的损伤，这些韧带包含有内在韧带和外在韧带，其中比较常见的是内在韧带，尤其是舟月韧带的损伤。Geissler等观察了60例桡骨远端关节内骨折，发现舟月韧带损伤率为30%。Lindau等观察了50例桡骨远端骨折（包括关节内和关节外骨折），发现舟月韧带损伤率为78%。舟月韧带有连接和限制近排腕骨活动作用，在维持腕关节的稳定方面有着重要的意义[3]。其完全的断裂有可能导致舟骨的掌屈及月骨的背伸畸形，又称"近排腕骨背伸不稳定"，并由此导致桡腕关节应力分布的失衡，如果不能及时治疗，最后发生"继发于舟月关节功能障碍的腕骨塌陷"，从而引起腕关节疼痛并严重损害腕关节的功能。因此，对于此类损伤我们应在尽早及时地予以治疗。

但是桡骨远端骨折中的舟月韧带损伤经常被忽视，尤其是当损伤被其他更明显的损伤所掩盖时，导致漏诊并未及时得到治疗，以致术后腕关节疼痛和功能障碍。

关节镜检查是诊断舟月韧带损伤的金标准，可以在直视下观察到舟月韧带及其周围韧带的损伤程度，并对损伤进行分级，Geissler等[4]依据关节镜下舟月韧带损伤的程度将舟月韧带损伤分成4级：Ⅰ级：桡腕关节可见腕骨间韧带薄弱/出血；腕中关节间隙未见腕骨排列不一致。Ⅱ级：桡腕关节可见腕骨间韧带薄弱/出血；腕中关节间隙可见腕骨排列不一致/台阶；腕骨间出现轻度间隙（宽度小于探针）。Ⅲ级：桡腕关节和腕中关节间隙均可见腕骨排列不一致/台阶；腕骨间间隙增宽，可插入探针。Ⅳ级：桡腕关节和腕中关节间隙均可见腕骨排列不一致/台阶；操作时可见明显不稳定；腕骨间间隙增宽，可通过2.7mm关节镜。

但是在术前只能依靠X线、CT、磁共振，X线片是最常用的诊断舟月韧带损伤的检查。不同位置的X线片可为临床提供不一样的信息。标准的前后位片上，和对侧相比出现舟月间隙异常增宽，称为Terry Thomas征阳性，舟月间隙应当在舟骨内侧关节面中点处测量，当舟月间隙＞3mm应高度怀疑舟月韧带损伤，当舟月间隙＞5mm即可诊断舟月韧带损伤。同时，在前后位片上出现舟骨皮质环征、侧位片出现舟月角＞60°或桡月角＞15°也都应高度怀疑舟月韧带损伤。

MRI具有无创和无辐射等优点，目前在腕关节韧带损伤的诊断中应用越来越频繁。其中，Ⅰ级损伤，MRI表现为舟月韧带背侧及中心部分撕裂，舟月间隙无增宽。Ⅱ级损伤，MRI表现为舟月韧带中心及背侧部分撕裂，表现为舟月间隙稍增宽，为2～3mm。Ⅲ级损伤，MRI表现为舟月韧带完全撕裂，舟月间隙明显增宽，为3～5mm。Ⅳ级损伤，MRI表现为舟月韧带完全撕裂，舟月间隙明显增宽，为5～6mm。

随着现代骨科学的发展及对桡骨远端骨折合并舟月韧带损伤的认识不断加深，发现部分关节内桡骨远端骨折，尤其是矢状移位，舟月距离更大，韧带损伤的风险更大[5]。桡骨远端的骨折严重程度与舟月韧带损伤无关。但关节内骨折与舟月韧带损伤的患病率显著增加有关[6]。

舟月韧带损伤可以分为急性损伤、亚急性损伤及慢性损伤，一般4周内的损伤定义为急性损伤，4周至6个月为亚急性损伤，超过6个月为慢性损伤[7]。桡骨远端骨折合并舟月韧带损伤，舟月韧带大多是急性损伤，对于急性期舟月韧带损伤，舟月不稳处在动态不稳的阶段，可采用经皮穿克氏针固定舟月、舟头关节进行治疗，会取得非常好的预后[8]。也可采取开放手术，通过骨隧道或铆钉直接修复损伤韧带，也会获得满意的治疗效果。尽管舟月韧带呈半环形分布于舟、月骨的掌、背侧及近侧，其中背侧部分由横行的胶原纤维构成，是舟月韧带中最坚强、最厚实的部分，也是维持舟月关节稳定的最主要部分[3]。所以，目前所有舟月韧带开放的修复或重建手术均选择其背侧部分，这样可最大程度地稳定舟骨和月骨。与治疗患者相比，与桡骨远端骨折相关的未经治疗的舟月韧带损伤患者在受伤肢体功能方面没有统计学意义差异。然而，主观上，他们在进行日常活动时感到更多的痛苦和更多的限制。因此，在一期手术中治疗受伤的舟月韧带合并桡骨远端骨折是良好的选择[9]。

（郑国庆　徐海波：南京市栖霞区医院）

参考文献

[1]Begum R，Hourston GJM，Bochmaan T，et al.A systematic 10-Year review of the use of arthroscopy in the assessment and treatment of intercarpal ligament injuries associated with acute distal radius fracture [J].J Hand Surg Asian Pac Vol，2022，27（6）：935-944.

[2]Sakai A，Oshige T，Zenke Y，et al.Association of bone mineral density with deformity of the distal radius in lowenergy Colles' fractures in Japanese women above 50 years of age[J].J Hand Surg Am，2008，33（6）：820-826.

[3]Ringler MD.MRI of wrist ligaments[J].J Hand Surg Am，2013，38（10）：2034-2046.

[4]Geissler WB，Freeland AE，Savoie FH，et al.Intracarpal soft-tissue lesions associated with an intra-articular fracture of the distal end of the radius[J].J Bone Joint Surg Am，1996，78（3）：357-365.

[5]Cromheecke M，Vergison L，Benis S，et al.Which fracture types are associated with widening of the scapholunate distance？ A CT-Scan Study of Acute Intraarticular Distal Radius Fractures[J]. J Hand Surg Asian Pac Vol，2021，26（3）：440-444.

[6]Gunal I，Ozaksoy D，Altay T，et al.Scapholunate dissociation associated with distal radius fractures[J].Eur J Orthop Surg Traumatol，2013，23（8）：877-881.

[7]Manuel J，Moran SL.The diagnosis and treatment of scapholunate instability[J].Orthop Clin North Am，2007，38（2）：261-277.

[8]King RJ.Scapholunate diastasis associated with a barton fracture treated by manipulation，or Terry-Thomas and the wine waiter[J].J R Soc Med，1983，76（5）：421-423.

[9]Gajdos R，Pilny J，Pokorna A.Injury to the scapholunate ligament in distal radius fractures：peri-operative diagnosis and treatment results[J].Acta Chir Orthop Traumatol Cech，2016，83（5）：336-343.

病例18　掌背侧双钢板治疗不稳定性桡骨远端骨折

一、概述

桡骨骨折为临床常见的骨折类型，且以远端骨折为主要类型，C型桡骨远端骨折患者多表现为明显的骨折部位压痛感、明显肿胀感及活动受限等临床症状，对患者的生活质量带来严重影响。治疗关键在于恢复桡骨远端解剖、维持复位、减少并发症，加强腕、手关节早期功能锻炼，能获得最大功能恢复。对于C型桡骨远端骨折通常由于关节面粉碎、塌陷、移位，要恢复关节面的平整、获得稳定固定比较困难。C型桡骨远端骨折常存在桡骨茎突或背尺侧骨折块粉碎的情况，学者使用掌侧锁定钢板结合背尺侧钢板辅助固定，获得了良好的治疗效果。

二、病历摘要

（一）患者信息

患者女性，81岁，外伤后右腕部疼痛伴活动受限3小时。

现病史：患者及家属诉入院前3小时不慎自行摔倒，伤及右腕部，即感患处疼痛，渐肿胀，伴有活动受限。家属急送患者来我院骨科门诊就诊，门诊予以患者右腕部正侧位（病例18图1）示"符合右腕关节Colles骨折，骨质疏松。"患者家属要求住院治疗，遂拟以"右桡骨远端骨折"收入我病区。

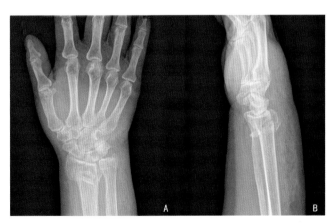

病例18图1　术前腕关节X线

A. 正位X线；B. 侧位X线

既往史：有高血压病史20年，自服尼群地平治疗，控制一般；否认糖尿病、冠心病病史；否认肝炎、结核等传染病病史；否认药物、食物过敏史；30年前因子宫肌瘤行子宫切除术，无输血史。

专科查体：①视诊：右腕关节肿胀，畸形，无皮肤破损，皮下可见淤斑。②触诊：右腕部压痛，可触及骨擦感，右上肢感觉无明显异常，右桡动脉可及，右上肢末梢循环良好。③动诊：右腕关节因疼痛拒动，右肘部及右肩关节活动良好，右手各手指运动可。④量诊：双上肢基本等长，右腕明显增粗。

（二）病情分析及治疗方案

患者入科后完善术前相关检查，结合专科查体和影像学检查（病例18图1、病例18图2），诊断为"右侧桡骨远端骨折（C型）"，且患者对日常生活要求较高，手术意愿强烈，经科室治疗组讨论决定行"掌背侧联合入路双钢板内固定术"。术前告知患者本人及其家属手术相关风险，患者及其家属表示理解，并同意手术，签署手术知情同意书等相关手术材料。

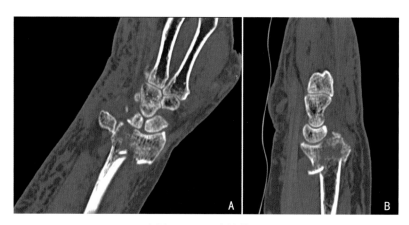

病例18图2　腕关节CT

A. 冠状位；B. 矢状位

（三）手术步骤及要点

全麻成功后，沿桡侧腕屈肌腱与桡动脉之间切开皮肤。在桡侧腕屈肌腱桡侧解剖、保护桡动脉并牵向桡侧，将桡侧腕屈肌腱及正中神经牵向尺侧，显露旋前方肌，沿旋前方肌桡侧切断肌纤维并向尺侧牵开，骨膜下剥离后即可显露骨折断端。去除骨折端软组织及血凝块并在牵引下复位，采用克氏针临时固定，然后置入桡骨远端T型锁定钛板和数枚螺钉固定，去除克氏针，在C型臂X线机透视下见桡骨远端背侧骨块分离移位。再于患者腕背侧以Lister结节为中心做一约6cm的切口，桡侧腕长短伸肌与拇长伸肌腱之间切开伸肌支持带，将桡侧腕长短伸肌向桡侧牵开，拇长伸肌腱向尺侧牵开，充分暴露骨折端，撬拨复位后取L型钛板少许折弯后置于桡骨远端背侧，钛板贴合良好，数枚螺钉固定，再次透视见骨折对位对线良好，掌倾角、尺偏角基本恢复（病例18图3），冲洗创面，彻底止血，逐层缝合切口。

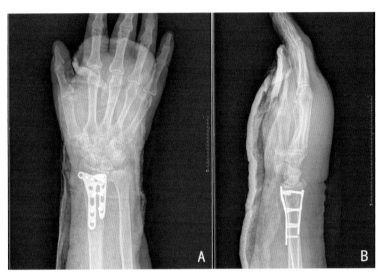

病例18图3　术后腕关节X线

A. 正位X线；B. 侧位X线

术后常规应用抗生素24小时，术后腕关节功能位石膏固定2周，术后2周拆线并去除石膏，嘱患者行患肢主动伸曲功能锻炼，4周后加强前臂旋后、旋前锻炼。

（四）手术结果及随访

术后门诊随访常规复查腕关节正侧位，见骨折对位对线良好，术后6个月骨折愈合，患者对腕关节功能满意。

三、病例讨论

治疗C型桡骨远端骨折的目标是维持关节面的连续性，恢复正常的桡骨远端长度、掌倾角及尺偏角，进而最大限度地改善关节功能[1]。手法复位主要适用于稳定型桡骨远端骨折的治疗，而对C型桡骨远端骨折患者，需要进行切开复位和钢板内固定[2]。掌侧入路与背侧入路均为目前临床中C型桡骨远端骨折患者切开复位内固定治疗中的主要入路方式。掌侧入路的优点有：①掌侧入路可以促进掌倾角与桡骨高度的恢复，有助于提高治疗效果；②掌侧入路因患者掌侧桡骨面更为平整，钢板放置与骨面更为贴合；③掌侧入路不涉及背侧伸肌腱，能有效避免背侧肌腱的刺激、磨损，甚至断裂等情况的发生。单纯掌侧钢板还有一定弊端，如不能有效支撑背侧干骺端粉碎骨块等。另外，背侧骨块较小，皮质较薄，掌侧锁定钢板的螺钉对其把持力有限，可见尺背侧骨折块后期移位的患者。背侧入路的优势在于，能够有限切开桡腕关节面，便于更清晰的观察，同时还可在直视下进行骨折块复位；且背侧钢板还支撑塌陷骨折，然而背侧入路也极易引发伸肌腱激惹，从而造成伸肌腱断裂、伸肌腱腱鞘炎等不良后果。

掌背侧双钢板的必要性。虽然单纯桡骨远端掌侧钢板成功治疗桡骨远端骨折有较多报道，但当桡骨茎突或背尺侧骨块严重粉碎时，单纯掌侧钢板难以满足坚强固定的要求。由于肱桡肌的牵拉，粉碎的桡骨茎突骨块常难以复位，且固定后容易再次移位。粉碎的背尺侧骨折块用掌侧螺钉固定时，如果螺钉太短容易再次移位，太长容易损伤背侧肌腱。桡骨远端C型骨折常存在骨折块的内外侧、前后方爆裂，使用双钢板固定能够产生三明治样效应，利于恢复桡骨远端的横径、前后径，增加骨折的即刻稳定性，为患者术后早期功能训练提供良好条件，有利于促进患者腕关节的功能康复。

（薛　骋：徐州医科大学附属医院）

参考文献

[1]Uzel AP，Bulla A，Tchero H，et al.Intra-articular distal radial fracture with lunate fossa rotated，about 4 cases：interest of surgical procedure by volar medial approach[J].Chir Main，2013，32（1）：37-43.

[2]宫福良、李杰，范钦波，等.三种不同方法治疗桡骨远端不稳定骨折的功能对比研究[J].中国骨与关节损伤杂志，2011，26（9）：842-843.

第六章
开放性骨折

病例19　Masquelet技术治疗桡骨开放性骨折伴缺损

一、概述

大段骨缺损的治疗一直是骨科临床上面临的一大难题，有着治疗时间长、难度大、费用高等问题。处理不当易导致肢体功能、临近关节功能丧失，严重影响患者预后，对其后续社会生活和经济上带来极大负担。目前临床上用于治疗长骨大段骨缺损的手段多种多样，如自体骨、同种异体骨、异种骨植骨术、人工骨移植术、Masquelet技术、Ilizarov技术（骨搬移技术）、带血管蒂骨移植技术、骨组织工程技术等。其中Masquelet技术操作简单，疗效确切，适应证较广，且有较强的抗感染能力，在临床得到越来越多应用。

二、病历摘要

（一）患者信息

患者男性，40岁，车祸致全身多处伤2周余。

现病史：患者2周多前骑电动车被小汽车撞伤，当即感觉全身多处疼痛不适伴活动受限，左前臂流血伴骨外露，无意识丧失，无黑矇、头痛、头晕、胸闷、恶心、大小便失禁等其他不适。随后由他人送至当地医院就诊，拍片示"左侧尺桡骨骨折、左侧锁骨骨折、左侧髌骨骨折"。病情平稳后于当地医院行"左侧髌骨骨折切开复位内固定术＋左侧锁骨骨折切开复位内固定术＋左尺桡骨开放性骨折清创外固定架固定术（尺骨内固定）"。为求进一步治疗来我院就诊，门诊拟以"多发骨折"收住入院。受伤以来患者胃纳、睡眠可，大小便可自解，近期体重无明显增减。患者术前影像学资料见病例19图1，术前伤口大体照见病例19图2。

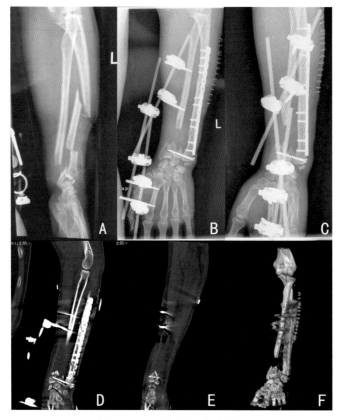

病例19图1　术前影像学检查

A．受伤时外院 X 线片；B、C．外院急诊术后转至我院时 X 线片；D、E、F．外院急诊术后患肢 CT 影像

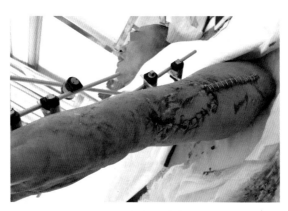

病例19图2　术前患肢伤口大体照

既往史、个人史、家族史：既往体健，否认高血压、糖尿病等慢性病史；否认传染病史；否认其他重大外伤及手术史；否认输血史；否认药物及食物过敏史；预防接种史正常；否认家族遗传病史及家族肿瘤史。

专科查体：①视诊：左前臂外固定支架在位，钉道无明显红肿渗出，尺侧可见长约20cm不规则伤口，已缝合，部分皮肤挫伤，伤口无明显红肿渗出，皮缘无明显坏死。左肩部、左膝前方分别可见约14cm、15cm切口对合良好，无红肿渗出。②触诊：左前臂压痛明显，皮温较对侧略高，左上肢皮肤感觉及血运可，左侧桡动脉搏动可扪及。③动诊：左腕关节外架固定，左肩关节因疼痛活动稍有受限，左肘关节及左手各指活动正常。余肢体活动未见明显异常。④量诊：双上肢基本等长，左前臂较对侧增粗约2cm；双下肢等粗等长。

（二）病情分析及治疗方案

患者入科后完善术前相关检查，结合专科查体和影像学检查，诊断为"尺桡骨骨折AO分型：23-C3.3型；开放骨折分型：Gustilo II型。"术前检查未见明显感染征象。桡骨骨折累及远端关节面，伴较大骨缺损（缺损长度约4cm），经科室讨论，认为可选治疗方案包括：①骨搬运；②带血管骨移植；③取髂骨植骨；④Masquelet技术。术前充分告知患者及及其家属不同治疗方案的利弊及相关风险，患者及家属选择Masquelet技术的两阶段手术方案。积极完善术前检查及相关准备工作，签署手术知情同意书等相关手术材料。

（三）手术步骤及要点

1. 第一阶段手术 麻醉满意后，患者取仰卧位，左上肢近端上止血带。拆除外固定架连接杆，常规消毒术区及外架骨针，铺无菌巾单。左前臂术区抗菌贴膜覆盖。取左前臂掌侧正中偏桡侧处，自腕横纹向近端切开约15cm，逐层分离显露桡骨骨折端，见桡骨远端粉碎性骨折，骨折累及关节面，桡骨干中下段约4cm长度骨缺损，骨折端与尺骨骨折端相通，创面内组织尚新鲜。双氧水、稀碘伏及大量生理盐水仔细彻底冲洗术区，去除失活组织。复位固定骨折端时，先复位桡骨远端关节面骨折块，透视见桡骨远端关节面复位满意后，1枚克氏针平行于远端关节面打入作为临时固定。选择足够长度桡骨远端解剖锁定钢板（8孔），先将其与远端关节面相匹配，透视见钢板与桡骨远端骨块位置满意后，打入远端5枚锁定螺钉。根据透视下尺桡关节面匹配关系，评估桡骨长度恢复情况并调整。再将钢板与桡骨近端相匹配以恢复冠状面力线，再与骨折近端打入1枚皮质骨螺钉，利用钢板解剖参数进一步纠正矢状位力线。透视见桡骨长度、掌倾角及尺偏角均恢复满意后，近端再打入2枚锁定螺钉固定。仔细冲洗术区，克氏针钻打通骨折远近端髓腔，将抗生素骨水泥（40g骨水泥加入2g万古霉素）制成合适大小放置于骨折端缺损处，注意将骨水泥塑形并使其充分与两端髓腔接触。再次冲洗后缝合。原位连接原外固定支架辅助固定。术毕。手术切口及骨折端大体照见病例19图3，术中透视影像见病例19图4，手术操作要点示意图见病例19图5，术后X线片见病例19图6。

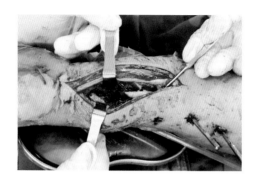

病例19图3　术中切口及骨折端大体照

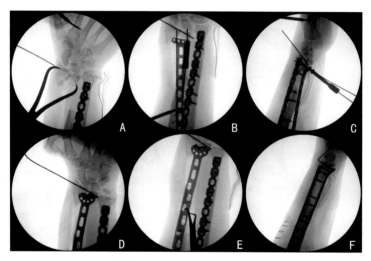

病例19图4　术中透视影像

　　A. 术中先复位桡骨远端关节面骨块并临时固定；B. 放置钢板使其与骨折远端相匹配；C. 打入远端锁钉螺钉；D. 恢复下尺桡关节面匹配关系；E. 利用钢板纠正桡骨力线；F. 打入近端锁钉固定

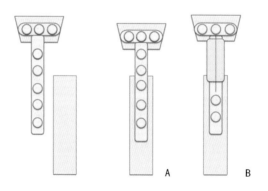

病例19图5　手术操作要点

　　A. 利用钢板复位骨折端，内固定矫正力线并维持肢体稳定；B. 骨水泥填充骨缺损处

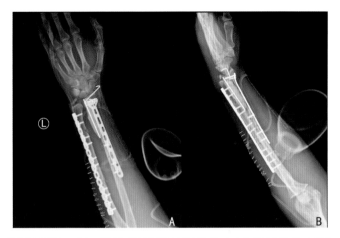

病例19图6　第一阶段术后X线片正位片（A）和侧位片（B）

术后当天清醒后即行左上肢肌肉静息收缩锻炼及各手指活动；术后第2天起主动肘关节屈伸活动及肩关节被动钟摆样活动（因合并同侧锁骨骨折）；术后1个月门诊拆除外固定支架，开始行左侧腕关节功能锻炼，暂不行前臂旋转活动。术后2个月，门诊复查炎症指标正常，拟行第二阶段手术。

2．第二阶段手术　麻醉满意后患者左上肢近端上止血带，消毒左前臂术区及左侧髂前上棘取骨区，铺无菌巾单，两术区分别抗菌贴膜覆盖。沿左前臂手术瘢痕逐层切开，见创面内肉芽组织新鲜，骨折端周围诱导膜形成良好（病例19图7）。取出骨水泥填充物，并注意保护诱导膜完整性。于左髂棘做长约5cm切口，逐层切开显露髂骨，以髋臼锉磨取适量骨泥备用（病例19图8），骨面以骨蜡封闭。检查取骨区无活动性出血，冲洗后逐层闭合。仔细冲洗左前臂术区，将所取骨泥混合适量同种异体骨植于桡骨骨折端缺损部位（病例19图9），充分填充后仔细缝合周围诱导膜，再逐层闭合切口，无菌敷料包扎，左前臂石膏托保护固定。术毕。

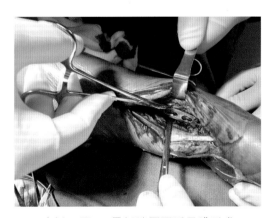

病例19图7　骨折端周围诱导膜形成

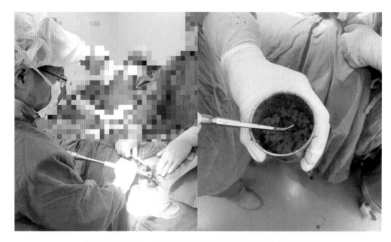

病例19图8　用髋臼锉从髂骨磨取适量骨泥

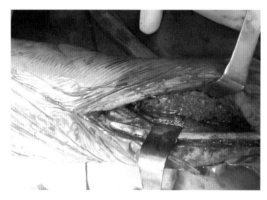

病例19图9　骨泥混合同种异体骨充分填充于骨折端缺损处

（四）手术结果及随访

手术当天清醒后行左上肢肌肉静息收缩锻炼及各手指活动，术后第2天起肘关节及肩关节活动，术后1个月拆除石膏，积极行腕关节功能锻炼及前臂旋转功能锻炼。定期门诊复查（1个月，3个月，6个月，12个月，2年），术后3个月起逐渐恢复左上肢负重活动。病例19图10为第二阶段术后14个月时X线片，病例19图11为第二阶段术后14个月时大体功能照。

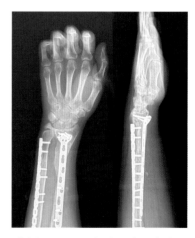

病例19图10　术后14个月复查X线示骨折愈合良好，无复位丢失及内固定失效

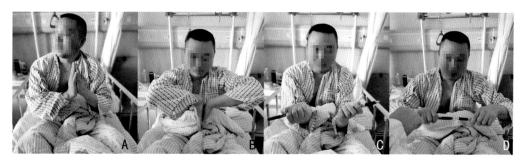

病例19图11　术后14个月大体功能照

A. 双侧腕关节背伸活动对比；B. 双侧腕关节屈曲活动对比；C. 双侧腕关节旋后活动对比；D. 双侧腕关节旋前活动对比

三、病例讨论

临床治疗骨缺损的方法较多，不同方法均有各自的优势与不足[1]。直接取自体髂骨移植是最传统的方案，其不足在于取骨量有限，骨愈合过程中会有部分骨吸收，且抗感染能力较差，对于感染风险高的患者不宜考虑此方案。带血管蒂的骨移植术愈合速度较快，抗感染、抗负荷能力较强，但该方案需要较高的显微外科技术，且可能导致供区出现感觉异常、慢性疼痛等并发症。骨搬运技术利用外固定支架对骨折端进行长期缓慢牵张成骨，稳定性较好且抗感染能力强，但其因需长期佩戴外固定支架生活，导致患者生活不便，体验较差，很多患者难以接受，且如患者医从性差可能严重影响治疗效果。

Masquelet技术又称为膜诱导技术，首先由法国医生masquelet于1986年提出[2]。该技术起初主要用于长骨骨缺损的治疗，后来逐渐用于修复干骺端、足跗骨、下颌骨等缺损的治疗。文献报道可重建最长达25cm的大段骨缺损[3]。该方案治疗分为两个阶段，第一阶段阶段首先对周围组织进行彻底清创，用内/外固定来维持肢体力线稳定，再以骨水泥填充缺损区，对于感染或感染风险较高者，可选择混合敏感抗生素的骨水泥（如本例患者加入万古霉素），提高抗感染能力。注意骨水泥最好填充至两边的断端髓腔，既可使诱导膜形成充分，亦可防止感染扩散，同时避免髓腔封闭。之后在骨水泥间隔物表面诱导形成一种生物膜，研究表明[4]所形成的膜由 I 型胶原组织构成，其中成纤维细胞占主要成分，并平行于膜的表面排列。膜组织通常具有丰富的血供，且含有较高浓度的成血管因子（VEGF），TGF-β$_1$和BMP-2的浓度也有所增高，使其诱导骨生长能力明显增强。注意放置骨水泥填充物应当饱满，超过断端形成囊袋并进入髓腔，且放入填充物时应注意良好的塑形，这样诱导膜可提供一个和软组织隔离并独立存在的空间，避免骨断端间因长入了成纤维组织和脂肪组织而被封闭，而新骨生成的位置和大小可以依据膜形状的改变而改变，避免异位骨的形成，同时又有效的起到了骨传导作用[5]。

在诱导骨膜形成后进行第二阶段植骨手术。目前文献推荐取出骨水泥和植入骨的时间为4～8周，在此期间诱导膜的厚度及质量最佳，而超过20周时，可发现诱导膜的厚度和质量有所影响[6]。第二阶段手术将松质骨植入骨缺损部位取代骨水泥，诱导膜将促进松质骨植入后发挥更高的骨诱导性和成骨能力[7]，修复骨缺损，达到治疗目的，而需要大量植骨时候，自体松质骨可以和人工骨以一定比例（1∶3）混合填入亦能达到满意效果。本例患者植骨时是以髋臼锉于髂骨外板磨取适量骨泥植于骨折端，我们认为该方法的优点是可以保留内板完整性，尽可能减少对患者后期生活影响；所取皮质骨松质骨充分混合，均能有效利用，尽量减少取骨量，避免浪费；且骨泥更易塑形，植骨更加充分；同时将骨泥与同种异体骨混合可使其有更好的骨传导性。

总的来说，Masquelet技术的优势包括：①骨愈合快、愈合率高、愈合时间与缺损长度无相关性；②安全有效，抗感染能力强（但对伴有感染的患者需彻底控制感染后方可行第二阶段植骨手术）；③患者舒适度更好，便于早期功能锻炼，治疗后肢体具有更好的功能，满意度高；④取骨、植骨术区并发症少，术后恢复快；⑤价格相对低廉，减轻患者负担；⑥操作技术简单，便于推广；⑦采用其他方法修复骨缺损失败时可提供再次重建修复骨缺损的机会。但也须正视而其在临床应用中存在的不足：①需要分2次麻醉手术，两阶段总体治疗周期较长；②需结合内固定或外固定物对骨折端进行有效固定；③目前应用的诱导剂还不够理想：现阶段临床应用最多的诱导剂为聚甲基丙烯酸甲酯骨水泥，具有良好的生物活性，诱导膜形成的能力较强；但其无法降解，需要二次手术取出，且在固化过程中释放的热量会损伤周围组织[8]；另外骨水泥与骨的弹性模量有明显差异，可能导致应力性骨折。有报道应用硫酸钙填充骨缺损，作为抗生素释放载体，硫酸钙与聚甲基丙烯酸甲酯效果相当，且能够降解，但硫酸钙的力学性能不如聚甲基丙烯酸甲酯，且硫酸钙的降解速度与降解后遗留空间对骨修复的影响也不明确[9]。因此，制备更理想的填充物材料，从而进一步改善Masquelet技术治疗骨缺损的疗效，是今后新的研究方向。

［洪顾麒：江苏省人民医院（南京医科大学第一附属医院）］

参考文献

[1]刘冰川，周方，田耘，等.四肢骨缺损治疗的研究进展[J].中华创伤骨科杂志，2019，21（6）：540-544.

[2]Klaue K，Knothe U，Masquelet A.Etret biologique des membranes a corps etranger induites in situ surla consolidation des greffes d'os spongieux[J].Rev Chir Orthop Suppl，1995，70（e rkunion annuelle）：109-110.

[3]Masquelet AC，Fitoussi F，Begue T，et al.Reconstruction of the long bones by the induced membrane and spongy autograft[J].Ann Chir Plast Esthet，2000，45（3）：346-353.

[4]Pelissier P，Masquelet AC，Bareille R，et al.Induced membranes secrete growth factors including vascular and osteoinductive factors and could stimulate bone regeneration[J].J Orthop Res，2004，22（1）：73-79.

[5]Anagnostakos K，Kelm J，Regitz T，et al.In vitro evaluation of antibiotic release from and bacteria growth inhibition by antibiotic-loaded acrylic bone cement spacers[J].J Biomed Mater Res B Appl Biomater，2005，72（2）：373-378.

[6]Taylor BC，Hancock J，Zitzke R，et al.Treatment of bone loss with the induced membrane technique：techniques and outcomes[J].J Orthop Trauma，2015，29（12）：554-557.

[7]Raven TF，Moghaddam A，Ermisch C，et al.Use of masquelet technique in treatment of septic and atrophic fracture nonunion[J].Injury，2019，50（3）：40-54.

[8]刘耀辉，薛德挺，高翔，等.不同类型填充物对Masquelet技术诱导膜的影响[J].中华创伤骨科杂志，2018，20（3）：271-276.

[9]Bosemark P，Perdikouri C，Pelkonen M，et al.The masquelet induced membrane technique with BMP and a synthetic scaffold can heal a rat femoral critical size defect[J].J Orthop Res，2015，33（4）：488-495.

病例20 尺桡骨开放性骨折

一、概述

上肢尺桡骨骨折约占所有骨折的10%～14%[1]，大多数由高能量损伤导致，例如机动车事故、摩托车事故和高处坠落等[2, 3]。在高能量损伤中，软组织损伤很常见，开放性尺桡骨骨干骨折可占前臂骨干骨折的43%[4, 5]。同时开放性粉碎性骨折多伴随上肢重要血管、神经损伤，约2/3的骨折还会伴随其他部位的损伤。对于开放性尺桡骨骨干骨折，目前多采取早期细致清创、良好的骨折复位及骨折坚强固定治疗。国内外学者报道，尺桡骨骨干骨折固定采用钢板内固定、外固定支架固定及髓内钉/针固定都取得了良好的疗效[6, 7]。目前钢板内固定治疗为大多数开放性尺桡骨骨干骨折的最终治疗方案，但是术后感染、骨不连等并发症仍有发生。

二、病历摘要

（一）患者信息

患者男性，47岁，因"摩托车祸致全身多出疼痛出血，右前臂活动受限4小时"入院。

现病史：患者4小时前骑摩托车不慎摔伤，身体右侧摔倒着地，右上肢当即出血、严重畸形伴活动受限，急诊送至我院，X线片（病例20图1）示"右尺、桡骨粉碎性骨折"。

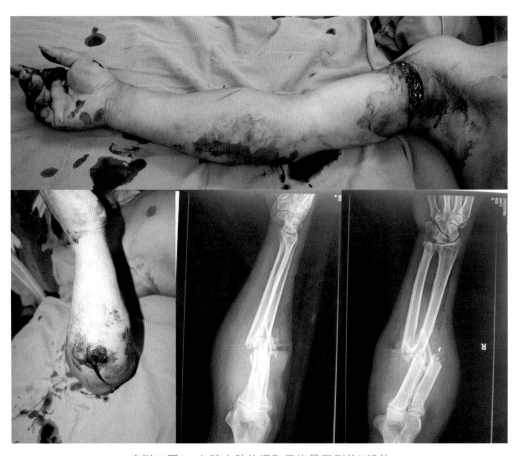

病例20图1　入院上肢外观和尺桡骨正侧位X线片

既往史、个人史、家族史：平素身体健康，无糖尿病、高血压、冠心病病史，无肝炎、结核或其他传染病等病史及其密切接触史，无手术史，入院前无外伤史，无血制品输注史，无食物、药物过敏史，预防接种史按计划进行。否认烟酒等不良嗜好，否认长期接触工业化学用品。无家族性遗传病及肿瘤病史。

专科查体：脊柱生理弯曲存在，各棘突未及压痛及叩击痛。头面部及躯干多处皮肤擦挫伤，约8cm×10cm，右上臂近腋部有一横向伤口，可见肌肉及软组织外露，右示指近节尺侧方见一斜形伤口，创面污染较重，皮下组织外露，示指屈伸活动度可，末梢痛温觉减退，血运正常。右前臂中段畸形。前臂极度肿胀，压痛明显，可及骨擦感，前臂背侧中部可见不规则破口，直径约1.5cm，骨折断端外露，右腕背伸不能，右掌指关节背伸功能受限。2～5指被动牵拉痛明显，末梢血运尚可。

初步诊断：①右尺桡骨开放性粉碎性骨折；②右前臂骨筋膜室综合征；③右前臂桡神经损伤；④全身多处皮肤软组织挫裂伤。

（二）病情分析及治疗方案

患者入科后完善术前相关检查，结合专科查体和影像学检查，符合前臂开放性尺桡骨骨折诊断；患者出现腕关节背伸不能，需考虑桡神经损伤的可能，也应考虑因严重外伤导致的疼痛，出现查体的误判，需手术探查明确；患者出现前臂严重肿胀，并伴有手指被动牵拉痛，符合前臂骨筋膜室综合征的临床表现，需要急诊处理。综上，入院诊断为：①右尺桡骨开放性粉碎性骨折；②右前臂骨筋膜室综合征；③右前臂桡神经损伤待查；④全身多处皮肤软组织挫裂伤。

手术规划行2期治疗。1期：急诊行"清创＋血管神经探查＋骨折有限内固定＋右前臂筋膜间室切开减压术"。2期：清创缝合＋前臂桡神经探查＋尺、桡骨骨折切开复位内固定术"。术前告知患者本人及其家属手术相关风险，患者及其家属表示理解，并同意手术，签署手术知情同意书等相关手术材料。

（三）手术步骤及要点

1. 1期　行清创＋血管神经探查＋骨折有限内固定＋右前臂筋膜间室切开减压术（病例20图2）。

麻醉生效后，患者取平卧位，常规消毒铺巾。水、双氧水反复冲洗右上肢创口，查右示指伤口，见尺侧指固有动脉、指神经连续性存在，指神经表面挫伤，指深屈肌腱、指浅屈肌腱未受伤，予修剪坏死皮缘及皮下脂肪后，闭合皮肤。探查右上臂近腋部创口，见肱二头肌短头完全断裂，其下方可见肌皮神经，连续性存在，探查内侧，见腋动脉、腋静脉、正中神经、尺神经、桡神经未受损伤，以1-0号抗菌薇乔缝线修复肱二头肌短头，闭合皮肤。前臂减张切口至自大鱼际内侧旁开0.5cm处切开皮肤至腕横纹，"S"形沿前臂尺侧至肘横纹后转至上臂外侧，逐层切开皮肤、皮下，依次打开腕管及前臂深筋膜，见大量淤血流出，前臂肌群肿胀、膨出，部分肌肉成淤紫色，钝性分离各屈肌间隔，探查正中神经、尺神经及尺桡动脉，见动脉及神经连续性存在，可触及搏动。于前臂背侧破口内触及骨折断端，反复冲洗后自尺骨鹰嘴沿尺骨髓腔钻入2.5mm克氏针一枚临时位固定尺骨骨折，克氏针针尾折弯埋于肘部皮下，前臂减张切口以0号爱惜邦缝合线适当拉合，于外露肌肉表面放置VSD负压材料，封闭创面，接负压吸后，确认负压装置无漏气，包扎伤口。

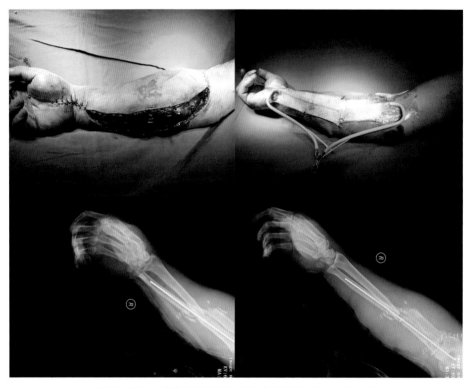

病例20图2　首次清创后外观和术后尺桡骨正侧位X线

2．2期　清创缝合＋前臂桡神经探查＋尺、桡骨骨折切开复位内固定术（病例20图3）。

麻醉生效后，患者取平卧位，右上肢根部绑止血带，常规消毒铺巾。沿尺骨纵轴表面做纵向切口、避开原伤口，长约8cm，逐层切开皮肤、皮下，从指深屈肌和尺侧腕伸肌肌间隙内小心剥离、暴露尺骨，拔除首次手术置入的髓内克氏针，以双氧水、稀碘伏及生理盐水反复冲洗切口，确认骨折碎块后，以持骨钳复位骨折块，并对合远端劈裂骨折块，见复位满意后，取捷迈公司9孔LC-DCP，置于骨折端，分别于骨折远近段钻孔拧入螺钉，确认骨折端对位满意后，继续钻孔、拧入固定钢板的剩余螺钉，在C型臂X线机透视下见骨折端对线对位满意，冲洗后闭合伤口。将上肢平放，前臂旋前，置于桌面上，以Lister结节及肱骨外上髁连线为轴线，切口近端起自肱骨小头，向远端约8cm，至前臂中段。逐层切开皮肤、皮下，切开深筋膜，由肱桡肌、桡侧伸腕肌间隙进入，将肌肉牵开，暴露旋后肌，即见桡神经深浅支连续性存在，局部肌肉血肿淤紫；确认神经连续性存在后于桡侧腕短伸肌与指总伸肌肌间隙分离，暴露桡骨骨折端，以两把持骨钳分别持桡骨远近段，对合骨折端，并复位楔形骨块，以一枚皮质骨螺钉固定楔形骨折块与桡骨近端，确定骨折复位满意后，取捷迈公司10孔LC-DCP，置于骨折端表面，分别于骨折远近段钻孔，拧入螺钉，在C型臂X线机透视下见骨折端对线对位满意，冲洗后闭合伤口；无菌敷料包扎。术后予对症抗感染、消肿及定期换药等处理。

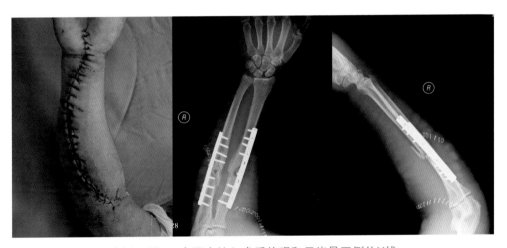

病例20图3　内固定植入术后外观和尺桡骨正侧位X线

（四）手术结果及随访

患者于首次清创、骨折临时固定2周后，肢体肿胀明显消退，遂行创面闭合及骨折最终固定，手术切口1期愈合，未出现感染、伤口皮肤坏死等并发症。术后2个月复查X线片，骨折未出现断端骨吸收，内植物松动（病例20图4），患者肘关节屈伸功能良好、前臂旋转稍受限，桡神经功能未恢复（病例20图5、病例20图6）。术后4个月复诊，骨折愈合良好（病例20图7）。随访至术后16个月，骨折完全愈合（病例20图8），前臂旋转无障碍，腕、手屈伸功能恢复正常（病例20图9）。

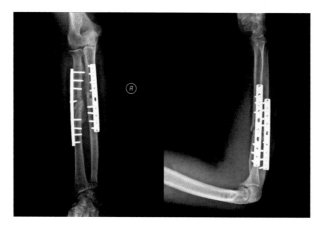

病例20图4　术后2个月复查尺桡骨正侧位X线

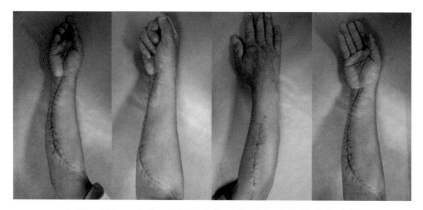

病例20图5　术后2个月复查前臂旋转和腕关节功能良好

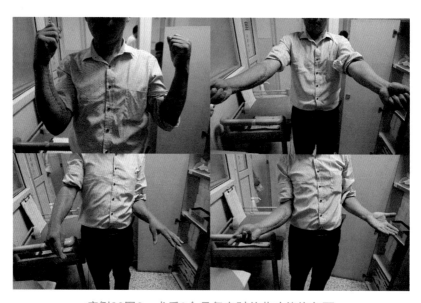

病例20图6　术后2个月复查肘关节功能恢复可

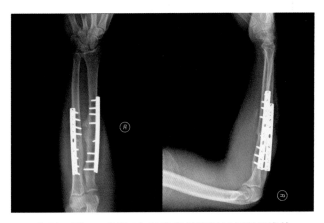

病例20图7　术后4个月复查尺桡骨正侧位X线片

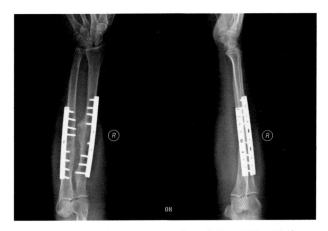

病例20图8　术后16个月复查尺桡骨正侧位X线片

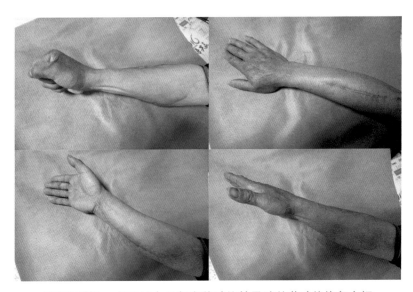

病例20图9　术后16个月复查前臂旋转及腕关节功能恢复良好

三、病例讨论

随着AO/ASIF技术的广泛使用和植入物设计的改进，尺桡骨骨干骨折的骨不连率在过去半个世纪显著降低[8, 9]。强调解剖复位和严格遵守技术原则已将前臂骨不连的发生率降低到3%以下[9, 10]。研究显示易使患者发生涉及桡骨和尺骨骨干的骨不连的因素有开放性损伤、高度粉碎性骨折、明显的软组织损伤、手术固定不充分和感染等[11, 12]。在文献中，前臂骨干骨折ORIF后的感染率在2%～6%，最近的一系列研究表明感染率处于该范围的较高值[9, 10, 13～15]。

在此病例中，有以下2点值得讨论：

1. 对于伴有潜在的骨筋膜室综合征尺、桡骨骨折，处理筋膜间室综合征的紧迫性显著高于骨折本身的治疗，清创的同时需要同期进行前臂筋膜间室的切开，由于肌肉软组织的极度肿胀，通常是无法闭合皮肤切口。是否通过1期游离植皮甚至采用皮瓣移植彻底闭合切口仍存在争议，因为大部分的切口通过软组织的治疗，可以在有限的时间内达到水肿的消退，从而实现直接闭合。对切口进行开放式换药，无疑会增加创面污染，增加内固定的风险。因此，各种创面负压引流材料为临时覆盖创面提供了很好的解决方案，保证了最终内固定前患肢处于相对清洁的状态。

2. 骨折的稳定性直接影响软组织损伤的恢复。早期稳定骨折有重要的意义，但对尺、桡骨开放性骨折1期采用何种固定方式仍存在争议。不同于胫、腓骨等其他部位的骨折，接骨板仍是尺、桡骨骨折固定的首选，各种外支架系统不足以稳定地固定尺、桡骨干骨折，尤其对于尺、桡骨双骨折，往往不能作为最终的固定方式。外固定针的置入，不仅增加了神经损伤的风险，还会进一步影响最终的内固定，因此本例急诊不考虑临时使用外固定支架。由于本例是尺、桡骨中段同一平面的骨折，尺骨作为前臂旋转轴，理论上只要恢复其长度，就可以初步维持前臂的长度，避免等待期骨折端的短缩，能在肢体软组织的肿胀期间为肢体提供必要的稳定性。克氏针经尺骨鹰嘴置入，其操作简单，相较逆行置入可以避免TFCC等重要结构的损伤，且方便克氏针尾端的折弯内置。由于克氏针针尾埋在皮下，不增加尺骨与外界的相通机会，可以在等待期内尽可能地减少感染的风险。

研究表明，前臂开放性骨折的直接进行钢板固定不会增加感染率，并发症发生率与闭合性骨折相一致[16～21]。Justin等[23]研究了200名尺桡骨开放性骨折患者，28名在受伤后不到3小时内接受了抗生素治疗，并在受伤后不到6小时内接受了清创术。但是，他们的感染率并不低。当研究骨不连的影响因素时，也注意到了类似的发现，Gustilo-Anderson分类与骨不连发展之间的关联具有统计学意义。与感染率和骨不连最密切相关的因素是初始损伤的严重程度。根据Gustilo-Anderson分类进行分类，3型骨折也比1型或2型骨折更容易发生骨不连。此外，越来越多的文献[24~27]结果发现超过6小时范围进行清创的患者中没有发现感染率增加。同时，在不到3小时内接受抗生素治疗并在不到6小时内接受清创术的患者的愈合率并不低于在超过该时间范围内接受干预的患者。这进一步说明了，感染和骨不连相关的直接因素应该是初始损伤的严重程度。

我们认为，强调预防感染，早期细致清创，切开复位，牢固固定，才能取得好的效果。细致清创是开放性骨折处理中预防感染的关键。良好的早期复位和合理的固定方式可以更早地恢复前臂的稳定性，并限制由于缩短和错位而产生的无效腔[22]。急诊合理的处理将为后续的最终固定打下良好的基础。

[杨蓊勃 姚懿伦：南京市第一医院（南京医科大学附属南京医院）]

参考文献

[1]Rüedi TP，Murphy WM.AO principles of fracture management[J].Ann R Coll Surg Engl，2009，91：446-450.

[2]Bot AG，Doornberg JN，Lindenhovius AL，et al.Long-term outcomes of fractures of both bones of the forearm[J].J Bone Joint Surg Am，2011，93（6）：527-532.

[3]Droll KP，Perna P，Potter J，et al.Outcomes following plate fixation of fractures of both bones of the forearm in adults[J].J Bone Joint Surg Am，2007，89（12）：2619-2624.

[4]Jones JA.Immediate internal fixation of high-energy open forearm fractures[J].J Orthop Trauma，1991，5（3）：272-279.

[5]Hadden WA，Reschauer R，Seggl W.Results of AO plate fixation of forearm shaft fractures in adults[J].Injury，1983，15（1）：44-52.

[6]Marcheix PS，Delclaux S，Ehlinger M，et al.Pre-and postoperative complications of adult forearm fractures treated with plate fixation[J].Orthop Traumatol Surg Res，2016，102（6）：781-784.

[7]Kollnberger K，Silva FDAE，Caiero M，et al.Intramedullary steinmann pin nailing of the ulna：an option for the damage control orthopedics treatment of forearm fractures in open injuries in polytraumatized patients-A description of the technique and presentation of a case series[J].Injury，2021，52（3）：S33-S37.

[8]Knight RA，Purvis GD.Fractures of both bones of the forearm in adults[J].J Bone Joint Surg，

1949，31-A：755.

[9]Chapman MW，Gordon JE，Zissimos AG.Compression-plate fixation of acute fractures of the diaphyses of the radius and ulna[J].J Bone Joint Surg，1989，71：159-169.

[10]Schemitch EHG，Richards RR.The effect of malunion on functional outcome after plate fixation of fractures of both bones of the forearm in adults[J].J Bone Joint Surg，1992，74：1068-1078.

[11]Moroni A，Rollo G，Guzzardella M，et al.Surgical treatment of isolated forearm non-union with segmental bone loss[J].Injury，1997，28：497-504.

[12]Rubin C.Analysis of 81 cases of nonunion of forearm fractures[J].Chin Med J，1983，96：29-32.

[13]Langkamer VG，Ackroyd CE.Internal fixation of forearm fractures in the 1980s：lessons to be learnt[J].Injury，1991，22：97-102.

[14]Ring D，Allende C，Jafarnia K，et al.Ununited diaphyseal forearm fractures with segmental defects：plate fixation and autogenous cancellous bone-grafting[J].J Bone Joint Surg，2004，86：2440-2445.

[15]Stern PJ，Drury WJ.Complications of plate fixation of forearm fractures[J].Clin Orthop，1983，175：25-29.

[16]Chapman MW，Mahoney M.The role of early internal fixation in the management of open fracture[J].Clin Orthop，1979，138：120-131.

[17]Chapman MW.The use of immediate internal fixation in open fractures[J].Orthop Clin North America，1980，11：579-591.

[18]Grace TG，Eversmann WW Jr.Forearm fractures：treatment by rigid fixation with early motion[J].J Bone Joint Surg Am，1980，62（3）：433-438.

[19]Schemitsch EH，Richards RR.The effect of malunion on functional outcome after plate fixation of fractures of both bones of the forearm in adults[J].J Bone Joint Surg Am，1992，74（7）：1068-1078.

[20]Duncan R，Geissler W，Freeland AE，et al.Immediate internal fixation of open fracture of the diaphysis of the forearm[J].J Orthop Trauma，1992，6：25-31.

[21]Reilly TJ.Isolated and combined fractures of the diaphysis of the radius and ulna[J].Hand Clin，2002，18（1）：179-194.

[22]Anderson LD，Sisk TD，Tooms RE，et al.Compression-plate fixation in acute diaphyseal fractures of the radius and ulna[J].J Bone Joint Surg Am，1975，57（3）：287-297.

[23]Justin W，Zumsteg MD，et al.Factors influencing infection rates after open fractures of the radius and/or Ulna[J].The Journal of Hand Surgery，2014，39（5）：956-961.

[24]Swanson TV，Szabo RM，Anderson DD.Open hand fractures：prognosis and classification[J].J

Hand Surg Am, 1991, 16 (1): 101-107.

[25]Glueck DA, Charoglu CP, Lawton JN.Factors associated with infection following open distal radius fractures[J].Hand（NY）, 2009, 4 (3): 330-334.

[26]Rozental TD, Beredjiklian PK, Steinberg DR, et al.Open fractures of the distal radius[J].J Hand Surg Am, 2002, 27 (1): 77-85.

[27]Kurylo JC, Axelrad TW, Tornetta P, et al.Open fractures of the distal radius：the effects of delayed debridement and immediate internal fixation on infection rates and the need for secondary procedures[J].J Hand Surg Am, 2011, 36 (7): 1131-1134.

病例21 尺、桡骨开放性骨折术后尺骨感染的治疗

一、概述

各种尺、桡骨开放性骨折，部分可由于低能量暴力因素导致尖锐的骨折端穿刺皮肤导致，但大部分是由于高能量致伤因素造成。低能量损伤中由于尺桡骨的毗邻关系导致软组织损伤区相互交通，软组织损伤可能比表现的为重，其感染率可高达5%[1~2]；对于高能量损伤，即便皮肤破损可能较轻，但内部肌肉间室的损伤往往极为严重[3~4]。对于尺桡骨干骨折来说，钢板螺钉固定在抗旋转、维持骨折复位，支持早期功能训练方面有较大的优势，仍为各类开放性骨折治疗的首选方案[5~7]，但开放性骨折的术后感染仍是造成治疗效果不佳的主要原因。其中一个重要因素就是对软组织损伤程度的评估不足。一旦出现感染，必然造成治疗周期的延长和治疗难度的增加。

二、病历摘要

（一）患者信息

患者女性，54岁，因"机器绞伤致右前臂出血、疼痛活动受限2小时余"收住入院。

现病史：患者2小时前右前臂被绞肉机绞伤，当即感疼痛难忍、肢体变形出血，遂于外院急诊就诊，急诊拍片（病例21图1）示"右尺、桡骨粉碎性骨折"，简单包扎后转送至我院，急诊行清创缝合，为求进一步治疗，收住入院。

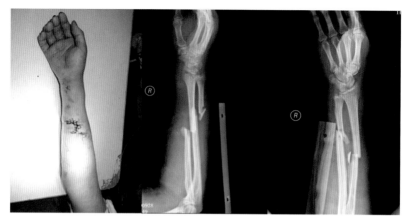

病例21图1 入院前臂外观及尺桡骨正侧位X线

既往史、个人史、家族史：平素身体健康。无糖尿病、高血压、冠心病病史，无肝炎、结核或其他传染病等病史及其密切接触史，无手术史，入院前无其他外伤史，无血制品输注史，无食物、药物过敏史，预防接种史按计划进行。否认烟酒等不良嗜好，否认长期接触工业化学用品。无家族性遗传病及肿瘤癌症史。

专科查体：右前臂肿胀、畸形，可及异常活动及骨擦感，前臂中段掌尺侧可见不规则伤口约15cm，右腕、手各关节活动严重受限，血运存在，桡、尺动脉搏动明显减弱，痛温觉明显减退。

初步诊断：①右尺、桡骨开放性粉碎性骨折；②右前臂肌腱、神经损伤待查。

（二）病情分析及治疗方案

患者入科后完善术前相关检查，X线片示尺骨干粉碎性骨折，桡骨干及桡骨远端骨折，查体见肢体肿胀可，各指无被动牵拉痛，但存在活动受限。结合专科查体和影像学检查，诊断为：①右尺、桡骨开放性粉碎性骨折；②右前臂肌腱、神经损伤待查。急诊行创口清创缝合，限期行再次清创＋肌腱、神经探查＋骨折切开复位内固定术，术前告知患者本人及其家属手术相关风险，患者及其家属表示理解，并同意手术，签署手术知情同意书等相关手术材料。

（三）手术步骤及要点

1. 1期 清创＋骨折切开复位内固定＋创面负压吸引术。

麻醉生效后，患者取平卧位，右上肢根部绑止血带，常规消毒铺巾。对原外伤伤口进一步清创，修剪创缘，反复冲洗创口（病例21图2）。贴手术巾隔离原外伤伤口后，取尺骨嵴纵向切口，长约11cm，切开皮肤全层，暴露尺骨嵴其骨折段，复位碎骨块，以1枚2.0mm螺钉固定后复位尺骨干，置入华森公司3.5mm LCP钢板一枚，逐一钻孔，拧入螺钉，X线透视，确认尺骨复位固定满意。取桡骨掌侧Henry切口经原外伤伤口向近端延长，全层切开皮肤，术中探查见示指屈肌腱挫伤，拇长屈肌腱完全断裂，掌长肌腱损伤。保护桡动脉，将桡侧腕屈肌肌腱及正中神经牵向尺侧，血管牵向桡侧，暴露伸肌腱及桡神经浅支，锐性切开旋前方肌，适当剥离暴露桡骨远端及桡骨干骨折，复位后置入加长型桡骨解剖型锁定钢板一枚，X线透视，确认桡骨远端及桡骨干复位后，逐一钻孔拧入螺钉。缝合修复拇长屈肌腱。行术中X线透视，骨折位线良好（病例21图2），冲洗切口，缝合旋前方肌，止血后，缝合切口，残留前臂掌侧约5cm×6cm切口无法直接缝合，以VSD负压装置覆盖，半透膜包裹患肢，术毕，患者安返病房。

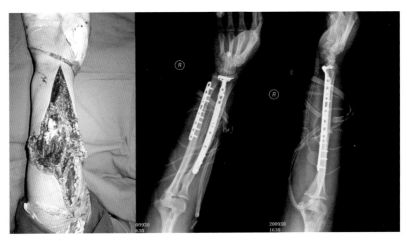

病例21图2　首次清创后外观及术后复查尺桡骨正侧位X线

2．2期　清创＋游离植皮术。

麻醉生效后，患者取平卧位，右上肢外展，常规消毒铺巾。常规清创，修剪创面肉芽组织。切取同侧上臂内侧全厚皮片，游离植皮覆盖前臂创面，供区直接缝合，术毕。（病例21图3、病例21图4）

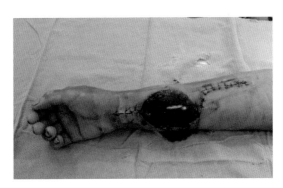

病例21图3　内固定术后1周创面情况

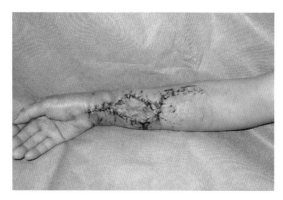

病例21图4　游离植皮闭合创面

　　患者出院后4周，出现尺侧切口破溃，有脓性渗出，X线显示骨吸收（病例21图5，病例21图6）。

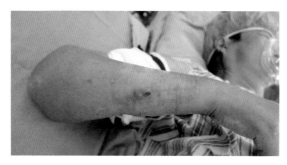

病例21图5　尺侧切口破溃

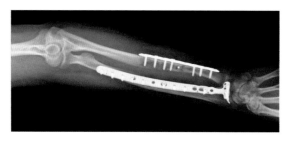

病例21图6　尺骨因感染出现骨吸收

　　3. 3期　尺骨内固定取出＋抗生素骨水泥植入（病例21图7，病例21图8）。

　　麻醉生效后，患者取平卧位，右上肢根部绑止血带，常规消毒铺巾。沿右尺骨原手术切口切开，见皮下大量炎性肉芽组织，取样后送细菌培养；拆除钢板及螺钉，见部分骨皮质吸收，遂以大量生理盐水、双氧水反复冲洗切口，确认无肉眼可见的炎性组织后，维持尺骨复位，取含庆大霉素骨水泥，调制后在骨水泥拉丝期过后，填塞感染腔。再次冲洗伤口，确定无活动性出血后，疏松缝合皮肤，放置皮片引流，术毕、术程顺利，患者安返。

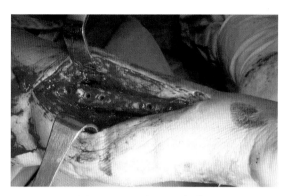

病例21图7　术中感染情况

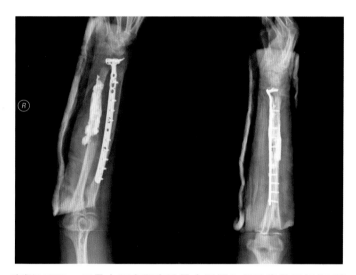

病例21图8　尺骨内固定取出及骨水泥置入后尺桡骨正侧位X线

4．4期　骨水泥取出术（病例21图9）。

麻醉生效后，患者取平卧位，左下肢根部绑止血带，常规消毒铺巾。沿原手术切口切开皮肤，见局部已无炎性组织，彻底取出硬结的骨水泥，反复冲洗切口，标本送细菌培养，术中见尺骨尚未愈合，骨端有新鲜渗血，骨折周围为大量纤维瘢痕包裹。再次冲洗，彻底止血后缝合皮肤，石膏固定患肢，术毕、术程顺利，患者安返。

术后予对症抗感染、消肿及定期换药等处理。

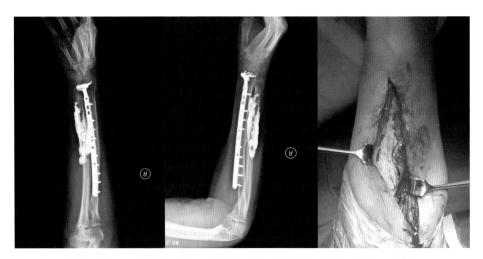

病例21图9　术后3个月骨水泥取出术前尺桡骨正侧位X线及术中照片

（四）手术结果及随访

患者首次清创骨折术后1个月出现右前臂尺侧中段窦道形成伴脓液渗出，予清创＋尺骨内固定取出＋抗生素骨水泥植入。细菌培养为大肠埃希菌，予针对性抗感染治疗。术后密切随访，并指导患者继续功能训练。术后3个月，患者感染切口愈合良好，无红肿渗出，予取出抗生素骨水泥（病例21图10），前臂石膏托固定。术后指导康复训练，于术后2个、6个月随访，患者肘关节屈伸及前臂旋转功能恢复满意（病例21图11、病例21图12）。随访至术后30个月，X线显示患者桡骨骨折愈合良好，尺骨未愈合（病例21图13），患者肘关节屈伸及前臂旋转功能恢复满意（病例21图14），腕关节功能恢复满意（病例21图15），尺骨局部无压痛，完全恢复正常生活。

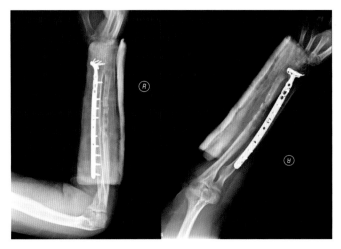

病例21图10　骨水泥取出后尺桡骨正侧位X线

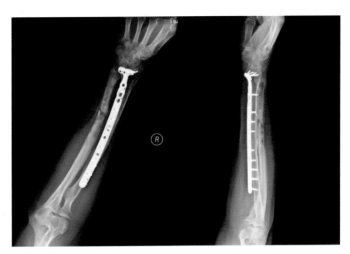

病例21图11　术后6个月复查尺桡骨正侧位X线

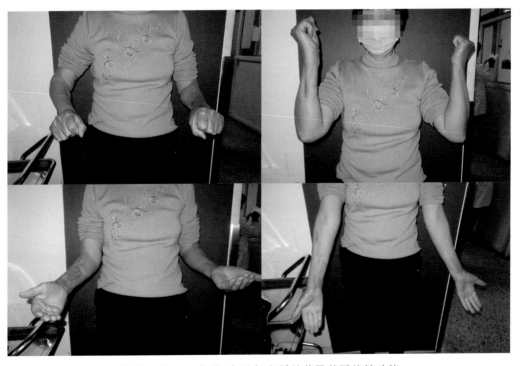

病例21图12　术后6个月复查肘关节及前臂旋转功能

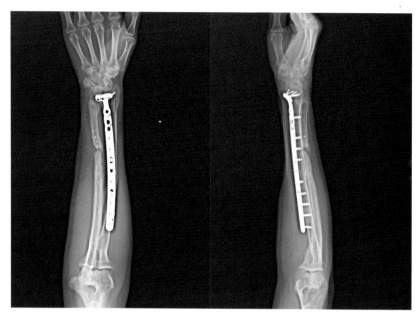

病例21图13　术后30个月复查尺桡骨正侧位X线

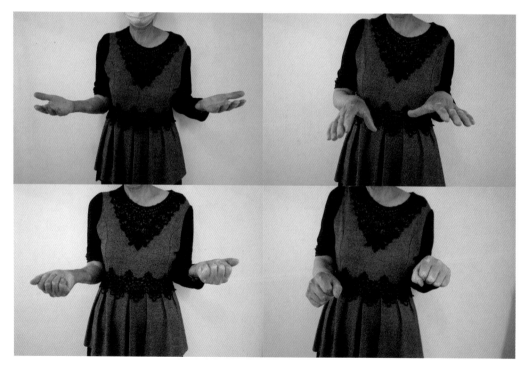

病例21图14　术后30个月复查肘关节及前臂旋转功能

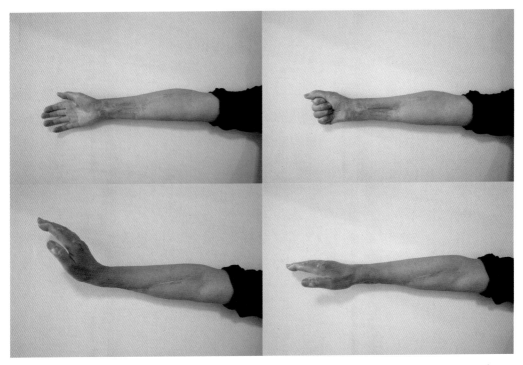

病例21图15　术后30个月复查腕关节功能

三、病例讨论

与其他部位的开放性骨折不同，髓内钉或外固定支架在尺桡骨骨折中并不具有明显的优势，在开放性骨折治疗中，尽管这两种骨折固定方式可能降低对软组织条件的要求，但对于维持复位及支持早期功能训练方面远不及钢板螺钉固定[8]。各种研究显示，影响尺桡骨骨干治疗效果的主要因素为开放性损伤、高度粉碎性骨折、明显的软组织损伤、手术固定不充分和感染等[11, 12, 14]。因此，在决定骨折的最终治疗方案时，需根据病例的具体情况综合分析。文献报道，前臂骨干骨折ORIF后的感染率在2%～6%，最近的一系列研究表明感染率处于该范围的较高值[9, 10, 13~15]。对于尺桡骨干的开放性骨折，由于软组织损伤通常仅表现为皮肤外在的轻度裂伤，掩盖了伤肢肌肉等软组织实际损伤程度和开放程度，极其容易造成对感染率的低估。

在此病例中，有以下几点值得讨论：

1. 细致清创是预防感染发生的关节因素，需要注意的是，当创面位于单纯尺侧或桡侧时，在清创时应该尽可能做到将对侧暴露冲洗，仔细探查。由于尺桡骨通过骨间膜相连，当发生骨干骨折时，骨间膜出现撕裂，因此尺侧和桡侧可由撕裂处相通，对侧即便没有创口，也可能已经受到污染。

2．当感染发生时，应该根据具体情况决定是否拆除内固定，如果影像学有明确的内固定松动证据，应及时拆除内固定。

3．对于单纯尺骨感染性骨不连，应以治疗骨感染为主要目标，参考Sauve-kapandji手术的治疗理念，单纯的尺骨骨不连可能不会引起明显的功能障碍，在感染控制后，患者仍然可以获得良好的前臂旋转功能及腕关节屈伸功能。

研究结果显示，直接应用钢板治疗前臂开放性骨折不会增加感染率，并且其并发症发生率与闭合性骨折相一致[16~21]。我们认为，在处理开放性骨折时，强调预防感染、进行细致清创、切开复位和牢固固定是取得良好效果的关键因素。细致清创是预防感染的重要措施。优质的早期复位和坚固的内部固定可以更早地恢复前臂稳定性，并减少由于缩短和错位而产生的无效腔[22]。因此，对于这类手术来说，早期有效地处理软组织损伤、并加强伤口换药及避免软组织并发症是必要的。

Justin等[23]对200例尺桡骨开放性骨折患者进行了研究，其中28名患者在受伤后不到3小时内接受了抗生素治疗，并在受伤后不到6小时内接受了清创术。然而，这些患者的感染率并不低。在研究骨不连的影响因素时，也注意到了类似的发现，Gustilo-Anderson分类与骨不连发展之间存在统计学上的相关性。初始损伤的严重程度是与感染率和骨不连发生率最密切相关的因素。根据Gustilo-Anderson分类，3型骨折相较于1型或2型骨折更容易发生骨不连。

此外，越来越多的文献结果表明[24~27]，在超过6小时范围内进行清创的患者中，并没有观察到感染率增加。同时，在受伤后不到3小时内接受抗生素治疗并在不到6小时内接受清创术的患者的愈合率并不低于在超过该时间范围内接受干预的患者。这进一步说明了感染和骨不连发生率与初始损伤的严重程度直接相关。

抗生素使用时间和手术清创时间等因素并不能预测尺桡骨开放性骨折深部感染或骨不连的发生率。Gustilo-Anderson分类对于骨折类型与深部感染和骨不连发展之间的关联是最为密切的因素。早期细致的清创、良好的复位和坚固的内部固定对于治疗开放性尺桡骨骨干骨折非常有效。

［杨蔚勃　姚懿伦：南京市第一医院（南京医科大学附属南京医院）］

参考文献

[1]Darouiche RO.Treatment of infections associated with surgical implants[J].New England Journal of Medicine，2004，350（14）：1422-1429.

[2]Prasarn ML，Ouellette EA，Miller DR.Infected nonunions of diaphyseal fractures of the forearm[J].Archives of Orthopaedic & Trauma Surgery，2010，130（7）：867-873.

[3]赵维彦，赵世伟，张海欧，等.Gustilo III B，III C型前臂开放性骨折的临床治疗[J].中华手外科杂志，2017，33（6）：3.

[4]康永强，吴永伟，刘军，等.上肢Gustilo IIIB，IIIC型开放性骨折伴皮肤软组织缺损的二期创面修复[J].中华整形外科杂志，2017，33（5）：5.

[5]Ramavtar S，Anshu S，Kuldeep B，et al.A comparative study between plate osteosynthesis and intramedullary nailing for diaphyseal fracture of radius and ulna in adults[J].Cureus，2023，15：e37277.

[6]Al-Sadek Tabet A，Desislav N，Ahmed A.Diaphyseal fractures of the forearm in adults，plating or intramedullary nailing is a better option for the treatment？[J].Open Access Maced J Med Sci，2016，4：670-673.

[7]Bum KS，Moo HY，Woong YJ，et al.Shaft fractures of both forearm bones:the outcomes of surgical treatment with plating only and combined plating and intramedullary nailing[J].Clin Orthop Surg，2015，7：282-290.

[8]Keith B，Martin JM，Lauren AT，et al.Both bone forearm fractures in children and adolescents，which fixation strategy is superior-plates or nails？A systematic review and meta-analysis of observational studies[J].J Orthop Trauma，2014，28：e8-e14.

[9]Chapman MW，Gordon JE，Zissimos AG.Compression-plate fixation of acute fractures of the diaphyses of the radius and ulna[J].J Bone Joint Surg，1989，71：159-169.

[10]Schemitch EHG，Richards RR.The effect of malunion on functional outcome after plate fixation of fractures of both bones of the forearm in adults[J].J Bone Joint Surg，1992，74：1068-1078

[11]Moroni A，Rollo G，Guzzardella M，et al.Surgical treatment of isolated forearm non-union with segmental bone loss[J].Injury，1997，28：497-504.

[12]Rubin C.Analysis of 81 cases of nonunion of forearm fractures[J].Chin Med J，1983，96：29-32.

[13]Langkamer VG，Ackroyd CE.Internal fixation of forearm fractures in the 1980s：lessons to be learnt[J].Injury，1991，22：97-102.

[14]Ring D，Allende C，Jafarnia K，et al.Ununited diaphyseal forearm fractures with segmental defects：plate fixation and autogenous cancellous bone-grafting[J].J Bone Joint Surg，2004，86：2440-2445.

[15]Stern PJ，Drury WJ.Complications of plate fixation of forearm fractures[J].Clin Orthop，1983，175：25-29.

[16]Chapman MW，Mahoney M.The role of early internal fixation in the management of open

fracture[J].Clin Orthop，1979，138：120-131.

[17]Chapman MW.The use of immediate internal fixation in open fractures[J].Orthop Clin North America，1980，11：579-591.

[18]Grace TG，Eversmann WW Jr.Forearm fractures：treatment by rigid fixation with early motion[J].J Bone Joint Surg Am，1980，62（3）：433-438.

[19]Schemitsch EH，Richards RR.The effect of malunion on functional outcome after plate fixation of fractures of both bones of the forearm in adults[J].J Bone Joint Surg Am，1992，74（7）：1068-1078.

[20]Duncan R，Geissler W，Freeland AE，et al.Immediate internal fixation of open fracture of the diaphysis of the forearm[J].J Orthop Trauma，1992，6：25-31.

[21]Reilly TJ.Isolated and combined fractures of the diaphysis of the radius and ulna[J].Hand Clin，2002，18（1）：179-194.

[22]Anderson LD，Sisk TD，Tooms RE，et al.Compression-plate fixation in acute diaphyseal fractures of the radius and ulna[J].J Bone Joint Surg Am，1975，57（3）：287-297.

[23]Justin W，Zumsteg MD，et al.Factors influencing infection rates after open fractures of the radius and/or Ulna[J].The Journal of Hand Surgery，2014，39（5）：956-961.

[24]Swanson TV，Szabo RM，Anderson DD.Open hand fractures：prognosis and classification[J].J Hand Surg Am，1991，16（1）：101-107.

[25]Glueck DA，Charoglu CP，Lawton JN.Factors associated with infection following open distal radius fractures[J].Hand（N Y），2009，4（3）：330-334.

[26]Rozental TD，Beredjiklian PK，Steinberg DR，et al.Open fractures of the distal radius[J].J Hand Surg Am，2002，27（1）：77-85.

[27]Kurylo JC，Axelrad TW，Tornetta P，et al.Open fractures of the distal radius：the effects of delayed debridement and immediate internal fixation on infection rates and the need for secondary procedures[J].J Hand Surg Am，2011，36（7）：1131-1134.

第七章
上肢畸形与感染

病例22　尺骨远端缩短截骨术治疗尺骨撞击综合征

一、概述

尺骨撞击综合征（ulnar impaction syndrome，UIS）是导致腕部疼痛的重要之一。主要症状为腕部尺侧疼痛，抓握力下降，腕关节活动范围受限[1]。1941年，Milch[2]首次描述了桡骨远端骨折后，桡骨长度缩短，从而引起尺骨相对延长并反复撞击腕关节，导致月骨和三角骨缺血坏死，腕关节尺侧疼痛的现象。Chun等[3]于1993年首次将这一症状定义为UIS。

UIS的发生通常与尺骨正性变异有关。正常情况下远端尺桡关节（distal radioulnar joint，DRUJ）处的尺桡骨基本上处于同一平面，如果尺骨相对于桡骨长2mm以上，则通常认为是异常增长[4]。导致尺骨阳性变异的原因有桡骨远端骨折畸形愈合、桡骨先天性发育不全等，也与从事腕部活动较多的工作如体操、棒球运动等有关，部分患者存在尺骨中性变异，甚至负变异，但存在手腕三角纤维软骨复合体（triangular fibrocartilage complex，TFCC）发育薄弱、慢性劳损等也会导致UIS[5]。UIS的病因可以归纳为以下几点：①先天性尺骨正性变异；②由于桡骨远端骨折缩短（畸形）、桡骨头切除或桡骨远端早闭而导致桡骨缩短；③腕部旋前和用力抓握造成的动态尺骨正性变异[6]。

另外，TFCC是DRUJ的重要稳定装置，在UIS的发生过程中有着不可忽视的作用。尺骨远端对腕关节的反复撞击和压迫，易造成TFCC的进行性创伤性退变，包括变性、水肿、坏死及撕裂穿孔等[7]。同时由于TFCC的慢性劳损及薄弱持续存在，关节稳定性将进一步降低。两者相互影响形成恶性循环，从而继续加重损伤。TFCC损伤最常用的分型方法失由Palmer提出的，他将TFCC损伤分为创伤型（Ⅰ型）和退变型

（Ⅱ型），以上两型又各分为4种和5种亚型。

在尺骨远端与腕骨的长期机械磨损下，造成腕部疼痛和TFCC进行性退变的同时也可能引起尺骨头穹顶部、月骨的尺骨角、三角骨、月三角骨间韧带的病理改变。

UIS的治疗分为保守治疗和手术治疗。保守治疗主要包含理疗、局部制动、局部注射药物等。但保守治疗只能暂时缓解症状，手术治疗是彻底治疗UIS的唯一方法。尺骨短缩截骨术（ulna shortening osteotomy，USO）是本病目前最常用的手术方式。

二、病历摘要

（一）患者信息

患者女性，34岁，因"外伤致右腕关节疼痛2年"入院。

现病史：患者自述2年前不慎伤及右腕关节，当即感觉右腕关节疼痛伴活动受限，未予以重视，受伤4个月后右关腕关节仍自觉疼痛，伴活动受限，于当地社区医院就诊，该院予以保守治疗，固定患肢（具体不详）。近半个月以来，腕关节活动受限未见好转，疼痛进一步加重，为求进一步治疗，至我院门诊就诊，门诊拟以"右腕三角纤维软骨复合体损伤"收治入院。病程中，患者无特殊不适，无明显畏寒、发热，无恶心、呕吐，无胸闷、心悸，食纳可，两便正常，近期体重未见明显改变。

既往史：平素身体健康。无糖尿病、高血压、冠心病病史，无肝炎、结核或其他传染病等病史及其密切接触史，无手术史，无外伤史，无血制品输注史，无食物、药物过敏史，预防接种史按计划进行。

专科查体：①视诊：右侧腕部肿胀，未见瘀青，皮肤张力可，未见出血及骨外露，未见张力性水疱，未见窦道等；②触诊：右侧腕部尺骨茎突的远背侧有明显的压痛，未触及骨擦感，桡动脉搏动正常，末梢血液循环可，皮肤感觉正常，右前臂肌力正常；③动诊：右前臂内旋、外旋时腕部疼痛，其余方向活动正常，余肢体关节活动无障碍，尺骨撞击征明显阳性；④量诊：右侧腕部较左侧增粗约2cm，双下肢上肢基本等长。

（二）术前评估和规划

首先常规拍摄术前患、健侧腕关节正侧位X线片，并对患侧MRI片进行评估（病例22图1、病例22图2）。

1. 术前MRI示右侧腕关节在位，尺骨与三角骨关节间隙狭窄。尺侧副韧带信号增高。尺侧腕伸肌腱信号局部增高，周围见环形长T_2信号。屈肌走行连续，未见明显异常信号。尺神经及正中神经未见明显异常信号。TFCC信号增高。周围软组织未见明显异常。关节腔少许积液。尺侧腕伸肌腱信号增高，部分不连续。印象及建议：右腕TFCC损伤，请结合临床。尺侧腕伸肌腱鞘炎，部分撕裂。

2. 测量截骨长度，预估行尺骨短缩5mm。

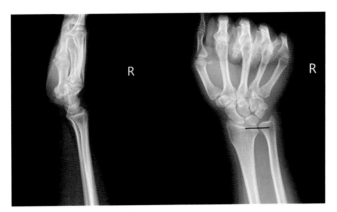

病例22图1　腕关节正侧位片DR（术前）见尺骨正向变异

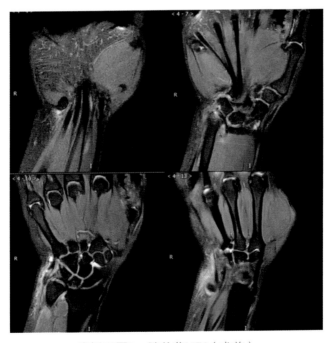

病例22图2　腕关节MRI（术前）

（三）手术步骤及要点

患者取仰卧位，采用神经阻滞麻醉，患肢预置充气止血带，常规消毒铺巾，贴膜保护术区，患肢驱血，预置止血带充气，采用标准尺骨截骨手术入路，做长约7cm的纵向切口，切开皮肤、皮下、筋膜，于尺侧腕屈肌与尺侧腕伸肌间隙进入，保护尺神经背侧感觉支。暴露需要截骨及钢板固定的区域，尽量保护骨膜的血运。预置锁定接骨板，按照术前计划，在截骨两端按照钢板的位置预置两螺钉孔，于尺骨中下段行横行截骨，在截骨后，在两个预置螺钉孔中置入两枚普通螺钉，行截骨断端的加压，并确保旋转稳定，并在两端各置入两枚锁定螺钉完成手术，在C型臂X线机透视下确认尺骨短缩满意（桡尺骨对合良好），截骨对位、对线良好，固定牢固，短缩长度足够，逐层缝合切口，无菌敷料适当加压包扎。

术后遵循快速康复原则：术后多模式镇痛，口服选择性COX-2抑制剂"西乐葆"，外用丁丙诺啡透皮贴剂；术后皮下注射低分子肝素，预防VTE；早期继续使用氨甲环酸可显著减少隐性失血，减轻手术部位肿胀和炎症反应，避免切口渗血渗液。术后3小时、12小时、24小时分别静脉输入1g氨甲环酸；预防性使用抗生素；营养支持，高质量易消化蛋白质；早期功能锻炼，鼓励早期下床活动。

后采用短臂石膏托将腕关节固定于功能位；术后2周更换功能位支具，白天行腕关节屈伸功能训练，晚上佩戴支具2周；术后4周拆除支具并行腕关节尺偏、桡偏功能训练；术后6周逐步行前臂旋转功能训练。术后定期复查X线片。

（四）手术结果及随访

术后定期检查伤口愈合情况，定期拍X线片了解截骨处骨愈合与腕关节功能情况。术后1个月、2个月、3个月门诊随访，以后每3个月随访1次。随访可见患者伤口Ⅰ期愈合，术后3个月复查截骨断端基本愈合，截骨线模糊，下尺桡关节匹配良好，尺骨正变异消失（病例22图3）。术后6个月尺骨截骨处完全愈合。未出现尺骨截骨处移位、骨不连、感染等并发症，腕关节功能较术前明显改善。患者的握力、疼痛较术前改善显著，极大地改善了患者的生活质量。术后2年随访无明显不适并发症，腕关节功能良好（病例22图4）。

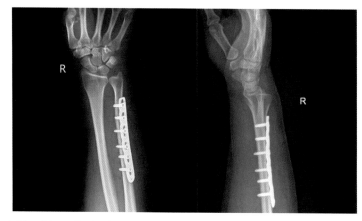

病例22图3　术后3个月腕关节DR见截骨线模糊，尺骨正性变异消失

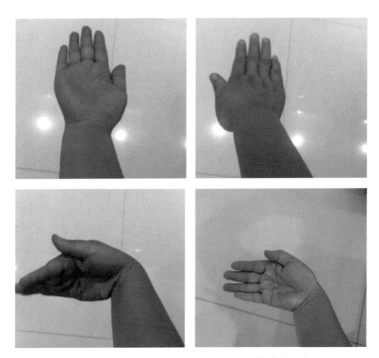

病例22图4　术后2年功能照见腕关节功能良好

三、病例讨论

人体尺桡骨远端解剖关系相对简单，无主要神经及大血管经过，为手术的开展奠定了基础。尺骨撞击综合征的手术方法主要有：尺骨短缩截骨术、Wafer术、Sauve-Kapandji术、Darrach术、韧带重建术等[8]。

尺骨短缩截骨术作为治疗尺骨撞击综合征的有效方法之一，对于尺骨正变异、TFCC损伤导致的腕关节活动受限、腕部疼痛、抓握持物无力等症状有一定的治疗作用。对于尺骨远端的截骨方式，先后有文献报道过横形、斜形、V形、梯形截骨等方法。张政等[9]采用尺骨横形短缩截骨联合锁定加压钢板的手术方式对15例患者进行治疗，术后腕关节功能良好的患者达10例，且术后均无骨不连、钢板激惹等并发症发生。尺骨横形截骨临床上应用较方便，截骨之前在预截骨处根据截骨量画两条平行线，同时在尺骨纵轴上做一纵线，可防止尺骨旋转，并有效控制截骨量，并且在不破坏远端关节结构的情况下，通过纠正尺骨正性变异，能有效降低腕关节尺侧负荷，降低关节炎的发生率，还可以收紧TFCC，减轻或消除尺骨远端与TFCC的撞击情况。尺骨缩短截骨术的缺点是尺骨短缩截骨存在骨折延迟愈合或骨折不愈合可能，因此要求术者在手术操作中尽量减少对骨膜的损伤，减少骨组织的丢失。同时，截骨量过多可能会增加尺骨远端的TFCC张力和下尺桡关节压力，从而加快关节退变的进展，需要术前精确测量截骨长度并在术中严格执行。

除了横行截骨，斜行截骨也是一种常用的截骨方式。相较于横行截骨，斜行截骨能增加截骨端的接触面积，增加新骨痂的形成，加快愈合的过程[10]。有文献报告尺骨斜形短缩截骨骨折愈合时间平均为2.5个月，比尺骨横形短缩截骨快4.5个月[11]。尹善青等[12]采用预先打孔截骨技术对35例尺骨撞击综合征患者进行斜行截骨手术，所有病例截骨部位均获得骨性愈合，骨折平均愈合时间为12周，骨折部位无一例成角畸形，无一例发生桡尺远侧关节面不平行及关节炎。预先打孔截骨技术使骨折部位容易复位，所以能减少对软组织的剥离，通过拧紧预先打孔的两个螺钉，能逐步实现良好骨折面的对合。

腕关节镜下修复也是治疗尺骨撞击综合征的方法之一，单纯腕关节镜下手术虽能处理关节内的病变，但无法较大程度地短缩尺骨，撞击症状依旧可能存在。故单纯腕关节镜下修复仅适用于无尺骨正性变异的病例，而更常作为上述术式的辅助诊疗手段，并且能够提供明确的病理学依据。腕关节镜作为辅助诊疗手段的优势在于可清理撕裂的软骨、韧带及增生的滑膜，平整软骨、韧带创缘，减少组织碎屑产生，同时炎性反应及临床症状也会随之减轻。徐文东等[13]应用关节镜技术治疗了40例TFCC损伤的患者，术后Mayo腕关节功能评分优良率为85%，并认为较开放下尺骨短缩内固定，腕关节镜具有创伤小、恢复快的优点。因此，腕关节镜技术作为辅助治疗手段能以较小的损伤处理尺骨撞击综合征的TFCC损伤。

关节镜下Wafer术式首先由Buterbaugh在1992年开展[14]，Wafer手术只需对DRUJ进行有限的关节切开术，并允许直接检查TFCC，必要时对其进行清理或修复，以及减压尺侧腕关节。它保留了TFCC与尺骨茎突基部的韧带连接，并保留了DRUJ的功能。Constantine KJ等[15]对22名UIS患者分别进行了Wafer手术和尺骨远端截骨术，认为相较于尺骨远端截骨术，接受关节镜下Wafer手术的患者术后并发症发生的概率更小。多项临床研究表明，由于Wafer术不需要骨愈合及内固定，手术暴露小，可提供与TFCC的直接连接。而缺点在于较高的手术难度、可切除的尺骨长度有限、恢复时间较长等，临床报告术后腕关节功能均显著改善[16]。Stockton等[17]统计分析了129例经关节镜Wafer手术治疗患者，尺骨平均缩短3.2mm，术后握力从未伤状态下的63.9%升至84.5%；77例经开放式Wafer手术治疗患者，尺骨平均缩短1.5mm，术后握力从未伤状态下的62.0%升至95.2%。认为关节镜下Wafer术和开放Wafer术可能是较流行的尺骨缩短截骨术的可行替代方案，但临床优势尚未确立。该术式一般仅适用于尺骨中性变异或轻度尺骨正性变异，尺骨负性变异及尺骨正性变异超4mm或DRUJ存在关节炎或关节不稳定等为Wafer手术的禁忌证。

　　桡骨远端骨折后若出现畸形愈合，可导致桡骨短缩，尺骨相对延长，腕关节偏斜、疼痛和残疾。多数患者经USO后能改善活动范围，减轻疼痛，但对于桡骨缩短合并桡骨掌倾角改变的患者，桡骨矫形截骨术更加合适，该术式不但可以恢复桡骨长度，还能同时改善桡骨掌倾角，恢复桡骨远端原本解剖结构。

　　目前UIS手术治疗仍以尺骨远端截骨术和Wafer术为主，已有相关文献报道两种手术方式均能取得良好效果，由于腕关节镜技术的发展和TFCC认识的深入，新的治疗方法也不断出现，但长期的预后情况仍需进一步观察。

［蔡博文　朱　斌　方加虎：江苏省人民医院（南京医科大学第一附属医院）］

参考文献

[1]Baek GH，Chung MS，Lee YH，et al.Ulnar shortening osteotomy in idiopathic ulnar impaction syndrome[J].J Bone Joint Surg Am，2006，88（1）：212-220.

[2]Aibinder WR，Izadpanah A，Elhassan BT.Ulnar shortening versus distal radius corrective osteotomy in the management of ulnar impaction after distal radius malunion[J].Hand（New York，NY），2018，13（2）：194-201.

[3]Miserez M，Peeters E，Aufenacker T，et al.European hernia society guidelines on the treatment of inguinal hernia in adult patients[J].Hernia，2014，13（3）：443-444.

[4]张雪峰.尺骨撞击综合征的临床与X线分析[J].中国临床医学影像杂志，2014，25（04）：286-288.

[5]李忠哲，易传军，田文，等.非创伤性尺腕撞击综合征的诊断和治疗[J].中华手外科杂志，2011，27（5）：273-276.

[6]王澍寰.手外科学[M].北京：人民卫生出版社，1999.

[7]Srinivasan RC，Shrouder-Henry JJ，Richard MJ，et al.Open and arthroscopic triangular fibrocartilage complex（TFCC）repair[J].The Journal of the American Academy of Orthopaedic Surgeons，2021，29（12）：518-525.

[8]黄良库，杨团民，李鹏，等.尺骨短缩截骨治疗尺骨撞击综合征的疗效分析[J].实用手外科杂志，2020，34（2）：136-138，144.

[9]张政，刘永涛，赵伟，等.尺骨横形短缩截骨联合锁定加压钢板治疗尺骨撞击综合征的疗效[J].创伤外科杂志，2021，23（2）：95-96.

[10]孟小光，徐凤松，史福东.尺骨斜行截骨短缩术联合关节镜下TFCC探查修补术治疗尺骨综合征[J].中国骨与关节损伤杂志，2021，36（09）：986-987.

[11]丛晓斌，李涛，季伟，等.尺骨短缩截骨治疗特发性尺骨撞击综合征的疗效分析[J].中华手

外科杂志，2013，29（1）：7-9.

[12]尹善青，王欣，潘佳栋，等.预钻孔斜形尺骨截骨短缩术治疗尺骨撞击综合征的临床疗效分析[J].中华手外科杂志，2017，33（6）：444-446.

[13]徐文东，沈云东，蒋苏，等.腕关节镜视下治疗三角纤维软骨复合体损伤[J].中华手外科杂志，2011，27（5）：259-262.

[14]Buterbaugh，Glenn A.Ulnar impaction syndrome：treatment by arthroscopic removal of the distalulna[J].Techniques in Orthopaedics，1992，7（1）：66-71.

[15]Constantine KJ，Tomaino MM，Herndon JH，et al.Comparison of ulnar shortening osteotomy and the wafer resection procedure as treatment for ulnar impaction syndrome[J].J Hand Surg Am，2000，25（1）：55-60.

[16]Roh YH，Song JH，Gong HS，et al.Comparison of clinical outcomes after ulnar shortening osteotomy for ulnar impaction syndrome with or without arthroscopic debridement[J].Journal of Hand Surgery（European Volume），2018，44（6）：175319341880816.

[17]Yu YD，Wu T，Tian FT，et al.Ulnar impaction syndrome with different operative methods：a comparative biomechanical study[J].International journal of clinical and experimental medicine，2015，8（4）：5715-22.

病例23　桡骨远端关节内畸形合并关节外畸形矫正

一、概述

桡骨远端是人体腕关节的重要组成部分之一，其中桡骨远端骨折是临床上常见的骨折，占全身骨折的18%[1]，畸形愈合发生率较高。桡骨远端畸形是指骨折断端发生异常愈合后，发生桡骨短缩、桡骨尺偏畸形和桡骨背侧成角畸形，主要表现为冠状面尺偏角、桡骨高度的丢失及下尺桡不匹配，矢状面掌倾角丢失。

桡骨远端畸形按照发生部位还可分为关节内畸形愈合、关节外畸形愈合和关节内外畸形愈合[2]。畸形影响了桡腕和下尺桡关节的正常结构，导致腕关节的应力改变，进而产生关节疼痛与关节活动受限等症状，可影响患者的正常生活，因此需手术治疗。

截骨矫形是治疗桡骨远端畸形的主要方法[3]，术式包括开放/闭合楔形截骨术，其中，应用髂骨或桡骨移植技术性开放楔形截骨术是常用方法。另外，有文献报道[4,5]患者出现下尺桡关节脱位时，可选择应用Sauve-Kapandji手术或尺骨头替代治疗。但不同的畸形愈合手术处理方法不同，矫形医师需了解畸形的特性从而选择合适的截骨方法。

对于关节内畸形合并关节外畸形的患者，矫形的策略比单纯的关节外畸形患者要复杂，复位的方法也不完全相同。对于此类患者，需沿关节线截骨复位关节内骨折后，再行关节外截骨矫形力线（桡骨长度，尺偏角，掌倾角）。

二、病历摘要

（一）患者信息

患者男性，25岁，因"右侧腕关节疼痛伴活动受限3个月"入院。

现病史：患者3个月前外伤致腕关节疼痛伴活动受限，受伤时无昏迷，至当地医院就诊，DR示桡骨远端骨折（病例23图1），予以石膏外固定保守治疗，固定4周后拆除，为求进一步治疗，至我院门诊就诊，拟以"右侧桡骨远端骨折畸形愈合"收治入院。病程中，患者无特殊不适，无明显畏寒、发热，无恶心、呕吐，无胸闷、心悸，食纳可，两便正常，近期体重未见明显改变。

既往史：既往体健，否认高血压、糖尿病、冠心病等慢性病史，否认肝炎、结核等传染病病史，有外伤史，否认手术、输血史，否认食物、药物过敏史，否认烟酒史，否认长期接触工业化学用品，无家族遗传病及肿瘤史。

专科查体：①视诊：右腕部未见明显肿胀，少量瘀青，皮肤张力可，未见出血及骨外露，未见张力性水泡（病例23图2）。②触诊：右侧腕关节环形压痛，未及明显骨擦音，桡动脉搏动正常，末梢血运可，皮肤感觉正常。③动诊：右侧腕关节活动疼痛，被动及主动活动受限。④量诊：双上肢基本等长等粗。

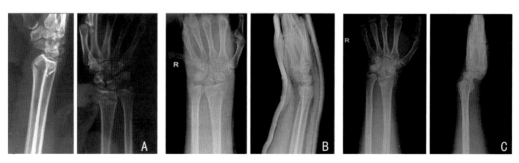

病例23图1　就诊前DR检查

A. 受伤时；B. 手法复位后石膏固定；C. 拆除石膏

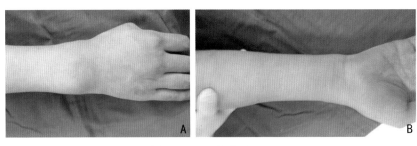

病例23图2 术前外观照

（二）术前评估和规划

1. 畸形分析 首先拍摄标准的腕关节正侧位DR与多排CT平扫（病例23图3、病例23图4），并在DR上进行测量，测量关节面，各畸形参数：①正位片：尺偏角、舟月角、桡骨高度、尺骨变异值、关节面台阶改变；②侧位片：掌倾/背倾角。

测量上述数据可以确定患者的畸形来源：部分关节内骨折后的畸形愈合。

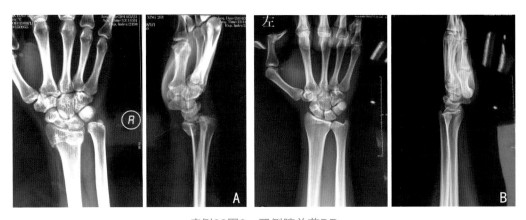

病例23图3 双侧腕关节DR

A. 患侧腕关节正侧位片；B. 健侧腕关节正侧位片

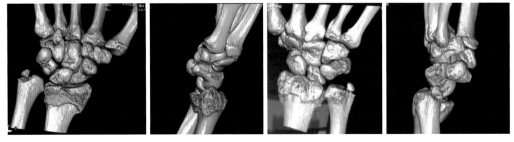

病例23图4 CT三维重建

测量右侧桡骨远端畸形（病例23图5）：桡骨高度0mm，尺骨正向变异9.5mm，尺偏角12°，舟月角25°，掌倾角25°，关节面有大于2mm的台阶改变。

同时测量健侧桡骨远端相关参数作为模板（病例23图5）：桡骨高度7.9mm，尺骨正向变异2.5mm，尺偏角19.7°，舟月角40°，背倾角6°。

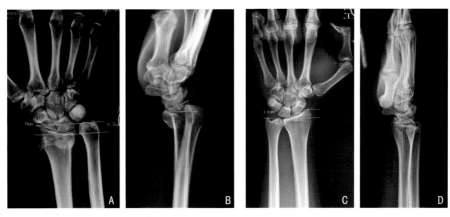

病例23图5　畸形参数测量

A. 患侧腕关节正位片；B. 患侧腕关节侧位片；C. 健侧腕关节正位片；D. 健侧腕关节侧位片

2. 手术规划　根据术前分析的结果，开始进行合理的手术规划。

（1）入路选择：掌侧入路、背侧入路、掌侧及背侧联合入路。

（2）手术方法：开放截骨、闭合截骨，尺骨是否要处理。

（3）截骨位置：骨折线截骨还是骨折线旁截骨。

（4）植骨选择：不植骨、自体骨、同种异体骨。

本病例采用掌背侧联合入路，沿骨折线截骨和同种异体骨植骨。以缓解疼痛并改善功能为核心目标，术前模拟截骨的规划，同时通过软件模拟截骨（病例23图6）。

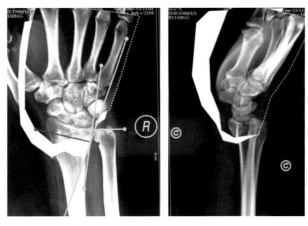

病例23图6　模拟截骨

（三）手术步骤及要点（病例23图7）

患者取患肢外展仰卧位，全身麻醉，消毒铺单。掌侧切口入路，在桡侧腕屈肌和桡动脉之间切口进入，在桡骨侧止点处保留旋前方肌，暴露骨折端和桡骨远端掌侧面。充分松解患处周边的软组织，按照术前计划沿原骨折线进行清理截骨。同时，再选择背侧入路，切口从拇长伸肌腱和伸指总肌腱间隙暴露桡骨背侧的中间柱，从拇短伸肌腱、拇长伸肌腱和桡侧腕长短伸肌腱间隙，暴露桡骨的桡侧柱，并进行骨折端的清理，松解和截骨线的对接。首先沿关节线进行关节内的截骨，将关节的骨块复位好，关节面对合良好后，予以克氏针临时固定。然后按术前计划进行干骺截骨复位，通过解剖钢板及撑开器进行桡骨长度的恢复，同时尽量恢复桡骨的掌倾角、尺偏角，背侧中间柱钢板进行支撑辅助复位掌倾角，将掌侧钢板近端钉置入，联合克氏针固定后，再此置入背侧桡侧柱钢板，辅助复位尺偏角和桡骨的高度，同时固定好桡侧柱钢板，再将掌侧钢板的远端进行螺钉置入固定，截骨空隙处植入同种异体骨填充，完成矫形固定。最后将背侧中间柱辅助复位的钢板拆除。经C型臂X线机透视证实骨折对位、对线良好，内固定钢板螺钉位置良好后。予以检查腕关节活动良好。手术顺利，术中出血少，予以逐层缝合伤口，敷料加压并包扎，安返病房。

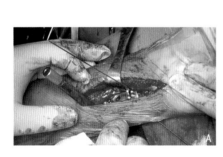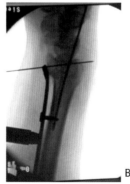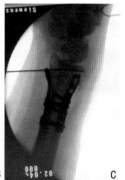

病例23图7　术中资料

A. 掌侧暴露关节内截骨复位临时固定后放置掌侧钢板；B. 放置掌侧钢板近端螺钉固定维持，背侧中间柱钢板复位掌倾角做支撑；C. 桡侧柱钢板复位尺偏角，联合掌侧钢板固定

术后予以多模式镇痛，静脉滴注NSAIDs类药物"倍安可"、口服选择性COX-2抑制剂"西乐葆"，外用丁丙诺啡透皮贴剂；预防性使用抗生素；营养支持，高质量易消化蛋白质；早期功能锻炼。术后将石膏固定于腕关节掌屈位4~6周。术后患肢抬高和冰敷，以减轻局部言行反应和肿胀。术后尽早开始手指的功能锻炼（抓握

动作）和肩肘关节的主动活动，拆除石膏后开始腕关节的屈伸和前臂旋转练习。

（四）手术结果及随访

患者右侧腕关节外观与术前相比可见明显改善（病例23图9），术后切口一期愈合，未见伤口感染、神经损伤等并发症发生。术后1个月、3个月、6个月及1年门诊规律复诊，拍腕关节正侧位DR观察截骨处愈合情况，术后3个月可见截骨处愈合，末次随访时截骨处完全愈合（病例23图8），腕关节功能良好（病例23图9），无疼痛，完全恢复正常工作生活。

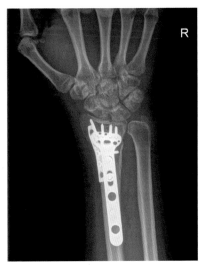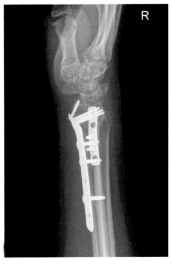

病例23图8 术后腕关节DR

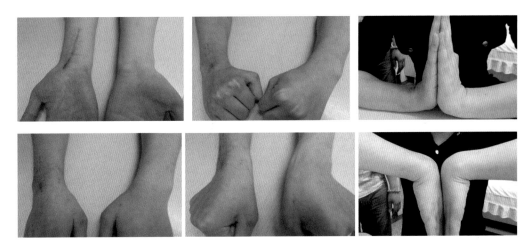

病例23图9 术后功能照

三、病例讨论

桡骨远端骨折是指距桡骨远端关节面3cm以内的骨折，是65岁以上老年人群最常见的骨折之一，约占所有骨折的18%[6]。在全球范围内，桡骨远端骨折的年发病率为0.04%~1.10%[5, 7]。如果早期未采取针对性治疗方式，畸形愈合的发生率高，导致腕关节正常解剖结构发生改变，多属此类患者出现腕部明显畸形、疼痛、功能障碍等情况[8]。

桡骨远端畸形的病理变化包括桡骨短缩、尺骨正向变异、尺偏角减小、背侧成角畸形导致的掌倾角改变和关节面台阶改变等。远端桡骨承担了80%的轴向负荷，桡骨短缩造成尺侧柱的轴向压力增加[9]，带来了三角纤维软骨复合体（TFCC）的损伤，同时改变了下尺桡关节的和谐性[10]。文献报道[11]，在桡骨短缩10mm的情况下，下尺桡的旋前和旋后的功能各减少50%和30%。尺偏角的减少带来腕管结构改变，从而造成肌腱的力学止点改变影响手指的屈力和降低握力，同时改变桡骨远端轴向力量的分布，使通过月骨窝的力量增加[12]。背侧成角畸形，即掌倾角的改变同样将桡掌侧的垂直应力向背尺侧转移，20°的背侧成角会使尺侧的应力增加到50%，而45°的背侧成角则增加到67%[13]。另外，关节面台阶会导致骨性关节炎[14]。对老年人来说，关节面轻微的不平整是能够耐受的；但对于高能量骨折的年轻人来说，大于2mm的关节台阶会导致腕关节的骨关节炎，预后较差[15]。

总之，桡骨远端畸形影响了桡腕和下尺桡关节的正常结构，造成下尺桡关节紊乱，导致关节疼痛和活动受限。需通过截骨恢复桡骨高度，纠正尺骨变异，同时恢复下尺桡关节的和谐，改善疼痛，恢复腕关节的活动度。目前，学术界普遍认可的复位标准[16~18]为掌倾角在15°背伸~20°掌倾，尺偏角大于15°，桡骨高度在7~15mm，尺骨变异在-3mm~+3mm。另外，健侧腕关节的解剖结构也是截骨矫形的重要参考模板。

对于桡骨远端畸形，畸形解剖结构是重要的手术适应证，患者对于握力、腕关节活动范围等功能方面的需求也要纳入考虑。对患者术前腕关节正侧位进行畸形分析后，可知本病例患侧桡骨高度0mm，尺骨正向变异9.5mm，尺偏角12°，舟月角25°，掌倾角25°，关节面有大于2mm的台阶改变；健侧桡骨高度7.9mm，尺骨正向变异2.5mm，尺偏角19.7°，舟月角40°，背倾角6°。患者为年轻男性，部分关节内骨折伤后3个月，出现右侧（惯用侧）腕关节疼痛伴活动受限，影响日常生活，桡骨远端畸形表现为背侧移位、掌侧及尺侧成角和关节面台阶改变。缓解疼痛并改善功能是患者的首要诉求，也是本次矫形治疗的目的。

桡骨远端畸形的手术方式需根据畸形特征进行合理选择。一般地，对于关节内畸形，需先恢复关节面平整，将复杂的多水平畸形简单化为单纯的关节外畸形。Ring[19]在对23例关节内畸形的患者进行回顾性分析中，证实了恢复关节面的重要性。对于关节外畸形、背侧移位畸形多采取开放楔形截骨术，可根据情况选择掌侧入路、背侧入路及掌背侧联合入路。相较背侧入路，掌侧入路行开放截骨优势较多。Rothenfluh[20]在一项病例对照研究中报道，掌侧入路虽较背侧入路术后腕关节屈曲度限制更大，但掌侧入路行开放截骨时植骨更为容易及更少的软组织激惹。这与Wong等[21]人的报道相似，桡骨远端掌侧面较为平坦，适合置入T-LCP锁定板。本病例中，首先掌背侧联合入路松解，再选择掌侧入路行关节内截骨，复位关节面，矫正关节内畸形，克氏针临时固定。再行干骺端开放楔形截骨联合同种异体骨填塞，矫正干骺端畸形，充分利用背侧双柱钢板来辅助矫形和固定，利用背侧中间柱钢板复位掌倾角，矫正屈曲畸形约31°（正常左侧背倾6°，右侧掌屈25°），背侧桡侧柱钢板矫正尺偏畸形并辅助固定，中间柱钢板矫形后予以去除。

得益于术前的畸形分析、术中的精准处理，患者术后DR示畸形矫正结果好，患者桡骨关节面恢复良好，患侧桡骨高度7.5mm，尺骨变异2.1mm，尺偏角16.9°，舟月角50°，背倾角7.7°，这符合大部分临床医生接受的复位标准。术中查体示患侧腕关节活动好，且最后一次随访中，患者腕关节活动好，与健侧对称。

综上所述，矫形医师应当时刻把握整体观，针对手术适应证及手术方式尚存在争议的罕见畸形，要实施个性化、精准化、微创化的矫形方案。本例患者在术前要评估矫形后是否对软组织神经血管有干扰，否则要实施逐渐矫正的方案；其次要注意的是要按患者的需求矫形，同样的畸形对不同人有不同的影响，矫形的程度也因人而异；最后针对罕见病例，要充分查阅文献，结合自身临床经验，制定可行的、科学的治疗方案。

［薛凯啸　方加虎：江苏省人民医院（南京医科大学第一附属医院）］

参考文献

[1]姜保国，张殿英，傅忠国，等.桡骨远端粉碎性骨折及关节内骨折的手术治疗[J].中华骨科杂志，2002，22（2）：80-83.

[2]王琦，沙一帆，王秋根，等.桡骨远端骨折畸形愈合的治疗与进展[J].国际骨科学杂志，2018，39（3）：133-136.

[3]李宏志，宋秀峰，关盛溢，等.截骨复位植骨钢板内固定治疗桡骨远端畸形愈合的疗效分析[J].中华创伤骨科杂志，2014，16（1）：82-84.

[4]Minami A，Suzuki K，Suenaga N，et al.The Sauvé-Kapandji procedure for osteoarthritis of the distal radioulnar joint[J].J Hand Surg Am，1995，20（4）：602-608.

[5]Sebastin SJ，Larson BP，Chung KC.History and evolution of the Sauvé-Kapandji procedure[J].J Hand Surg Am，2012，37（9）：1895-902.

[6]Vosbikian MM，Ketonis C，Huang R，et al.Optimal positioning for volar plate fixation of a distal radius fracture：determining the distal dorsal cortical distance[J].Orthop Clin North Am，2016，47（1）：235-244.

[7]Macintyre NJ，Dewan N.Epidemiology of distal radius fractures and factors predicting risk and prognosis[J].J Hand Ther，2016，29（2）：136-145.

[8]Schütz M，Südkamp NP.Revolution in plate osteosynthesis：new internal fixator systems[J].J Orthop Sci，2003，8（2）：252-258.

[9]Hollingsworth R，Morris J.The importance of the ulnar side of the wrist in fractures of the distal end of the radius[J].Injury，1976，7（4）：263-266.

[10]Werner FW，Palmer AK，Fortino MD，et al.Force transmission through the distal ulna：effect of ulnar variance，lunate fossa angulation，and radial and palmar tilt of the distal radius[J].J Hand Surg Am，1992，17（3）：423-428.

[11]Colaris J，Reijman M，Allema JH，et al.Angular malalignment as cause of limitation of forearm rotation：an analysis of prospectively collected data of both-bone forearm fractures in children[J].Injury，2014，45（6）：955-959.

[12]Fernandez DL，Capo JT，Gonzalez E.Corrective osteotomy for symptomatic increased ulnar tilt of the distal end of the radius[J].J Hand Surg Am，2001，26（4）：722-732.

[13]Verhaegen F，Degreef I，De Smet L.Evaluation of corrective osteotomy of the malunited distal radius on midcarpal and radiocarpal malalignment[J].J Hand Surg Am，2010，35（1）：57-61.

[14]Anderson DD，Deshpande BR，Daniel TE，et al.A three-dimensional finite element model of the radiocarpal joint：distal radius fracture step-off and stress transfer[J].Iowa Orthop J，2005，25：108-117.

[15]Goldfarb CA，Rudzki JR，Catalano LW，et al.Fifteen-year outcome of displaced intra-articular fractures of the distal radius[J].J Hand Surg Am，2006，31（4）：633-639.

[16]Nana AD，Joshi A，Lichtman DM.Plating of the distal radius[J].J Am Acad Orthop Surg，2005，13（3）：159-171.

[17]Graham TJ.Surgical correction of malunited fractures of the distal radius[J].J Am Acad Orthop Surg，1997，5（5）：270-281.

[18]Gartland JJ，Jr Werley CW.Evaluation of healed Colles' fractures[J].J Bone Joint Surg Am，1951，33-a（4）：895-907.

[19]Ring D，Prommersberger KJ，González Del Pino J，et al.Corrective osteotomy for intra-articular malunion of the distal part of the radius[J].J Bone Joint Surg Am，2005，87（7）：1503-1509.

[20]Rothenfluh E，Schweizer A，Nagy L.Opening wedge osteotomy for distal radius malunion：dorsal or palmar approach[J]？J Wrist Surg，2013，2（1）：49-54.

[21]Wong KK，Chan KW，Kwok TK，et al.Volar fixation of dorsally displaced distal radial fracture using locking compression plate[J].J Orthop Surg（Hong Kong），2005，13（2）：153-157.

病例24　桡骨远端关节外畸形矫正

一、概述

桡骨远端骨折是临床上常见的骨折，占全身骨折的18%[1]，畸形愈合发生率较高。桡骨远端畸形是指骨折断端发生异常愈合后，发生桡骨短缩、桡骨尺偏畸形和桡骨背侧成角畸形，主要表现为冠状面尺偏角、桡骨高度的丢失及下尺桡不匹配，矢状面掌倾角丢失。

桡骨远端畸形按照发生部位还可分为关节内畸形愈合、关节外畸形愈合和关节内外畸形愈合[2]。畸形影响了桡腕和下尺桡关节的正常结构，导致腕关节的应力改变，进而产生关节疼痛与关节活动受限等症状，可影响患者的正常生活，因此需手术治疗。

截骨矫形是治疗桡骨远端畸形的主要方法[3]，术式包括开放/闭合楔形截骨术。其中，应用髂骨或桡骨移植技术性开放楔形截骨术是常用方法。另外，有文献报道[4,5]患者出现下尺桡关节脱位时，可选择应用Sauve-Kapandji手术或尺骨头替代治疗。但不同的畸形愈合手术处理方法不同，矫形医师需了解畸形的特性从而选择合适的截骨方法。

二、病历摘要

（一）患者信息

患者女性，56岁，因"外伤后左腕部肿痛、畸形伴活动受限半年"入院。

现病史：患者半年前外伤致腕关节疼痛伴活动受限，受伤时无昏迷，至当地医院就诊，检查DR示桡骨远端骨折，当地医院建议手术，患者明确拒绝手术，拒绝手法复位与石膏固定，自行敷药处理，现左腕部肿痛、畸形伴严重活动受限，为求进一步治疗，至我院门诊就诊，拟以"左侧桡骨远端骨折畸形愈合"收治入院。病程中，患者无特殊不适，无明显畏寒、发热，无恶心、呕吐，无胸闷、心悸，食纳可，两便正常，近期体重未见明显改变。

既往史、个人史、家族史：既往体健，否认糖尿病、冠心病等慢性病史，否认肝炎、结核等传染病病史，有外伤史，否认手术、输血史，否认食物、药物过敏史，否认烟酒史，否认长期接触工业化学用品，无家族遗传病及肿瘤史。

专科查体：①视诊：左腕部未见明显肿胀，少量瘀青，皮肤张力可，未见出血及骨外露，未见张力性水泡。②触诊：左侧腕关节环形压痛，未及明显骨擦音，桡动脉搏动正常，末梢血运可，皮肤感觉正常。③动诊：左侧腕关节活动疼痛，被动及主动活动受限。④量诊：双上肢基本等长等粗。

（二）术前评估和规划

1. 畸形分析　首先拍摄标准的腕关节正侧位DR与多排CT平扫（病例24图1、病例24图2），并在DR上进行测量关节面、各畸形参数：①正位片：尺偏角、舟月角、桡骨高度、尺骨变异值、关节面台阶改变；②侧位片：掌倾/背倾角。

测量上述数据可以确定患者的畸形来源：关节外骨折的畸形愈合。

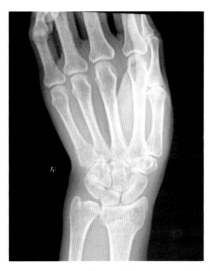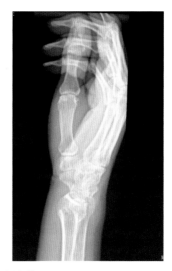

病例24图1　患侧腕关节DR

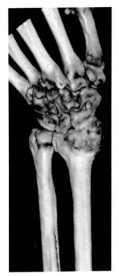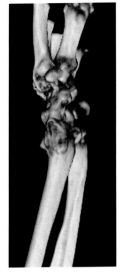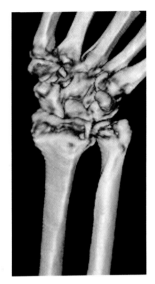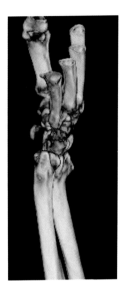

病例24图2 CT三维重建

测量右侧桡骨远端畸形（病例24图3）：桡骨高度0mm，尺骨正向变异2.5mm，尺偏角14°，背倾角25°，关节面无台阶改变。

同时测量健侧桡骨远端相关参数作为模板（病例24图3）：桡骨高度7.9mm，尺骨偏移为0mm，尺偏角19.7°，舟月角40°，背倾角7°。

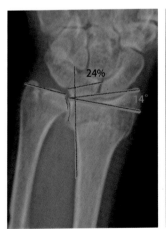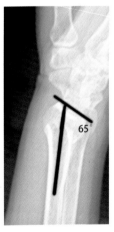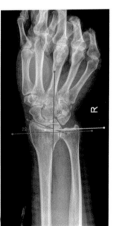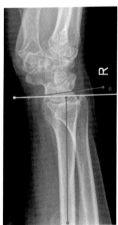

病例24图3 术前畸形测量

2. 手术规划 根据术前分析的结果，开始进行合理的手术规划。

（1）入路选择：掌侧入路、背侧入路、掌侧及背侧联合入路。

（2）手术方法：开放截骨、闭合截骨，尺骨是否要处理。

（3）截骨位置：骨折线截骨或骨折线旁截骨。

（4）植骨选择：不植骨、自体骨或同种异体骨。

以缓解疼痛并改善功能为核心目标，术前模拟截骨的规划，同时通过软件模拟截骨（病例24图4）。

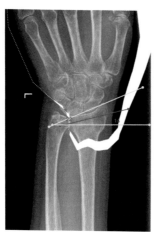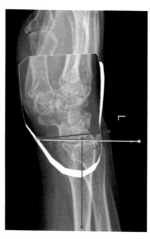

病例24图4　模拟截骨

（三）手术步骤及要点（病例24图5）

患者取患肢外展仰卧位，全身麻醉，消毒铺单。掌侧切口入路，在桡侧腕屈肌和桡动脉之间切口进入，在桡骨侧止点处保留旋前方肌，暴露骨折端和桡骨远端掌侧面。充分松解患处周边的软组织，按照术前计划行开放楔形截骨。选取合适长度解剖钢板，通过克氏针临时固定于桡骨远端掌侧，通过透视判断钢板是否放在解剖位置上，按照要矫形的角度放置DVR钢板（钢板完全符合远端骨折块的解剖结构，矫形后可恢复其应有的掌倾角、尺偏角、桡骨长度和下尺桡匹配），先植入远端螺钉后，通过钢板矫正畸形，近端予以两枚普通螺钉固定，恢复桡骨长度、掌倾角、尺偏角，干骺端畸形矫正满意，最近端逐步拧入一枚锁定螺钉固定，骨缺损处填塞同种异体骨填充。手术顺利，术中出血少，予以逐层缝合伤口，敷料加压并包扎，安返病房。

术后予以多模式镇痛，静脉滴注NSAIDs类药物"倍安可"、口服选择性COX-2抑制剂"西乐葆"，外用丁丙诺啡透皮贴剂；预防性使用抗生素；营养支持，高质量易消化蛋白质；早期功能锻炼。术后将石膏固定于腕关节旋转中立位2～3周。术后患肢抬高和冰敷，以减轻局部炎性反应和肿胀。术后尽早开始手指的功能锻炼（抓握动作）和肩肘关节的主动活动，拆除石膏后开始腕关节的屈伸和前臂旋转练习。

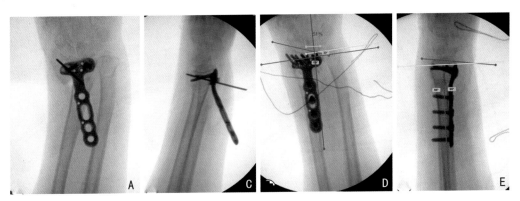

病例24图5 术中资料

A. 术中透视正位片，按解剖位置放置 DVR 钢板；B. 术中透视侧位片，按解剖位置放置 DVR 钢板；C. 利用钢板矫形后的术中透视正位片，显示桡骨长度和尺偏角完全恢复；D. 利用钢板矫形后的术中透视正位片，显示桡骨的掌倾角完全恢复

（四）手术结果及随访

患者右侧腕关节外观与术前相比可见明显改善，术后切口一期愈合，未见伤口感染、神经损伤等并发症发生。术后1个月、3个月、6个月及1年门诊规律复诊，拍腕关节正侧位DR观察截骨处愈合情况，术后3个月可见截骨处愈合，末次随访时截骨处完全愈合，腕关节功能好（病例24图6、病例24图7），疼痛明显缓解，恢复日常生活。

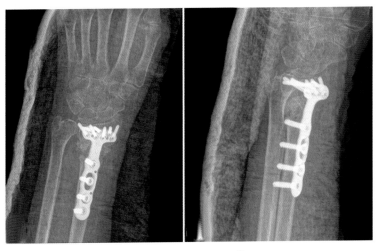

病例24图6 术后腕关节DR

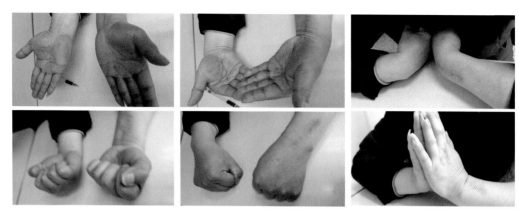

病例24图7　末次随访功能照

三、病例讨论

1. 腕关节生物力学及矫形必要性　桡骨远端畸形的病理变化包括桡骨短缩、尺骨正向变异、尺偏角减小、背侧成角畸形导致的掌倾角改变和关节面台阶改变等。远端桡骨承担了80%的轴向负荷，桡骨短缩造成尺侧柱的轴向压力增加[6]，带来了三角纤维软骨复合体（TFCC）的损伤，同时改变了下尺桡关节的和谐性[7]。文献报道[8]，在桡骨短缩10mm的情况下，下尺桡的旋前和旋后的功能各减少50%和30%。尺偏角的减少带来腕管结构改变，从而造成肌腱的力学止点改变影响手指的屈力和降低握力，同时改变桡骨远端轴向力量的分布，使通过月骨窝的力量增加[9]。背侧成角畸形，即掌倾角的改变同样将桡掌侧的垂直应力向背尺侧转移，20°的背侧成角会使尺侧的应力增加到50%，而45°的背侧成角则增加到67%[10]。另外，关节面台阶会导致骨性关节炎[11]。对老年人来说，关节面轻微的不平整是能够耐受的；但对于高能量骨折的年轻人来说，大于2mm的关节台阶会导致腕关节的骨关节炎，预后较差[12]。

总之，桡骨远端畸形影响了桡腕和下尺桡关节的正常结构，造成下尺桡关节紊乱，导致关节的疼痛与活动受限。需通过截骨恢复桡骨高度，纠正尺骨变异，同时恢复下尺桡关节的和谐，改善疼痛，恢复腕关节的活动度。

2. 复位标准及手术适应证　学术界普遍认可的复位标准[13~15]为掌倾角在15°背伸~20°掌倾，尺偏角大于15°，桡骨高度度在7~15mm，尺骨变异在-3mm~3mm。另外，健侧腕关节的解剖结构也是截骨矫形的重要参考模板。

对于桡骨远端畸形，畸形解剖结构是重要的手术适应证，患者对于握力、腕关节活动范围等功能方面的需求也要纳入考虑。

3. 术前畸形分析及手术策略选择　通过患者术前腕关节正侧位进行畸形分析

后，可知本病例患侧畸形参数及健侧对应正常的解剖参数。本病例中患者老年女性，关节外骨折伤后半年，骨质疏松严重，现患侧腕关节症状较多，影响日常生活，桡骨远端畸形表现为背侧移位、掌侧及尺侧成角。缓解疼痛并改善功能是患者的首要诉求，也是本次矫形治疗的目的。

桡骨远端畸形的手术方式需根据畸形特征进行合理选择。Rothenfluh[16]在一项病例对照研究中报道，掌侧入路虽较背侧入路术后腕关节屈曲度限制更大，但掌侧入路行开放截骨时植骨更为容易及更少的软组织激惹。这与Wong等[17]人的报道相似，桡骨远端掌侧面还较为平坦，适合置入T-LCP锁定板。另外，患者桡骨远端骨折为骨质疏松性，术前片可见后方皮质的压缩与粉碎，后方缺乏支撑，倘若掌侧入路进行常规复位时难以获得满意掌倾角，术中的DR也证实了术前的分析。廖直斌等[18]报道解剖型锁定钢板兼具锁定钢板的角稳定和解剖形态、与正常骨外形匹配的特点，在复位步骤起到一定作用。因此，选择掌侧入路行关节外截骨，按照矫形计划放置钢板，先置入远端螺钉，通过钢板来矫正干骺端畸形。钢板固定后，即可获得满意的桡骨高度、尺偏角和掌倾角，矫形术后的骨缺损予以同种异体骨植骨填充，防止内固定失效并促进骨愈合。

4. 术后疗效及随访结果　得益于术前的畸形分析、术中的精准处理，患者术后DR示畸形矫正结果好，患侧桡骨高度9mm，尺骨变异2mm，尺偏角22°，背倾角7°。这符合大部分临床医生接受的复位标准。术中查体示患侧腕关节活动好，且最后一次随访中，患者腕关节活动好，与健侧对称。

5. 总结　畸形矫正的方法多种多样，但应用钢板来矫正畸形，对予干骺端的畸形有独特的优势，能保证不破坏远端骨折块（主要由松质骨组成，容易破坏）的情况下，能有效地恢复桡骨远端正常的解剖结构（特别是桡骨的长度），特别对于比较严重的桡骨远端畸形，利用钢板矫形具有明显的优势。本例患者，通过DVR钢板有效的矫正了患者的畸形，恢复了患者原有的解剖结构。

综上所述，矫形医师应当时刻把握整体观，针对手术适应证及手术方式尚存在争议的罕见畸形，要实施个性化、精准化、微创化的矫形方案：本例患者在术前要评估矫形后是否对软组织神经血管有干扰，否则要实施逐渐矫正的方案；其次要注意的是要按患者的需求矫形，同样的畸形对不同人有不同的影响，矫形的程度也因人而异；最后针对罕见病例，要充分查阅文献，结合自身临床经验，制定可行的、科学的治疗方案。

［薛凯啸　方加虎：江苏省人民医院（南京医科大学第一附属医院）］

参考文献

[1]姜保国，张殿英，傅忠国，等.桡骨远端粉碎性骨折及关节内骨折的手术治疗[J].中华骨科杂志，2002，22（2）：80-83.

[2]王琦，沙一帆，王秋根，等.桡骨远端骨折畸形愈合的治疗与进展[J].国际骨科学杂志，2018，39（3）：133-136.

[3]李宏志，宋秀峰，关盛溢，等.截骨复位植骨钢板内固定治疗桡骨远端畸形愈合的疗效分析[J].中华创伤骨科杂志，2014，16（1）：82-84.

[4]Minami A，Suzuki K，Suenaga N，et al.The Sauvé-Kapandji procedure for osteoarthritis of the distal radioulnar joint[J].The Journal of hand surgery，1995，20（4）：602-608.

[5]Sebastin SJ，Larson BP，Chung KC.History and evolution of the Sauvé-Kapandji procedure[J].The Journal of hand surgery，2012，37（9）：1895-1902.

[6]Hollingsworth R，Morris J.The importance of the ulnar side of the wrist in fractures of the distal end of the radius[J].Injury，1976，7（4）：263-266.

[7]Werner FW，Palmer AK，Fortino MD，et al.Force transmission through the distal ulna：effect of ulnar variance，lunate fossa angulation，and radial and palmar tilt of the distal radius[J].The Journal of hand surgery，1992，17（3）：423-428.

[8]Colaris J，Reijman M，Allema JH，et al.Angular malalignment as cause of limitation of forearm rotation：an analysis of prospectively collected data of both-bone forearm fractures in children[J].Injury，2014，45（6）：955-959.

[9]Fernandez DL，Capo JT，Gonzalez E.Corrective osteotomy for symptomatic increased ulnar tilt of the distal end of the radius[J].The Journal of hand surgery，2001，26（4）：722-732.

[10]Verhaegen F，Degreef I，De Smet L.Evaluation of corrective osteotomy of the malunited distal radius on midcarpal and radiocarpal malalignment[J].The Journal of hand surgery，2010，35（1）：57-61.

[11]Anderson DD，Deshpande BR，Daniel TE，et al.A three-dimensional finite element model of the radiocarpal joint：distal radius fracture step-off and stress transfer[J].The Iowa orthopaedic journal，2005，25：108-117.

[12]Goldfarb CA，Rudzki JR，Catalano LW，et al.Fifteen-year outcome of displaced intra-articular fractures of the distal radius[J].The Journal of hand surgery，2006，31（4）：633-639.

[13]Nana AD，Joshi A，Lichtman DM.Plating of the distal radius[J].The Journal of the American Academy of Orthopaedic Surgeons，2005，13（3）：159-171.

[14]Graham TJ.Surgical correction of malunited fractures of the distal radius[J].The Journal of the

American Academy of Orthopaedic Surgeons，1997，5（5）：270-281.

[15]Gartland JJ，Jr Werley CW.Evaluation of healed Colles' fractures[J].The Journal of bone and joint surgery American volume，1951，33-A（4）：895-907.

[16]Rothenfluh E，Schweizer A，Nagy L.Opening wedge osteotomy for distal radius malunion：dorsal or palmar approach？[J]Journal of wrist surgery，2013，2（1）：49-54.

[17]Wong KK，Chan KW，Kwok TK，et al.Volar fixation of dorsally displaced distal radial fracture using locking compression plate[J].Journal of orthopaedic surgery（Hong Kong），2005，13（2）：153-157.

[18]廖直斌，卢俊彦，吴翔鹏，等.掌侧入路桡骨远端方向锁定钢板内固定治疗粉碎性桡骨远端骨折的疗效分析[J].中国骨与关节损伤杂志，2019，34（9）：998-999.

病例25　先天桡骨短缩致肘外翻畸形矫正

一、概述

肘关节由尺、桡骨近端及肱骨远端组成，是人体最重要的关节之一。健康人群呈标准解剖站立位时，前臂偏向外侧，其与上臂形成4°～23°的提携角[1]。当尺、桡骨近端和肱骨远端三部分，分别或共同因某些原因而产生短缩（或过长）、旋转、成角等畸形时，临床上表现为肘内翻畸形和肘外翻畸形，后者较前者更为少见[2]。

肘关节畸形的病因多是肱骨远端骨折等肘部外伤后的并发症[3,4]。其中，肱骨髁上骨折并发肘内翻畸形的发生率高达50%[5]。因此，临床上肘关节畸形通常来源于肱骨远端的成角畸形。

肘关节畸形往往被认为是美容问题，但严重的肘关节畸形不但外观异常，肘关节功能还受到不同程度的损伤[6]，如关节伸屈功能受限、创伤性尺神经炎、关节不稳和关节疼痛无力等。因此肘关节畸形应予以重视，考虑手术治疗。

截骨矫形术是治疗肘关节畸形的主要方法。其中，肱骨髁上截骨矫形为主[7]，术式包括开放/闭合楔形截骨术、穿顶截骨术和三维截骨术，并以楔形截骨术应用居多。目前，随着国内外3D打印技术的发展，矫形医师不仅可以借助3D实体模型进行术前模拟手术，还可以借助3D导板进行术中精准导航与截骨，都同样取得了明确的术后疗效[8,9]，但各种报道中，截骨术式未见明显变化。

二、病历摘要

（一）患者信息

患者女性，14岁，因"外伤后左上肢无力1年伴加重1周"入院。

现病史：患者2020年外伤后左臂着地，左侧肘关节及腕关节活动不适，休息后稍缓解，当时未予重视，未予特殊处理。1周前发现左臂伸直肌力下降，左腕关节压痛为求进一步治疗，至我院门诊就诊，门诊拟以"①（左侧）先天性肘外翻；②（左侧）桡骨头脱位"收治入院。病程中，患者无特殊不适，无明显畏寒、发热，无恶心、呕吐，无胸闷、心悸，食纳可，两便正常，近期体重未见明显改变。

既往史、个人史、家族史：既往体健，否认高血压、糖尿病、冠心病等慢性病史，否认肝炎、结核等传染病病史，有外伤史（具体受伤病史不详），否认手术、输血史，否认食物、药物过敏史，否认烟酒史，否认长期接触工业化学用品，无家族遗传病及肿瘤史。

专科查体：①视诊：双侧对比，左肘提携角大，肘关节及腕关节周围皮肤表面无破溃，无色素沉着、静脉曲张。②触诊：患侧肘关节及腕关节周围皮肤浅感觉正常，无皮温升高，左侧桡动脉可触及，肌张力正常；左侧腕关节轻压痛，屈指屈腕肌力5级；伸指伸腕肌力4级。③动诊：双侧肘关节屈伸及旋前旋后活动无障碍，左侧腕关节背伸受限，桡偏严重受限。④量诊：双上肢等粗、等长。（病例25图1，病例25图2）

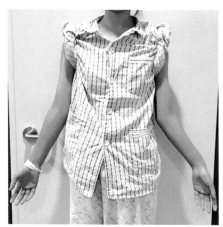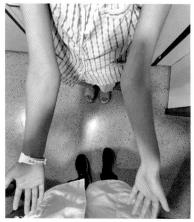

病例25图1　术前外观照

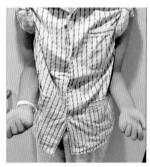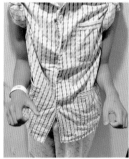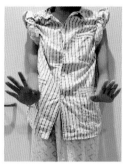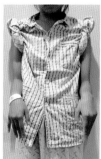

病例25图2 术前功能照

（二）术前评估和规划

首先拍摄标准的尺、桡骨正侧位片及肘关节CT（病例25图3、病例25图4），影像学资料示患者肘关节外翻畸形主要来源于前臂畸形（桡骨短缩畸形），因此在DR上进行前臂畸形测量：①正位片：冠状面桡骨弓角度；②侧位片：矢状面桡骨弓角度。CT三维重建：是否存在旋转畸形。

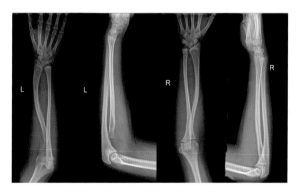

病例25图3 术前双侧尺桡骨DR

下尺桡关节匹配可，左侧桡骨短缩畸形，左侧桡骨头脱位

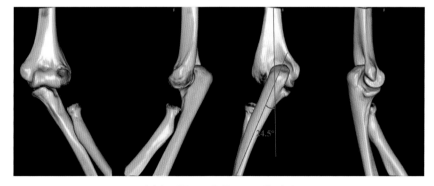

病例25图4 术前CT三维重建

桡骨短缩畸形，肘外翻畸形24.5°，桡骨头脱位，肱桡关节不匹配

　　测量上述数据可以确定患者的畸形来源：左侧桡骨多节段多平面畸形，此次处理桡骨远端畸形后，行桡骨延长术，匹配肱桡关节面。

　　测量左侧上肢畸形：桡骨短缩畸形（轴位面）、桡骨近端成角畸形（冠状面）、肘关节外翻畸形（冠状面）、左侧尺桡骨和肱骨旋转正常。患者上肢畸形临床表现为肘关节外翻畸形，但来源于桡骨多节段多平面畸形，此次以桡骨弓矫正和肱桡关节面和谐为核心目标，将复杂畸形简单化，决定将截骨矫形的部位选在桡骨远端，术前以健侧角度作为模板（病例25图5），模拟截骨的规划及患者的畸形程度（病例25图6），同时，确定需行桡骨延长术以匹配桡骨头和肱骨远端关节面。

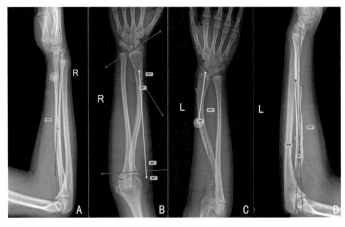

病例25图5　术前测量

　　A、B. 健侧桡骨弓测量，冠状面 29°，矢状面 7°，作为模板；C、D. 患侧桡骨弓测量，冠状面 19°，矢状面 6°

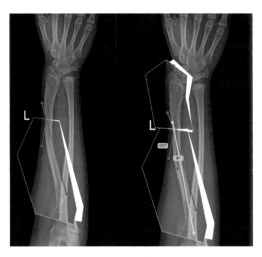

病例25图6　术前规划

参照健侧桡骨弓角度进行术前规划，并在恢复桡骨弓角度后行桡骨延长

（三）手术步骤及要点

麻醉生效后，患者取仰卧位，常规消毒铺单，一次性皮肤巾保护术野，驱血、止血带充气止血。取合适的置针点，小切口安全分离至骨面近端置入3枚半针，安装MARK环，并留取安装参数。远端植入1枚全针和2枚半针安装对应环，其中全针固定下尺桡关节，多次调整外架后，装连接杆，按设计在桡骨远端处微创截骨，在C型臂X线机透视下见泰勒空间支架安装完好，截骨完全后，予以冲洗切口，以解剖层次缝合切口。手术顺利，术中麻醉满意，术中出血量少，术后安返病房（病例25图7）。

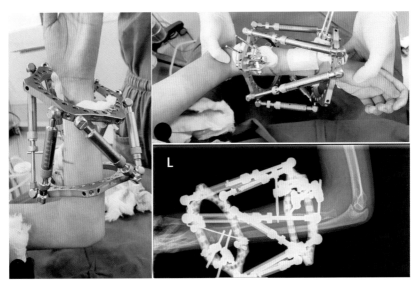

病例25图7　术后外观照：泰勒架按照术前规划安装

术后予以多模式镇痛，静脉滴注NSAIDs类药物"倍安可"、口服选择性COX-2抑制剂"西乐葆"，必要时应用强阿片类药物"易可定"；预防性使用抗生素；营养支持，高质量易消化蛋白质；早期功能锻炼。术后即告知患者泰勒架固定强度大，且术中未固定其肘关节，可正常进行肘关节活动。考虑外架重量，嘱患者健侧上肢辅助下进行患侧肘关节屈伸锻炼，防止后期关节僵硬可能。

将泰勒架安装参数、框架参数及畸形参数输入软件，依照术前的矫形计划出具电子矫形处方，对患者及其家属进行泰勒架调整及护理的宣教与指导，嘱患者将6根支撑杆所需调整数据分为3次，分别于早、中、晚三个不同时间点调节，调整期间如出现任何疼痛难忍或神经症状，暂缓调节或立刻停止调节，随时至门诊就诊。一次矫形方案结束，矫形结果不满意，可以再次甚至多次调节。

（四）手术结果及随访

手术出血量少，术后切口一期愈合，术后及随访过程中未见伤口感染、神经损伤等并发症发生。术后2个月外架调整完毕，予以拔除固定下尺桡关节的远端全针，更换为半针固定于尺骨。

术后定期规律复查DR（病例25图8至病例25图10），随访期间密切关注畸形矫正情况、桡骨头位置与肱骨远端相对位置关系。术后3个月可见截骨处发生骨愈合（病例25图8C、病例25图8D），术后1年见截骨处已完全骨性愈合，下尺桡关节在逐渐矫形期间未发生脱位，肱桡关节匹配可，患者诉外观及功能满意，予以拆除外架。

术后2年患者前臂旋转功能正常，肘关节屈伸功能稍受限（病例25图11），但可满足全部日常生活。

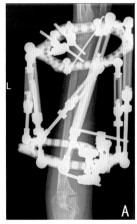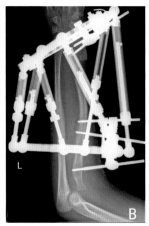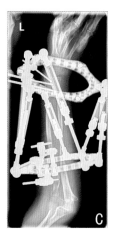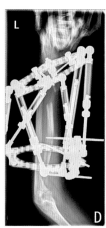

病例25图8 术后DR

A、B. 术后1个月，桡骨头位置不满意；C、D. 再次矫形方案调整，术后3个月，截骨处可见骨痂，桡骨头位置可

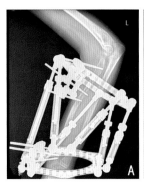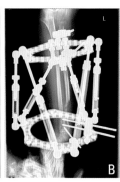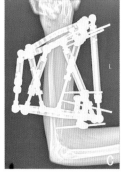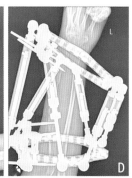

病例25图9 术后DR

A、B. 术后6个月，愈合可，桡骨头位置可；C、D. 术后1年，截骨处骨性愈合，肱桡关节匹配良好

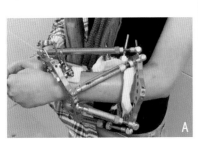
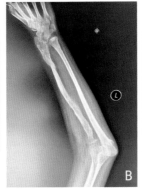
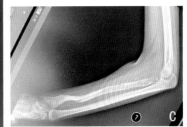

病例25图10　拆架前后

A. 拆架前外观照；B、C. 拆架后，肱桡关节匹配可，下尺桡关节未见脱位

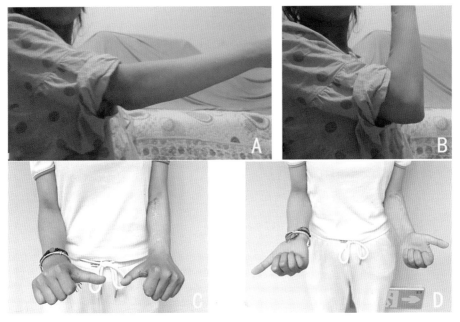

病例25图11　术后功能照

A、B. 肘关节屈伸功能；C、D. 前臂旋转功能

三、病例讨论

　　肘内、外翻多因少年时期肘部外伤，特别是肱骨远端外伤后所致，因而肘关节畸形位置普遍位于肱骨远端。在Voss10的描述中，肱骨远端外伤会造成骨骺的损伤，带来肱骨内外侧髁发育上的不平衡或是肱骨远端的畸形愈合，最终导致肘关节畸形。另外，尺、桡骨畸形[11、12]也会导致肘关节畸形。随着畸形存在时间逐渐增加，韧带的不稳定等问题最终会损害尺神经，造成各种并发症[13、14]。

因此，肘关节畸形在临床上需予以重视，给予患者手术治疗。一般情况下，肱骨髁上截骨术消除肱骨远端畸形，即可改善提携角，患者术后肘关节便恢复至正常4°～23°的外翻角度[1]。但是，随着对肘关节畸形的认识逐渐深入，矫形医师对肘关节畸形不再局限于冠状面的内外翻畸形，还包括矢状面的过伸畸形和轴位面的内旋畸形[15]。因此部分学者提出了三维矫形的概念[16]，认为冠状面以外的畸形是尺神经麻痹与肘关节周围肌肉异常活动的重要病因之一[17]。

另外，多平面的肘关节畸形未必局限于肱骨远端，尺骨与桡骨的畸形也会导致肘关节畸形[11, 12]。因此肘关节畸形不仅是多平面的，也可以是多节段的。Mikic等[11]对因桡骨近端骨折行桡骨头切除术的患者长期随访后，发现超过30%的患者出现肘外翻畸形。随后几年，Sutro等[18]描述道，肘外翻畸形除了常继发于幼年期间的肘关节骨折外，还可见于桡骨头骨折的远期并发症。此类少见的肘外翻畸形患者常并发桡骨头脱位。由此可见，肘关节畸形也可来源于桡骨头脱位，但这类畸形多是创伤后畸形，是骨折的远期并发症。但是Kass等[19]在2012年的报道了一例罕见的肱骨外髁过早闭合而致先天性桡骨头脱位的肘关节外翻35°畸形的患者，这证明同样存在先天性桡骨头脱位而导致肘外翻畸形的情况。

所以，矫形医师需认真分析畸形从而确定其所处的真实部位，在此基础上，继而进一步分析畸形，评估畸形的复杂程度，确定畸形的CORA点。本病例是罕见的先天性桡骨短缩畸形导致的桡骨头脱位，DR示肱桡关节严重不匹配，临床表现为肘外翻畸形。因此本病例患者肘外翻畸形源于先天性桡骨头脱位，主要畸形来源于桡骨轴位面的短缩畸形，矫形目标是尽可能恢复前臂解剖结构以改善肘外翻畸形，消除对尺神经牵张，改善尺神经炎。

前臂解剖结构的特殊性允许尺、桡骨发生相对位置变化，完成前臂旋前、旋后的动作以满足人们正常生活的需求，包括掌心向上接物、端碗进食、护理个人卫生、转动球形门把手、开锁、持杯饮水、握手等精细动作。其中，上、下尺桡关节作为旋转运动解剖方面的基础，尺、桡骨和斜索与骨间膜相互作用、制约，完成前臂的旋转运动。桡骨在冠状面有"外侧弓"，平均约9.3°，矢状面有"下侧弓"，约为6.4°，两者均为桡骨弓，对前臂的旋转功能至关重要[20]。这也符合Morgan和Raymond等人对前臂结构的尸体研究最新结果，正常的尺、桡骨弓对前臂的功能十分重要，恢复正常解剖结构对骨折复位乃至矫形手术均具有重要意义[21]。

本病例中，通过健侧前臂桡骨弓提供模板，桡骨冠状面外侧弓29°，矢状面下侧弓7°，为患侧矫形提供个性化的标准；本病例肘外翻畸形来源于桡骨短缩，矫形核心目标是恢复桡骨长度以匹配肱桡关节，以改善肘外翻畸形，并非机械地纠正桡骨弓角度，科学地设计矫形方案；前臂解剖结构复杂且特殊，血管及神经往往无法耐受程度较大的即时矫形，基于illizarov技术的泰勒架逐渐矫形提供可行的矫形方案。

桡骨延长术后，肱桡关节匹配，患者肘外翻畸形矫正成功，患者在逐渐矫形中逐渐适应前臂解剖结构的变化，前臂旋转功能未受限，活动度正常。肘关节屈伸功能稍受限，活动度为20°～150°，活动范围约130°。袁萌萌[22]对日常生活中肘关节活动范围进行临床观察，发现大部分的肘关节功能性活动需要的活动度为38.05°～147.65°，共计约110°的活动范围。这与Morrey和Packer等人[23、24]的研究结果基本相符，成人大部分的日常活动，肘关节屈伸范围需求为30°～130°，活动范围为100°。因此本病例患者术后肘关节虽有活动受限，但未影响日常生活，患者本人及其家属也对其目前的功能及外观表示满意。

综上所述，矫形医师应当时刻把握整体观，针对手术适应证及手术方式尚存在争议的罕见畸形，要实施个性化、精准化、微创化的矫形方案。本例患者在术前要评估矫形后是否对软组织神经血管有干扰，否则要实施逐渐矫正的方案；其次要注意的是要按患者的需求矫形，同样的畸形对不同人有不同的影响，矫形的程度也因人而异；最后针对罕见病例，要充分查阅文献，结合自身临床经验，制订可行的、科学的治疗方案。

［薛铠啸　方加虎：江苏省人民医院（南京医科大学第一附属医院）］

参考文献

[1]王友华，马江川，吴菊，等.正常成人肘关节屈伸过程中提携角的变化及临床意义[J].中国矫形外科杂志，2005，13（19）：1480-1482.

[2]刘金祥，黄耀添.肘外翻的病因与治疗[J].中国矫形外科杂志，1995，（2）：121-122.

[3]French PR.Varus deformity of the elbow following supracondylar fractures of the humerus in children[J].Lancet（London，England），1959，2（7100）：439-441.

[4]Thomas AP，Alpar EK.Outcome of supracondylar fractures of the humerus in children[J].Journal of the Royal Society of Medicine，1987，80（6）：347-351.

[5]Labelle H，Bunnell WP，Duhaime M，et al.Cubitus varus deformity following supracondylar fractures of the humerus in children[J].J Pediatr Orthop，1982，2（5）：539-546.

[6]Wilkins KE.Residuals of elbow trauma in children[J].The Orthopedic clinics of North America，1990，21（2）：291-314.

[7]Buß FR，Schulz AP，Lill H，et al.Supracondylar osteotomies of posttraumatic distal humeral deformities in young adults-technique and results[J].The open orthopaedics journal，2011，5：389-394.

[8]Murase T，Oka K，Moritomo H，et al.Three-dimensional corrective osteotomy of malunited fractures of the upper extremity with use of a computer simulation system[J].The Journal of bone and joint surgery American volume，2008，90（11）：2375-2389.

[9]杨二平，常祖豪，陈华.三维截骨导板在成人肘内翻畸形矫正中的临床应用[J].中国修复重建外科杂志，2020，34（7）：831-835.

[10]Voss FR，Kasser JR，Trepman E，et al.Uniplanar supracondylar humeral osteotomy with preset Kirschner wires for posttraumatic cubitus varus[J].J Pediatr Orthop，1994，14（4）：471-478.

[11]Mikíc ZD，Vukadinovíc SM.Late results in fractures of the radial head treated by excision[J].Clin Orthop Relat Res，1983，（181）：220-228.

[12]于振武，刘玉昌，王汉林.尺骨延长矫正前臂畸形[J].中国矫形外科杂志，2002，10（8）：826-828.

[13]O'Driscoll SW，Spinner RJ，McKee MD，et al.Tardy posterolateral rotatory instability of the elbow due to cubitus varus[J].The Journal of bone and joint surgery American volume，2001，83（9）：1358-1369.

[14]Spinner RJ，O'Driscoll SW，Davids JR，et al.Cubitus varus associated with dislocation of both the medial portion of the triceps and the ulnar nerve[J].The Journal of hand surgery，1999，24（4）：718-726.

[15]Storm SW，Williams DP，Khoury J，et al.Elbow deformities after fracture[J].Hand clinics，2006，22（1）：121-129.

[16]Chung MS，Baek GH.Three-dimensional corrective osteotomy for cubitus varus in adults[J].Journal of shoulder and elbow surgery，2003，12（5）：472-475.

[17]Takeyasu Y，Murase T，Miyake J，et al.Three-dimensional analysis of cubitus varus deformity after supracondylar fractures of the humerus[J].Journal of shoulder and elbow surgery，2011，20（3）：440-448.

[18]Sutro CJ，Sutro WH.Fractures of the radial head in adults with the complication "cubitus valgus"[J].Bulletin of the Hospital for Joint Diseases Orthopaedic Institute，1985，45（1）：65-73.

[19]Kaas L，Struijs PA.Congenital radial head dislocation with a progressive cubitus valgus：a case report[J].Strategies in trauma and limb reconstruction，2012，7（1）：39-44.

[20]赵洪，瞿玉兴，郑祖根.桡骨弓尺骨弓与前臂旋转功能的实验研究[J].中国骨与关节损伤杂志，2007，22（1）：28-30.

[21]Weber MB，Olgun ZD，Boden KA，et al.A cadaveric study of radial and ulnar bowing in the sagittal and coronal planes[J].Journal of shoulder and elbow surgery，2020，29（5）：1010-1018.

[22]袁萌萌，白晓明.日常生活中肘关节活动范围的临床观察[J].继续医学教育，2018，32（12）：167-168.

[23]Morrey BF，Askew LJ，Chao EY.A biomechanical study of normal functional elbow motion[J].The Journal of bone and joint surgery American volume，1981，63（6）：872-877.

[24]Packer TL，Peat M，Wyss U，et al.Examining the elbow during functional activities[J].The Occupational Therapy Journal of Research，1990，10（6）：323-333.

病例26　先天性尺桡骨融合的旋转截骨矫形

一、概述

先天性尺桡骨融合（congenital radioulnar synostosis，CRUS）是一种罕见的先天性骨发育畸形，发病率约为0.2‰，普遍认为是常染色体显性遗传[1]。由于胚胎发育的问题，患者的尺、桡骨近端之间存在异常骨性连接，而远端融合较为罕见。其中，男女患者病变比例大致相等，病变可发生于单侧（40%）或双侧（60%），约有1/3的患者合并有其他器官或肢体的畸形[2, 3]。

CRUS患者的患肢前臂往往固定在旋前位，结果是前臂旋转功能的限制，影响手的功能，从而进一步影响患者洗澡、吃饭、写字等日常生活[4]。其功能受限程度取决于畸形的严重程度，以及是否为双侧受累，畸形严重者前臂会固定于过度旋前位，不能用肩关节、肘关节进行运动代偿。

自1793年Sandifor[5]首次对CRUS报道以来，截至2021年，文献报道的病例数仅616个[6]。由于CRUS的罕见性，CRUS的手术适应证及术式选择尚存在争论[6]。目前，CRUS的手术方式根据是否恢复上尺桡关节的旋转功能分为关节重塑[7]和截骨矫形[8]两大类，前者旨在分离融合区并重建上尺桡关节，后者则是调整前臂旋转位置，并固定于功能位以改善前臂功能，但两种手术疗效均无法让人十分满意。

因此，矫形医师术前应慎重评估手术指征，明确手术的必要性，在充分结合患者自身意愿这一前提下，为其设计个性化、精准化的矫形方案。

二、病历摘要

（一）患者信息

患者女性，31岁，因"左前臂旋转障碍致日常生活困难30余年"入院。

现病史：患者自幼左前臂旋转困难，旋后受限显著，旋转时无明显疼痛，否认外伤史，左侧肘关节活动正常，手部感觉未见异常，末梢血液循环好。患者为求进一步治疗，至我院门诊就诊，门诊拟以"（左）先天性尺桡骨融合"收治入院。病程中，患者无特殊不适，无明显畏寒、发热，无恶心、呕吐，无胸闷、心悸，食纳可，两便正常，近期体重未见明显改变。

既往史、个人史、家族史：既往体健，否认高血压、糖尿病、冠心病等慢性病史，否认肝炎、结核等传染病病史，有外伤史，否认手术、输血史，否认食物、药物过敏史，否认烟酒史，否认长期接触工业化学用品，无家族遗传病及肿瘤史。

专科查体：①视诊：患侧前臂及肘关节皮肤完整，未见瘢痕、窦道、皮肤裂伤。②触诊：患侧前臂骨间膜及肘关节无压痛，桡动脉搏动良好，各手指皮肤感觉正常，皮肤未见明显减低；前臂软组织张力不高，手指被动牵拉痛阴性。③动诊：患侧前臂旋前、旋后功能受限（病例26图1）。肘关节屈伸范围0°～150°，活动正常。④量诊：双上肢基本等长等粗。

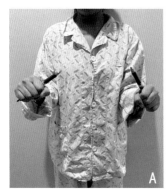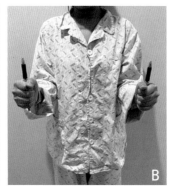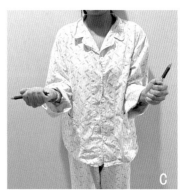

病例26图1　术前功能照

A. 最大旋前位；B. 中立位；C. 最大旋后位

（二）术前评估和规划

1. 评估解剖结构及临床分型　术前患侧拍摄尺、桡骨（包肘关节）正侧位DR（病例26图2）、前臂CT（病例26图3A）、前臂MRI（病例26图3B～病例26图3D），并分别依据Willkie分型标准[9]及Cleary-Omer分型标准[10]评估临床分型。患者先天性尺桡骨诊断明确，尺桡骨间软组织未见异常，Willkie分型Ⅰ型，Cleary-Omer分型Ⅱ型。

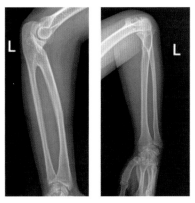

病例26图2　术前DR

尺、桡骨近端可见骨性连接，Willkie分型Ⅰ型，Cleary-Omer分型Ⅱ型

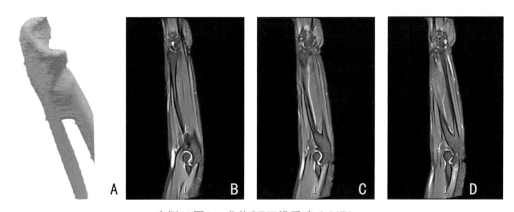

病例26图3　术前CT三维重建 & MRI

A．前臂CT；B～D．前臂MRI

尺、桡骨近端可见骨性连接，尺、桡骨之间软组织未见异常

2．前臂旋前畸形的测量　保持肩关节静止，屈曲肘关节，以双侧掌心相对位中立位，掌心水平向上位为旋后90°，水平向下为旋前90°。患者健侧前臂活动范围为旋后90°～旋前60°，患侧前臂活动范围为旋后30°～旋前30°（病例26图1）。

3．日常生活评估　首先明确患者惯用手为右侧，其次允许肩、肘、腕关节配合，要求患者用患侧上肢进行一系列日常活动：掌心向上接物、端碗进食、护理个人卫生、转动球形门把手、开锁、持杯饮水、握手等。其中，患者在掌心向上接物、端碗进食两方面尤为困难，其余动作勉强可以完成，但患者主诉存在一定难度。

（4）手术规划：患者为先天性尺桡骨融合的成年患者，前臂畸形来源于尺、桡骨近端，以减少创伤和改善前臂功能为核心目标，将复杂畸形简单化，决定将截骨矫形的部位选在尺桡骨融合部，并用泰勒架矫形减少创伤。

其次，患者惯用侧为右侧，患侧是非惯用侧，术后将患侧前臂固定于中立位或稍旋后位后，通过同侧肩关节及肘关节的代偿可完成大多数日常动作[11]。术后前臂固定位置，考虑通过泰勒架的逐渐矫形，结合患者自身感受做最终决定。

综上所述，确定矫形方案：尺桡骨融合部截骨+泰勒架逐渐矫形。

（三）手术步骤及要点

麻醉成功后，患者取仰卧位，左上肢根部上止血带，常规消毒左上肢，铺无菌巾单。取左肘后Boyd入路，依次切开皮肤、皮下、筋膜，显露左尺、桡骨近端融合部（病例26图4A），见骨性融合，在融合部远端以克氏针辅助、微创截骨器导向钻出多个小孔（病例26图4B），留待Taylor架安装完成后骨刀截断。

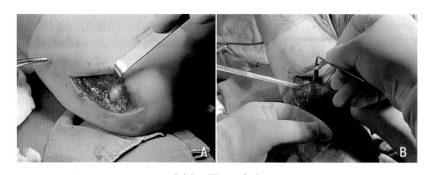

病例26图4　术中

A. 显露尺、桡骨近端融合部；B. 微创截骨器截骨

在左侧尺、桡骨融合部安装泰勒空间支架（病例26图5A），透视定位后见环架位置良好，置入克氏针，固定2/3环，透视并留取安装参数（病例26图5B）。

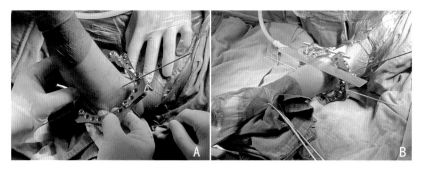

病例26图5　安装泰勒空间支架

A. 前臂近端安装2/3环；B. 留取安装参数

同样方法在左侧桡骨远端安装2/3环，植入克氏针及半针，固定2/3环，并用骨刀截断融合部（病例26图7-A）；术中在透视下反复调整泰勒架（病例26图6），满意后安装连接杆，记录数据。

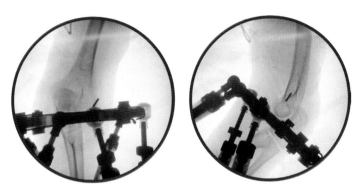

病例26图6　术中透视

截骨位置满意，泰勒架安装在位

碘伏消毒左上肢皮肤，冲洗切口，逐层缝合，酒精纱布包裹钉道口，敷料覆盖切口及钉道口，纱布包扎。

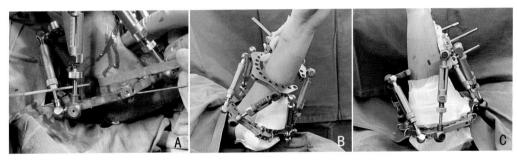

病例26图7　泰勒空间支架安装后

A. 泰勒架安装后，骨刀截断融合部；B. 术后正面照；C. 术后侧面照

术后予以多模式镇痛，静脉滴注NSAIDs类药物"倍安可"、口服选择性COX-2抑制剂"西乐葆"，必要时应用强阿片类药物"易可定"；预防性使用抗生素；营养支持，高质量易消化蛋白质；早期功能锻炼。术后即告知患者泰勒架固定强度大，且术中未固定其肘关节，可正常进行肘关节活动。考虑外架重量，嘱患者健侧上肢辅助下进行患侧肘关节屈伸锻炼，防止后期关节僵硬可能。

将泰勒架安装参数、框架参数及畸形参数输入软件，依照术前的矫形计划出具电子矫形处方，对患者及其家属进行泰勒架调整及护理的宣教与指导，嘱患者将6根支撑杆所需调整数据分为3次，分别于早、中、晚三个不同时间点调节，调整期间如出现任何疼痛难忍或神经症状，暂缓调节或立刻停止调节，随时至门诊就诊。

（四）手术结果及随访

手术出血量少，术后切口一期愈合。术后第2个月随访患者未遵矫形处方导致牵张过快出现桡神经麻痹：腕下垂，拇指伸直外展不能，手背桡侧及拇指、示指背侧近端感觉减退。暂停参数调整一周后，重新出具电子矫形处方（减缓调节参数的速率与频率），嘱患者口服弥可保。术后3个月患者桡神经支配区域感觉改善，术后5个月垂腕症状改善，拇指伸直外展功能改善。术后6个月桡神经麻痹治愈，桡神经支配区域运动及感觉均正常（病例26图8）。

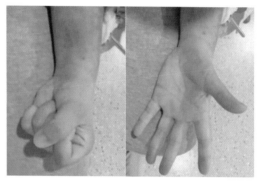

病例26图8　术后6个月手部运动

无腕下垂，拇指伸直外展功能正常

分别于术后1个月（病例26图9A、B）、3个月、6个月行肘关节正侧位DR，患者对上肢功能及外观满意，在术后3个月发生截骨处骨愈合（病例26图9C、D），在术后6个月予以拆除外架（病例26图10C），患侧前臂活动范围为旋前0°～旋后65°（病例26图11），在上肢肩、肘关节代偿下，患侧手可行术前不可完成的端碗及掌上接物等动作，完全恢复正常的工作生活。

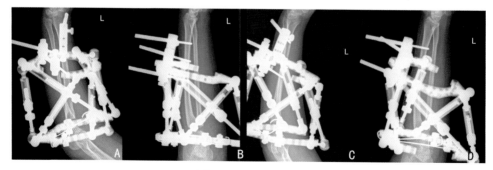

病例26图9　术后DR

A、B. 术后1个月，位置良好；C、D. 术后3个月，截骨处骨愈合

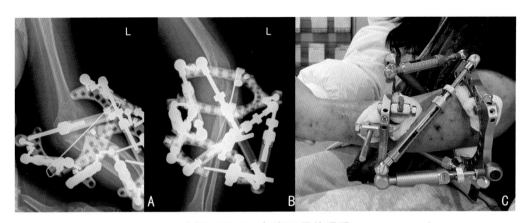

病例26图10　术后DR及外观照

A、B. 术后6个月，愈合良好；C. 拆架前，外架在位，未见钉道感染

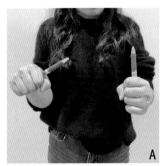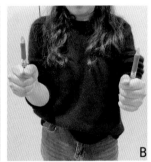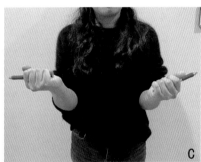

病例26图11　术后功能照

A. 最大旋前位；B. 中立位；C. 最大旋后位

三、病例讨论

先天性尺桡骨融合（CRUS）是一种发生于上肢的先天性骨发育畸形，发病率低[1]。在正常的胚胎发育中，上肢芽在母体怀孕第3～5周时便开始形成并分化，在同源盒（Homeobox）、音猬因子（Sonic Hedgehog）、winglesstype（WNT）、成纤维细胞生长因子（Fibroblast Growth Factors）和SOX家族蛋白的调节作用下，进行适当的三轴发育（Three Axis of Development），逐渐由近端向远端形成三个部分，即未来的上臂、前臂及手，桡骨和尺骨近端形成和分割的确切时间尚不清楚，但在这期间信号转导的错误会导致纵裂失败，临床上可表现为CRUS[12, 13]。

根据病史、体格检查和术前DR即可诊断先天性尺桡骨融合。目前临床上的分型有三种：Willkie分型[9]、Cleary-Omer分型[10]及改良Cleary-Omer分型[14]，其中前两种应用较多，但三种分型均基于影像学而定，与患肢前臂的功能没有直接关系，无法直接指导临床治疗。

目前，CRUS的最佳治疗方法难以确定，纠正CRUS的手术指征也相当主观，但在众多文献报道中，手术指征主要集中在三个因素：前臂畸形的固定位置、前臂旋转功能限制程度及是否双侧受累。Cleary和Omer[10]认为CRUS极少需要手术干预，手术的指征依赖于患者自身的需要及畸形的程度；Simmons和Green等[3, 15, 16]等认为前臂旋前60°以上是采取截骨矫形术的明确指征，而旋前15°～60°这个非绝对的范围则要根据患者本身的需要；Ogino和Hikino[2]则认为CRUS患者旋前超过20°就应该考虑手术，而不是60°；Yammine[14]认为过度旋前超过90°和双侧融合畸形应为手术适应证。本病例中患者前臂旋转活动范围为旋后30°～旋前30°，但无法满足日常生活需求，因此应考虑手术。

CRUS治疗方式分为保守治疗和手术治疗，后者根据是否恢复上尺桡关节的旋转功能分为关节重塑[7]与截骨矫形[8]两大类。前臂旋转功能受限轻的CRUS患者可考虑保守治疗，在Li、Philip等人[11, 17]对患者代偿性运动的三维运动分析中，CRUS患者在前臂旋前0°～20°固定位时可以在肩部和肘部的代偿运动的帮助下完成所有的日常活动（Activities of Daily Living，ADL）；而两种手术方式中，分离融合区并重建上尺桡关节的旋转功能是理论上最理想的术式。但在早期文献报道中，该大部分因严重并发症及术后再融合而以失败告终，即使近年来随着显微外科技术的发展导致该术式疗效有所改善，但仍旧不是首选[4, 6]。目前最主流的手术方式仍旧是各种截骨矫形术[8, 18~22]。本病例对国内外多种旋转截骨术进行参考，最后本着减少创伤和复杂问题简单化的核心目标，选择融合部的旋转截骨。

截骨矫形术的目标是调整前臂旋转位置，并固定于功能位以改善前臂功能，但术后前臂的固定位置尚无明确定论：Green[15]对于双侧畸形患者，惯用侧前臂术后固定于旋前30°～45°，非惯用侧固定于旋后20°～35°，单侧畸形患者则固定于旋后10°～20°；Ogino和Hikino等[2]对于所有CRUS患者，非惯用侧前臂术后固定于中立位至旋后20°位，惯用侧固定于中立位至旋前20°位；Murase和Hung等人[8, 19]更习惯于将惯用侧前臂固定于中立位至旋前30°位，非惯用侧固定于中立位；Fujimoto[18]则将惯用侧前臂固定于旋前10°位，非惯用侧固定于中立位；仅有Ramachandra和Shingade等人[20, 21]与众不同，对于CRUS患者一视同仁，均术后固定于旋后10°位；最后是陈辰等[4]的矫形思路，将术后前臂固定的功能位与患者的ADL相结合，尤其是针对亚洲CRUS患者提出惯用侧上肢需完成打字、写字等动作，需术后固定于中立位或轻度旋前位，非惯用侧上肢需完成端碗等动作，需术后固定于中立位或轻度旋后位。本病例为中国成年女性，陈辰[4]的矫形思路更具备参考意义，拟将患者左侧患肢术后固定于中立位或轻度旋后位。

陈辰等[4]的矫形思路虽依据中国人日常生活进行设计，但未提出具体固定位置，仅给出大概范围，仅凭术前的规划及预想，无法保证术后的疗效，未必能达到患者的期望。因此，本病例在经过术前讨论及规划后，选择采取泰勒架逐渐矫形，在矫形过程中，依据患者自身意愿与适应程度，确定术后的固定位置，同时应用Illizarov技术逐渐矫形还可以避免即时矫形过大而带来的血管与神经损伤的风险[16]，如若出现牵张导致神经麻痹，可暂停治疗或者减缓调节参数的速率与频率，可缓解乃至治愈上肢神经麻痹。

本病例术后6个月复查DR示截骨处骨愈合，患者诉位置满意，予以拆除泰勒架，术后前臂活动范围为旋前0°～旋后65°，据相关文献报道[23~25]，该前臂旋转位置在肩部和肘部的代偿运动的帮助下完成所有的ADL；术后6个月桡神经麻痹治愈，患者无腕下垂，拇指伸直外展功能正常，进一步展示了泰勒架逐渐矫形的优越性，通过术后的再次调整从而减少乃至消除神经损伤等并发症[26]。

综上所述，矫形医师应当时刻把握整体观，针对手术适应证及手术方式尚存在争议的罕见畸形，要实施个性化、精准化、微创化的矫形方案。本例患者在术前要评估矫形后是否对软组织神经血管有干扰，否则要实施逐渐矫正的方案；其次要注意的是要按患者的需求矫形，同样的畸形对不同人有不同的影响，矫形的程度也因人而异；最后针对罕见病例，要充分查阅文献，结合自身临床经验，制定可行的、科学的治疗方案。

[薛凯啸　方加虎：江苏省人民医院（南京医科大学第一附属医院）]

参考文献

[1]Elliott AM，Kibria L，Reed MH.The developmental spectrum of proximal radioulnar synostosis[J].Skeletal Radiol，2010，39（1）：49-54.

[2]Ogino T，Hikino K.Congenital radio-ulnar synostosis：compensatory rotation around the wrist and rotation osteotomy[J].J Hand Surg Br，1987，12（2）：173-178.

[3]Simmons BP，Southmayd WW，Riseborough EJ.Congenital radioulnar synostosis[J].J Hand Surg Am，1983，8（6）：829-838.

[4]陈辰，蒋协远，公茂琪，等.先天性上尺桡融合的治疗现状[J].中华骨科杂志，2014，（8）：875-879.

[5]Boer LL，Boek PLJ，Van Dam AJ，et al.History and highlights of the teratological collection in the Museum Anatomicum of Leiden University，The Netherlands[J].Am J Med Genet A，2018，

176（3）：618-637.

[6]Rutkowski PT，Samora JB.Congenital Radioulnar Synostosis[J].J Am Acad Orthop Surg，2021，29（13）：563-570.

[7]Kanaya F，Ibaraki K.Mobilization of a congenital proximal radioulnar synostosis with use of a free vascularized fascio-fat graft[J].J Bone Joint Surg Am，1998，80（8）：1186-1192.

[8]Murase T，Tada K，Yoshida T，et al.Derotational osteotomy at the shafts of the radius and ulna for congenital radioulnar synostosis[J].J Hand Surg Am，2003，28（1）：133-137.

[9]Wilkie D.Congenital radio-ulnar synostosis[J].British Journal of Surgery，1913，1（3）：366-375.

[10]Cleary JE，Omer GE Jr.Congenital proximal radio-ulnar synostosis.Natural history and functional assessment[J].J Bone Joint Surg Am，1985，67（4）：539-545.

[11]Kasten P，Rettig O，Loew M，et al.Three-dimensional motion analysis of compensatory movements in patients with radioulnar synostosis performing activities of daily living[J].J Orthop Sci，2009，14（3）：307-312.

[12]Land C，Schoenau E.Fetal and postnatal bone development：reviewing the role of mechanical stimuli and nutrition[J].Best Pract Res Clin Endocrinol Metab，2008，22（1）：107-118.

[13]Guéro S.Developmental biology of the upper limb[J].Hand Surg Rehabil，2018，37（5）：265-274.

[14]Yammine K，Salon A，Pouliquen JC.Congenital radioulnar synostosis.Study of a series of 37 children and adolescents[J].Chir Main，1998，17（4）：300-308.

[15]Green WT，Mital MA.Congenital radio-ulnar synostosis：surgical treatment[J].J Bone Joint Surg Am，1979，61（5）：738-743.

[16]Bolano LE.Congenital proximal radioulnar synostosis：treatment with the ilizarov method[J].J Hand Surg Am，1994，19（6）：977-978.

[17]Li Q，Park JH，Lee Y，et al.Measurement of compensatory wrist joint rotation using three-dimensional motion analysis in patients with unilateral proximal congenital radioulnar synostosis[J].Acta Orthop Traumatol Turc，2021，55（2）：107-111.

[18]Fujimoto M，Kato H，Minami A.Rotational osteotomy at the diaphysis of the radius in the treatment of congenital radioulnar synostosis[J].J Pediatr Orthop，2005，25（5）：676-679.

[19]Hung NN.Derotational osteotomy of the proximal radius and the distal ulna for congenital radioulnar synostosis[J].J Child Orthop，2008，2（6）：481-489.

[20]Ramachandran M，Lau K，Jones DH.Rotational osteotomies for congenital radioulnar synostosis[J].J Bone Joint Surg Br，2005，87（10）：1406-1410.

[21]Shingade VU，Shingade RV，Ughade SN.Results of single-staged rotational osteotomy in a

child with congenital proximal radioulnar synostosis：subjective and objective evaluation[J].J Pediatr Orthop，2014，34（1）：63-69.

[22]郭志雄，甄允方，袁泉文，等.融合部旋转短缩截骨治疗儿童先天性上尺桡骨融合[J].中华骨科杂志，2012，32（12）：1151-1156.

[23]Stroyan M，Wilk KE.The functional anatomy of the elbow complex[J].J Orthop Sports Phys Ther，1993，17（6）：279-288.

[24]Morrey BF，Askew LJ，Chao EY.A biomechanical study of normal functional elbow motion[J]. J Bone Joint Surg Am，1981，63（6）：872-877.

[25]Haverstock JP，King GJW，Athwal GS，et al.Elbow motion patterns during daily activity[J].J Shoulder Elbow Surg，2020，29（10）：2007-2014.

[26]蒋启龙，李明，杜逸飞，等.Ilizarov牵拉技术治疗儿童外伤性马蹄内翻足[J].中华创伤杂志，2013，29（8）：762-765.

病例27　Ilizarov环形外固定支架辅助桡骨截骨延长术治疗外伤性桡骨短缩畸形

一、概述

桡骨短缩畸形是一种少见的桡骨下端掌尺侧骨骺发育异常障碍所致的腕部畸形。桡骨短缩畸形的病因除先天性因素之外，创伤引起的桡骨远端骨骺损伤也是常见原因[1]。这种损伤多发生于少年儿童，由于骨骺损伤影响了桡骨的生长和塑性潜力，导致了桡骨的短缩和成角畸形。随着畸形的发展，持续增长的尺骨导致下尺桡关节半脱位，近排腕骨会逐渐嵌入远端尺桡骨关节，严重影响腕关节功能。

桡骨延长畸形的治疗比较复杂。手术治疗的目的是恢复功能和减轻疼痛。既往报道的一些治疗方法如尺骨小头切除术、尺骨短缩术和桡骨远端楔形截骨术等，这些术式能取得一定治疗效果但严重影响肢体长度，总体治疗效果并不完全令人满意[2, 3]。一般来说，腕关节的桡侧长度、掌侧和尺侧倾斜度和一致性的恢复是获得成功结果的关键[4]。

Ilizarov详细解释了"牵张诱导成骨"的概念，证明了缓慢、稳定牵引的应用激活了骨再生[5]。我们通过安装Ilizarov环形外固定支架辅助桡骨截骨术治疗外伤性桡骨短缩畸形取得了良好治疗效果。我们的标准方法包括桡骨远端截骨，延长骨并恢复掌侧倾斜和尺侧倾斜。

二、病历摘要

（一）患者信息

患者男性，16岁，2013年因外伤致"右腕部骨折"，伤后于当地医院行手术治疗（具体不详），治疗后随着年龄的增长，逐渐出现右腕部畸形。2022年6月来我院骨科门诊求治，拍X线片示"右侧桡骨骨骺已接近闭合，桡骨较尺骨长度短缩，右肘关节对位关系基本正常（病例27图1）。"门诊拟"后天性桡骨短缩畸形"入住我科。

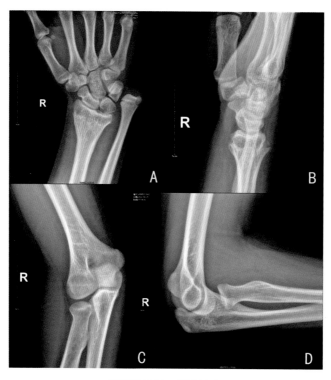

病例27图1 X线检查

A、B. 术前右腕关节正、侧位X线；C、D. 术前右肘关节正、侧位X线

既往史、个人史、家族史：平素身体健康。无糖尿病、高血压、冠心病病史。无肝炎、结核或其他传染病等病史及其密切接触史。2013年因外伤致"右腕部骨折"，伤后于当地医院行手术治疗（具体不详）。无血制品输注史。无食物、药物过敏史。预防接种史按计划进行。否认烟酒等不良嗜好，否认长期接触工业化学用品。无家族性遗传病及肿瘤癌症史。现自感右腕部有酸痛不适感，活动或持重后症

状加重。

专科查体：右腕部畸形明显，尺骨茎突突起并高于桡骨茎突（病例27图2），右腕关节局部无明显压痛，右腕关节背伸、掌屈及前臂旋后明显受限，右手握力下降，右上肢肢端血供及感觉正常。

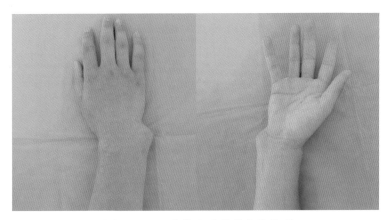

病例27图2　术前右腕关节大体外观

（二）病情分析及治疗方案

患者入科后完善术前相关检查，结合专科查体和影像学检查，诊断为"右腕关节畸形，外伤性右侧桡骨短缩"。造成右腕关节畸形及桡骨短缩的原因是儿童时期骨骺受到损伤，骺板部分或全部闭合，导致生长发育停滞，桡骨短缩在3cm左右。传统手术如尺骨短缩术等可改善部分外观和功能，但严重影响肢体长度，治疗效果难以满意。经科室治疗组讨论决定行Ilizarov环形外固定支架辅助桡骨截骨延长术。术前告知患者本人及其家属手术相关风险，患者及其家属表示理解，并同意手术，签署手术知情同意书等相关手术材料。

（三）手术步骤及要点

手术在全身麻醉下进行，右上肢外展，不需要使用止血带。桡骨延长采用Ilizarov环式外固定支架，为提高患者舒适度于截骨远近端分别使用一枚3/4环。将外固定支架中心与桡骨干中间位置保持一致。近端环采用2枚直径2.0mm克氏针及2枚直径4.0mm螺纹针固定。远端环采用3枚直径2.0mm克氏针及1枚直径4.0mm螺纹针固定（病例27图3）。在穿针布局时要在满足安全穿针的基础上使各枚针形成交叉成角以达到最佳稳定性。外固定支架安装完毕后在两环之间中央位置拟行桡骨干截骨，在截骨前进行透视明确截骨点在两环相邻最近的两枚针之间。确定截骨位置后取2.5cm长切口，钝性分离，暴露桡骨干，使用电动摆锯进行截骨。截骨完成后再次进行透视以确保桡骨干被完全截断。全层缝合各处手术切口。

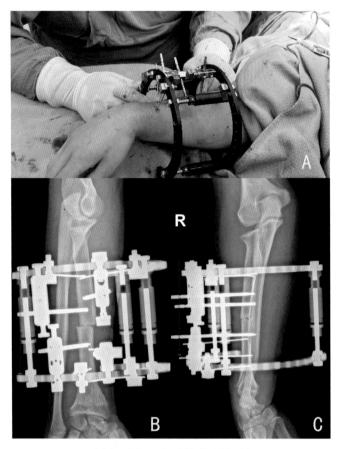

病例27图3　术后外观照及X线

A. 术后大体外观；B、C. 术后右前臂及腕关节正、侧位X线

术后24小时内常规预防性使用抗生素。术后第二天即开始指导患者主动行握拳舒展功能锻炼。外固定架针道处使用酒精纱布缠绕，术后一周内不必更换。术后一周摄片，随即开始行桡骨牵伸，根据患者的耐受程度决定牵伸速度，最天最长牵伸距离不超过1mm并且分次完成。术后定期复查X线片观察桡骨牵伸情况。

（四）手术结果及随访

在开始牵伸后一周，复查前臂（包含腕关节）X线片（病例27图4），显示桡骨已经被有效牵开。患者随即出院休养，在住院期间已指导患者及家属如何进行外固定牵伸，出院后保持通讯联系，患者定期在当地医院摄片并与我们保持联系，再指导进行后续的牵伸治疗和功能锻炼。术后50天，外固定架延长杆已无延伸空间，嘱返回我院门诊复查，更换延长杆并摄片（病例27图5），观察患者腕部外形已经明显改善，摄X线片示桡骨被牵拉延长3cm左右，已接近术前测量桡骨短缩长度，但测量显示桡骨高度约0.7mm，桡骨高度及尺偏角仍都偏小，遂更换延长杆后嘱继续延长

5mm左右。由于疫情因素，患者至术后半年左右返回我院复查，拟拆除外固定支架。查体见患者腕关节外形较术前已经有明显改善，掌屈及背伸功能优于术前，右手握力增强，影像学检查示骨痂已基本骨化，皮质骨完整性已恢复，桡骨高度已基本恢复，约为12mm，尺偏角约为15°，基本恢复正常水平，下尺桡关节未见脱位，腕骨相对桡骨远端关节面对位关系正常，肘关节正常对位关系未受到影响（病例27图6）。在整个治疗过程中未发生针道流脓感染，无桡神经麻痹、肢端血供不佳等血管神经损伤并发症发生。拆除外固定支架后让患者继续佩戴支具四周进行保护。

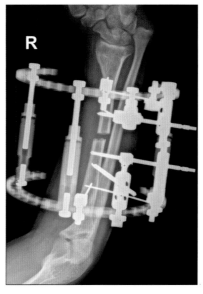

病例27图4　前臂X线检查

牵伸后一周显示桡骨干已被有效牵开

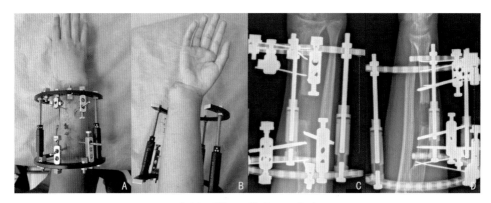

病例27图5　术后50天复查

A、B. 术后一个半月大体外观，较术前已有所改善；C、D. 术后一个半月 X 线片示牵拉的断端之间已经有骨痂生长，桡骨高度已经接近正常水平

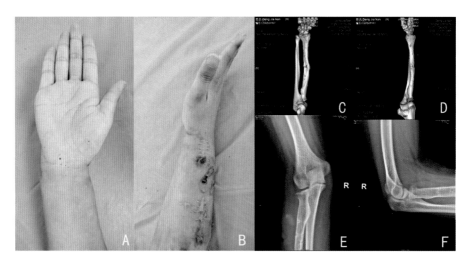

病例27图6　术后半年复查

注：A、B. 术后一个半月大体外观，较术前已明显改善；C、D. 三维重建显示已基本恢复皮质骨完整性，通过测量示桡骨高度、掌倾角、尺偏角等解剖学指标已基本恢复正常；E、F. 正常肘关节对位关系未受到影响

三、病例讨论

青少年（儿童）桡骨短缩的病因可大致分为先天性和后天性因素两大类。后天性因素包括：①外伤：最常见的是桡骨远端骨折导致的骨骺损伤；②关节感染：如化脓性关节炎；③骨肿瘤如Ollier病等[6]。此例患者是由于在儿童时期（7岁左右）外伤后发生骨骺损伤，骺板部分或全部闭合，导致生长发育停滞，尺骨与桡骨生长发育不对称，随着年龄的增长会出现前臂短缩，腕部桡偏畸形，下尺桡关节失去正常的对位关系，出现类马德隆畸形样改变。这类患者腕关节的掌屈、背伸及旋转功能都受到限制。晚期桡腕关节、下尺桡关节出现创伤性关节炎及尺骨小头与腕骨的撞击性疼痛，手握力下降，前臂肌肉也会出现一定程度的失用性萎缩。骨骺损伤的不合理治疗也是导致后续生长发育出现畸形的重要原因。骨科医生要重视对骨骺损伤的早期诊断与治疗，尽可能将骨骺骨折解剖复位，内固定物避免进一步损伤骨骺。必要时可加拍健侧的X线片和CT，降低隐匿性骨骺损伤的漏诊误诊率。

目前对于桡骨短缩畸形（类马德隆畸形）的手术方法有：桡骨背侧楔形截骨术、尺骨短缩术、尺骨小头切除术。这类手术对于桡骨短缩程度不严重的患者可一定程度上恢复腕关节的掌倾角、尺偏角，改善手部握力及活动度，外观也有所改善。然而桡骨远端截骨术所能获得的延长是有限的，对于桡骨短缩程度较重的患者，此类手术难以发挥作用。我们在该病例中应用Ilizarov的牵拉成骨理论，桡骨截骨后使用外固定器进行每天不超过1mm的速度牵拉逐渐恢复桡骨的长度进而恢复腕关节的正常解剖关系，改善腕关节的功能和外观。近年来很多医生青睐使用单边外固定支架[6, 7]。单边外固定支架占据空间小，患者使用时更为方便和舒适，也较容易早期进行功能锻炼，更为适合年龄较小的患者。环式外固定支架相对占据空间大，患者的舒适性降低，但矫正骨的旋转和成角畸形的能力较单边外固定支架更有优势。我们考虑到患者已经16岁，依从性较好，予以使用3/4环式外固定支架。

对于前臂延长，应特别注意并发症的高发生率。有文献报道前臂延长的并发症高达75%以上，主要的并发症是感染、皮肤刺激和骨不连[4]。我们采用高立东[8]提出的方法，使用酒精纱布缠绕针道口，由于针道渗血后结痂变硬自然对针道口形成密闭性的保护，术后一周内不需进行换药。鼓励患者早期进行手部和腕关节的主动活动，减轻肢体肿胀，降低感染的发生可能。本病例未出现针道感染。为避免皮肤刺激和骨不连，我们在治疗过程中密切与患者保持沟通，适时降低延伸速度。经典的Ilizarov理论认为每天的牵伸速度不能超过1mm，有学者认为每日0.75mm的延伸速度更为合适[9]。我们的方法是在前期以每天1mm的速度牵拉，分多次完成。患者有不适感后改为每日0.5mm的速度牵伸数日，再恢复1mm的牵伸速度。

本病例存在的问题是随访的时间较短，矫形效果不论是外观还是功能在后期是否会有较大程度丢失仍需密切观察。另外，总的治疗时间较长，怎么样去提升此类病例患者在治疗过程中的舒适度是矫形外科医师需要去解决的难题。外固定支架拆除后的针眼瘢痕也是很多患者满意度较低的原因之一。

（刘新晖　朱　超：南京医科大学附属江宁医院）

参考文献

[1]Romana C，Ciais G，Fitoussi F.Treatment of severe radial club hand by distraction using an articulated mini-rail fixator and transfixing pins[J].Orthop Traumatol Surg Res，2015，101（4）：495-500.

[2]Yanagisawa S，Takagi T，Murase T，et al.Open wedge osteotomy with ulnar shortening for madelung deformity using a computer-generated template[J].J Hand Surg （Asian-Pacific Volume），2017，22（4）：538-543.

[3]黄永军，窦钰璞，魏平.尺、桡骨截骨矫形治疗马德龙畸形临床疗效探讨[J].宁夏医科大学学报，2013，35（10）：1167-1169.

[4]Guan J，Ruan H，Yin J，et al.Bifocal osteosynthesis to treat radial shortening deformity with

dislocation of the inferior radioulnar joint[J].BMC Musculoskelet Disord，2019，20（1）：440.

[5]Gubin A，Borzunov D，Malkova T.Ilizarov method for bone lengthening and defect management review of contemporary literature[J].Bull Hosp Jt Dis，2016，74（2）：145-154.

[6]董良超，王一臣，王隼，等.Orthofix肢体延长技术在儿童外伤性桡骨短缩畸形治疗中的应用[J].齐鲁医学杂志，2017，32（4）：418-420.

[7]阿不来提·阿不拉，任鹏，阿里木江·阿不来提，等.Orthofix外固定支架辅助行桡骨截骨延长术治疗桡骨短缩畸形[J].临床骨科杂志，2018，21（5）：585-587.

[8]高立东.外固定架的护理[C].//第十六届全国足踝外科学术会议论文集，2013：203-203.

[9]Ruan H，Zhu Y，Liu S，et al.Humeral lengthening and proximal deformity correction with monorail external fixator in young adults[J].Int Orthop，2018，42（5）：1107-111.

病例28　诱导膜技术治疗上肢骨折内固定术后感染

一、概述

骨折内固定术后感染治疗棘手、容易复发、致残率高，一直是创伤骨科的难题。因其"异质性"较大，从感染类型、感染部位、感染持续时间、致病菌毒力、内植物种类等到每个患者的基础疾病与免疫力都各不相同，导致不同患者的疗效存在较大差别。早期准确诊断和合理规范治疗是提高治愈率、降低感染复发率、重建肢体功能、改善患者生活质量的关键。

随着对骨折内固定术后感染认识的加深[1]，对于早期感染的患者，通过彻底清创、持续灌洗、VSD等技术，绝大部分患者能保留原有内固定，控制感染。对于晚期感染患者，一般需要取出原有的内植物，彻底清创，待控制感染后再次内固定[2, 3]。

二、病历摘要

（一）病例1

患者男性，29岁。5个月前因外伤致右锁骨骨折，在外院行骨折切开复位内固定术（病例28图1）。术后2个月锁骨切口外侧出现局部红肿、渗液，经切口换药、抗感染治疗3个月，未见明显好转，来我院门诊。完善相关检查后（病例28图2）拟"右锁骨骨折术后感染"收住入院。

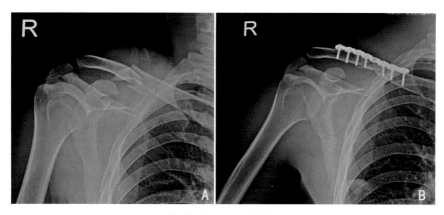

病例28图1　外院检查

A. 受伤后右肩关节正位X线；B. 外院行手术后右肩关节正位X线

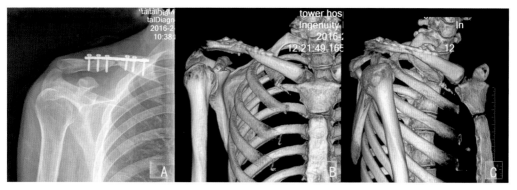

病例28图2　入院完善检查

A. 门诊右肩关节正位X线；B、C. 门诊右肩关节三维重建

既往史、个人史、家族史：平素身体健康。无糖尿病、高血压、冠心病病史，无肝炎、结核或其他传染病等病史，否认其他手术史，无食物、药物过敏史，预防接种史按计划进行。否认烟酒等不良嗜好，否认长期接触工业化学用品。无家族性遗传病及肿瘤史。

专科查体：①视诊：右锁骨切口外侧可见一1.0cm×1.5cm窦道形成，窦道内见淡黄色分泌物（病例28图3）。②触诊：右锁骨区无明显压痛，窦道深达钢板表面，未触及骨擦感，右上肢感觉无明显异常，右上肢末梢循环良好。③动诊：右肩关节、右肘及右腕关节活动正常，右手指活动正常。④量诊：双上肢基本等长等粗。

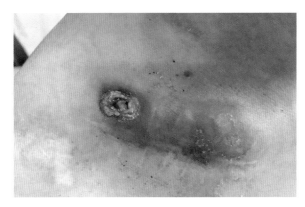

病例28图3　入院查体右锁骨区外观照

病情分析及治疗方案：患者入院后完善术前相关检查，实验室检查见白细胞计数3.3×10^9/L、中性粒细胞百分率38.2%、血沉11mm/h、C反应蛋白2.9mg/L，窦道分泌物培养示金黄色葡萄球菌感染，诊断为"右锁骨骨折术后感染"。经科室讨论决定采取分期手术。一期手术行"右锁骨内固定装置取出术＋骨感染病灶清除术＋右锁骨克氏针内固定术＋抗生素骨水泥填充术"。6～8周后，根据血沉、C反应蛋白情况，行二期手术"右锁骨克氏针、骨水泥取出术＋右锁骨骨折复位内固定＋自体骨植骨术"。签署手术知情同意书。

手术步骤及要点：①一期手术：患者全麻成功后取沙滩椅位，手术区域常规消毒铺巾。取右侧锁骨上方原手术切口，依次切开皮肤、皮下组织，显露锁骨及原内固定物，见钢板周围有脓性分泌物及炎性肉芽组织，取深部组织做细菌培养，去除原内固定物，彻底清除骨折端肉芽组织，打通髓腔，用磨钻打磨骨折端至出现"红辣椒征"，予以碘伏浸泡骨折端10分钟，用冲洗枪反复冲洗骨折端。经骨折端插入直径2.0mm克氏针固定。将2g万古霉素加入40g庆大霉素骨水泥中搅拌，待其欲成型时填充于骨缺损处（病例28图4）。冲洗创面，彻底止血，逐层缝合切口。术后复查X线（病例28图5）。②二期手术：一期手术后6周，复查白细胞计数5.5×10^9/L、中性粒细胞百分率47.1%、血沉2mm/h、C反应蛋白3.9mg/L，行二期手术。患者全麻成功后取沙滩椅位，常规消毒铺单。取原手术切口（病例28图6），切开皮肤，皮下组织，小心显露出骨水泥，取出骨水泥团块和克氏针，打通髓腔，注意保护骨水泥周围形成的诱导膜，予以锁定钢板螺钉内固定。取患者自体左侧髂骨植入骨缺损处，C型臂X线机透视骨折端对位对线好。冲洗创面，彻底止血，逐层缝合切口，完成手术。

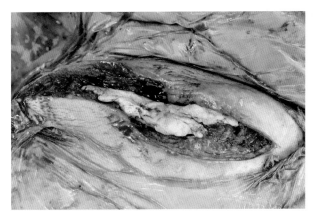

病例28图4 一期手术中植入含抗生素骨水泥

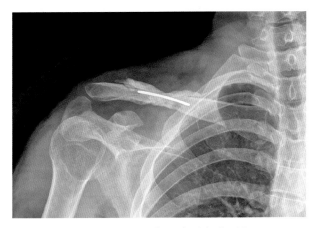

病例28图5 一期手术后复查X线

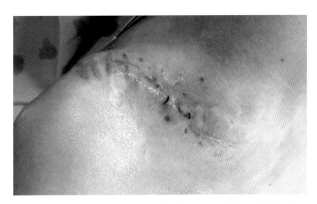

病例28图6 二期手术前右锁骨区手术切口外观照

手术结果及随访：二期手术后右肩关节悬吊2周，术后半年、1年、5年门诊随访，复查X线示内固定在位，骨折愈合（病例28图7）。末次随访，患者右肩关节活动尚可，患者对肩关节功能满意（病例28图8）。

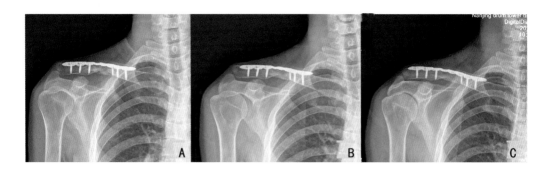

病例28图7　二期术后复查X线

A. 二期手术后半年复查X线；B. 术后1年复查X线；C. 术后5年复查X线

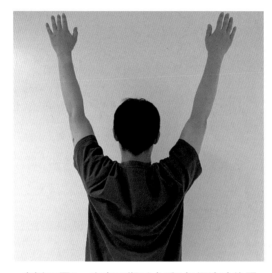

病例28图8　患者二期手术后5年门诊功能照

（二）病例2

患者男性，64岁，右肱骨骨折术后感染4个月余。

现病史：患者4个月前因"右肱骨骨折"于外院行"右肱骨骨折切开复位内固定术"。术后因切口感染，细菌培养为金黄色葡萄球菌，24天后再次于当地医院行"清创术"。出院后右上肢反复疼痛，口服抗生素无明显好转，为寻求进一步诊治来我院就诊。完善影像学检查（病例28图9）后拟以"右肱骨骨折术后感染"收住入院。

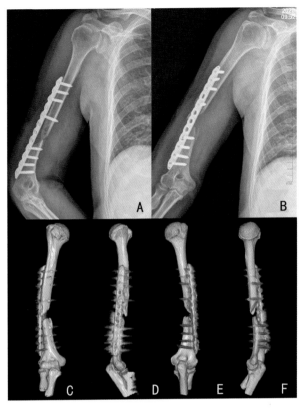

病例28图9　影像检查

A、B. 门诊右肱骨正侧位X线；C~F. 门诊右肱骨三维重建

既往史、个人史、家族史：平素身体健康。无糖尿病、高血压、冠心病病史，无肝炎、结核或其他传染病病史，否认其他手术史，无血制品输注史，无食物、药物过敏史，预防接种史按计划进行。否认烟酒等不良嗜好，否认长期接触工业化学用品。无家族性遗传病及肿瘤癌症史。

专科查体：①视诊：右上臂中下段外观稍肿胀，可见长约10cm手术瘢痕，切口中段可见大小约0.7cm×0.5cm窦道形成，窦道内见少量分泌物渗出。②触诊：右上臂局部皮温不高，中下段轻压痛。③动诊：右肩关节、肘关节活动无明显受限，末梢循环好，感觉正常。④量诊：双上肢基本等长。

病情分析及治疗方案：患者入院后完善术前相关检查。白细胞计数$4.1×10^9$/L、中性粒细胞百分率56.2%、血沉5mm/h、C反应蛋白1.7mg/L，伤口分泌物培养示金黄色葡萄球菌。结合专科查体和辅助检查，诊断为"右肱骨骨折术后感染"。经科室讨论决定采取分期手术。一期手术行"右肱骨内固定取出术＋骨感染病灶清除术＋右肱骨骨折内固定术＋抗生素骨水泥填充术"。6~8周后，根据血沉、C反应蛋白情况行二期手术"右肱骨内固定装置取出术＋骨水泥取出术＋右肱骨骨折复位内固定术＋自体植骨术"。术前告知患者本人及其家属手术相关风险，尤其是损伤桡神经的风险。患者及其家属表示理解，并同意手术，签署手术知情同意书。

手术步骤及要点：①一期手术：手术的关键是避免损伤桡神经。麻醉生效后，患者取仰卧位，常规消毒铺单。取右上臂原切口，在原切口远端延长切口3cm，逐层切开皮肤、皮下组织，辨认肱肌和肱桡肌。先在切口远端肱肌和肱桡肌之间显露远端桡神经（病例28图10），判断桡神经行走路径和钢板的关系，不显露被瘢痕包裹的桡神经，小心显露出钢板，取出钢板。将切口向近端延长3cm，在肱三头肌外侧头和肱肌之间显露近端桡神经（病例28图11）。显露骨折端，术中探查发现窦道深达骨折端，局部骨折端萎缩，髓腔闭合，骨折端充填大量肉芽组织。取深部组织做细菌培养，彻底清除骨折端肉芽组织，打通髓腔，用磨钻打磨骨折端至出现"红辣椒征"。予以碘伏浸泡骨折端10分钟，用冲洗枪反复冲洗骨折端。用9孔前臂窄加压钢板固定，在C型臂X线机透视下见骨折复位良好。将2g万古霉素加入40g庆大霉素骨水泥中搅拌，待其欲成形时填充于骨缺损处，并覆盖钢板。再放置负压引流管一条，彻底止血，逐层缝合切口，完成手术。为方便二期手术，放置骨水泥时，将骨水泥塑形成板状标记二期拟进入的间隙，并用粗丝线标记桡神经行走路径（病例28图12）。术后复查X线（病例28图13）。②二期手术：手术后6周，复查白细胞计数4.9×10⁹/L、中性粒细胞百分率62.1%、血沉4mm/h、C反应蛋白2.4mg/L，行二期手术。沿原切口切开皮肤、皮下组织，辨认骨水泥板标记的肌间隙及粗丝线标记的桡神经，小心显露出骨水泥，取出骨水泥团块和钢板，注意保护骨水泥周围形成的诱导膜，予以锁定钢板内固定。同时取患者左侧髂骨植入骨缺损处，切口内放置负压引流管一根。在C型臂X线机下透视骨折端复位满意。冲洗创面，彻底止血，逐层缝合切口。

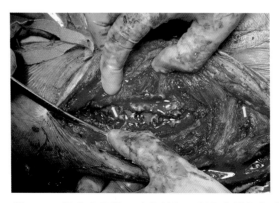

病例28图10　一期术中显露远端桡神经，判断桡神经行走路径

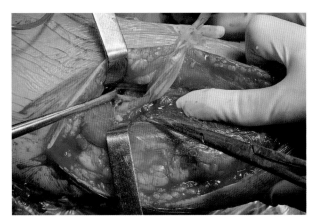

病例28图11 一期手术中显露近端桡神经并予以保护

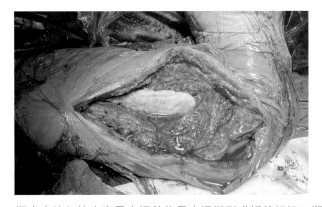

病例28图12 一期术中植入抗生素骨水泥并将骨水泥塑形成板状标记二期拟进入的间隙

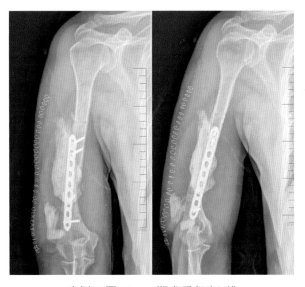

病例28图13 一期术后复查X线

　　手术结果及随访：患者二期手术后3个月、6个月、1年、3年门诊随访。二期手术后1年门诊复查X线片示右肱骨内固定在位，骨折愈合（病例28图14）。末次门诊随访，患者右上肢活动正常，桡神经无损伤，患者对功能满意（病例28图15）。

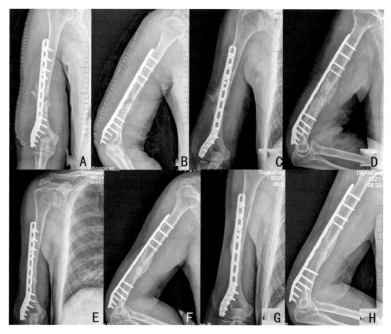

病例28图14　术后1年门诊复查X线片

　　A、B. 二期手术后复查X线；C、D. 术后3个月复查X线；E、F. 术后6个月复查X线；G、H. 术后1年复查X线

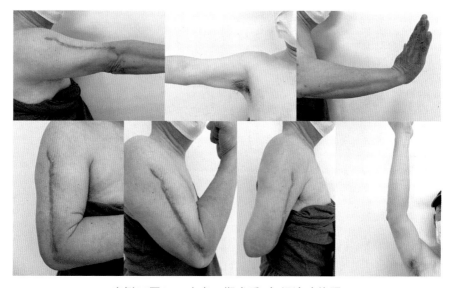

病例28图15　患者二期术后3年门诊功能照

（三）病例3

患者男性，52岁，摔倒致"左尺桡骨开放性骨折"，于外院急诊行"左前臂伤口清创＋左尺桡骨切开复位内固定＋血管、神经、肌腱探查修复＋下尺桡关节脱位闭合复位克氏针内固定术"。术后1周出现前臂红肿疼痛，静脉滴注抗生素后好转。2个月后再次出现左前臂背侧红肿、疼痛，抗感染治疗后疼痛好转，类似症状反复出现。手术后3个月，患者发现左前臂背侧皮肤破溃，有黄脓性液体渗出（病例28图16），遂于我院就诊。完善X线检查（病例28图17）后拟"左尺桡骨骨折术后感染"收住入院。

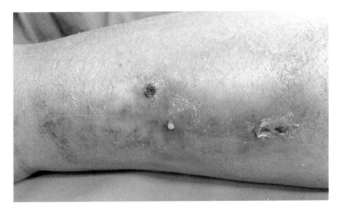

病例28图16　门诊查体左前臂背侧外观照

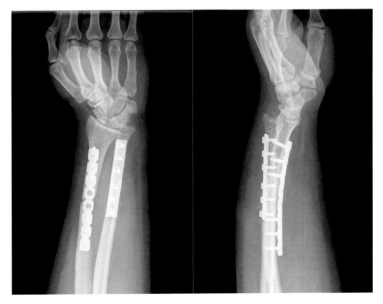

病例28图17　门诊左尺桡骨正侧位X线

既往史、个人史、家族史：平素身体健康。无糖尿病、高血压、冠心病病史，无肝炎、结核或其他传染病等病史，否认其他手术史，无血制品输注史，有磺胺类药物过敏史，预防接种史按计划进行。否认烟酒等不良嗜好，无家族性遗传病及肿瘤癌症史。

专科查体：①视诊：左前臂稍肿胀，桡掌侧、尺背侧可见长约15cm的手术切口，左侧前臂背侧可见皮肤红肿，2处皮肤破溃处有少量黄脓性液体渗出（病例28图16）。②触诊：左前臂局部皮温不高，背侧红肿区压痛。③动诊：左腕关节活动略受限，左手第4、5手指尺侧感觉减退，左手各指活动良好，末梢循环好。④量诊：双上肢基本等长。

病情分析及治疗方案：患者入院后完善术前相关检查，白细胞计数13.5×10^9/L、中性粒细胞百分率85.6%、血沉25mm/h、C反应蛋白12mg/L，伤口分泌物培养示肺炎克雷伯菌。结合专科查体，诊断为"骨折术后感染"，经科室讨论决定采取分期手术。一期手术行"左尺桡骨内固定装置取出术＋骨感染病灶清除术＋下尺桡关节固定术＋桡骨外固定术＋抗生素骨水泥填充术"。6~8周后，根据血沉、C反应蛋白情况行二期手术"骨水泥取出术＋尺桡骨骨折复位内固定术＋取髂骨植骨术"。术前告知患者本人及其家属手术相关风险，签署手术知情同意书。

手术步骤及要点：①一期手术：患者全麻成功后取仰卧位，左上臂近端1/3处绑扎止血带，手术区域常规消毒铺巾，抬高患肢，上止血带。取患侧桡掌侧原纵向切口，显露桡骨干及原内固定物，见钢板表面有少量炎性肉芽组织，取部分肉芽组织做细菌培养；去除原内固定物，清理肉芽组织和骨折端软组织，予以碘伏浸泡骨折端10分钟，用冲洗枪反复冲洗骨折端（病例28图18）。在骨折远近端各置入两枚外固定针，用外固定架固定，C型臂X线机透视见复位满意，切口内放置负压引流管一根，缝合切口。取患侧尺背侧原纵向切口，显露尺骨及内固定物，见内固定周围有大量脓性分泌物，取深部组织做细菌培养，去除原内固定物（病例28图19），彻底清除骨折端肉芽组织，打通髓腔，用磨钻打磨骨折端至出现"红辣椒征"；予以碘伏浸泡骨折端10分钟，用冲洗枪反复冲洗骨折端（病例28图20）。复位下尺桡关节并以克氏针固定。将2g万古霉素加入40g庆大霉素骨水泥中搅拌，待其欲成形时填充于骨缺损处，冲洗术野，关闭切口，切口内放置负压引流管一根。术后复查X线（病例28图21）。②二期手术：手术后6周，复查白细胞计数3.9×10^9/L、中性粒细胞百分率58.4%、血沉4mm/h、C反应蛋白2.5mg/L，行二期手术。患者取仰卧位，全身麻醉后，左上臂近端1/3处绑扎止血带，手术区域常规消毒铺巾，驱血，上止血带。沿桡侧原手术切口逐层切开，显露桡骨骨折断端，打通髓腔，用碘伏浸泡骨折端10分钟，直视下复位，用9孔锁定钢板固定，同时取患者右侧髂骨植入骨折端；C型臂X线机透视见桡骨骨折断端对位、对线良好，切口内置引流管一根，逐层关闭桡侧切口。再沿尺侧原手术切口逐层切开，显露尺骨骨折端及骨水泥，未见明确感染组织及脓液。用骨刀小心去除骨水泥团块，注意保护骨水泥周围形成的诱导膜，见尺骨骨折端骨缺损严重，打通髓腔，用碘伏浸泡骨折端10分钟。直视下仔细复位，锁定钢板固定，骨缺损处取自体髂骨植入（病例28图22）。C型臂X线机透视见骨折断端对位、对线良好。冲洗术野，切口内置引流管一根，逐层关闭尺侧切口。

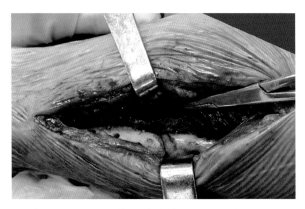

病例28图18　一期手术中去除桡骨原内固定物

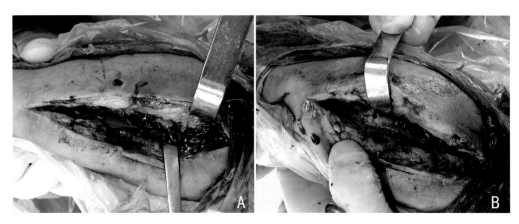

病例28图19　一期术中显露尺骨及内固定物

A. 内固定周围有大量脓性分泌物；B. 去除尺骨原内固定物

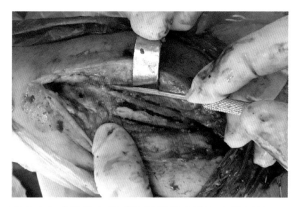

病例28图20 一期术中彻底清除尺骨感染灶并用磨钻打磨骨折端至出现"红辣椒征"

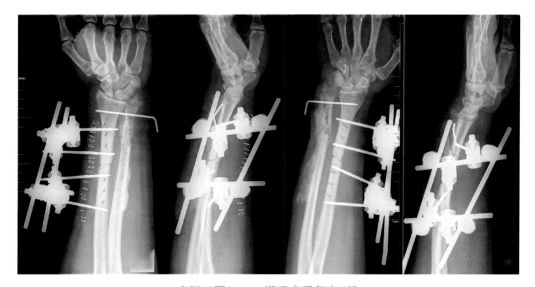

病例28图21 一期手术后复查X线

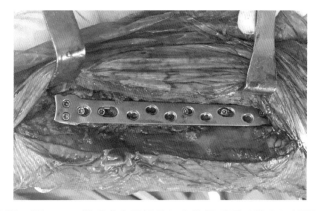

病例28图22 二期手术中尺骨植入自体骨后予以锁定钢板固定

手术结果及随访：患者术后1年门诊复查X线片示左尺桡骨内固定在位，骨折愈合（病例28图23）。末次门诊随访，患者左前臂旋转、左肘关节、左腕关节活动尚可，患者对关节功能满意（病例28图24）。

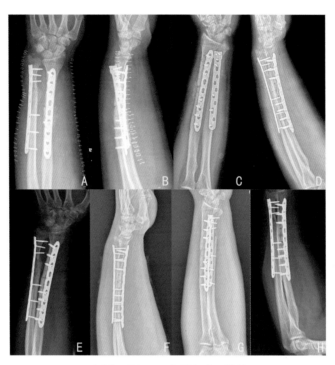

病例28图23　术后复查X线片

A、B. 二期手术后复查X线；C、D. 术后1个半月复查X线；E、F. 术后3个月复查X线；G、H. 术后1年复查X线

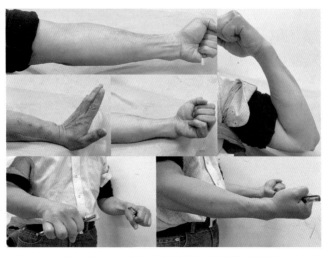

病例28图24　患者二期术后8年门诊功能照

三、病例讨论

Masquelet及其团队率先报道了"两阶段治疗骨感染"的诱导膜技术：一期先彻底清除坏死感染的骨组织，然后于骨缺损区填充团块状、含抗生素的骨水泥；一期手术后6~8周，待切口愈合良好、炎症指标恢复正常后，去除填充的骨水泥，保留骨水泥周围诱导形成的膜结构，然后在膜内填充颗粒状自体松质骨[4]。诱导膜技术治疗骨折内固定术后骨感染具有如下优点：①有效控制骨感染：经过一次或多次局部清创，在骨缺损处填入含抗生素骨水泥，能持续释放高浓度抗生素，同时结合静脉使用抗生素[5]，能有效控制感染。②促进骨折愈合：诱导膜内有丰富的毛细血管网，含有高浓度的生长因子，如VEGF、TGF-β及骨诱导因子BMP-2[6]；免疫组织化学研究进一步显示，诱导膜内的细胞可表达转录因子CBFA1，诱导膜内细胞基质富含Ⅰ型胶原[7]。诱导膜的这些特性使其可防止移植骨吸收，分泌生长因子及骨诱导因子，同时还提供干细胞及血管细胞以促使移植骨的血管化和骨重建。③手术相对简单，学习曲线短，无需特殊治疗器械或显微外科技术[8]。

彻底清除感染灶是治疗创伤后骨感染的前提条件，而选择合适的抗生素是必不可少的治疗措施。合理使用抗生素取决于感染类型、细菌种类及其对抗生素的敏感性[9]。我们在清创术后根据术前细菌培养结果静脉滴注敏感抗生素，术中细菌培养结果若与术前结果不同，则根据术中培养结果调整用药；如果培养结果阴性，倾向采用万古霉素治疗。待血沉、C反应蛋白正常或接近正常后，改口服抗生素1个月。二期术后继续静脉使用敏感抗生素，根据血沉、C反应蛋白变化决定使用时间。

在治疗过程中需要注意的是：①对于大部分创伤后骨感染患者，一次清创术就能够控制感染。但对于少部分患者，一次清创术不能彻底控制感染，表现为血沉、C反应蛋白仍高于正常值，甚至有局部伤口渗液。对于这些患者，必须再次清创，直至感染完全控制。②对于清创后骨折的临时固定原则是保持骨折端稳定，以利于诱导膜形成。我们早期一般采用外固定支架固定，但外固定支架严重影响患者的生活质量，现在我们倾向采用抗生素骨水泥涂层的钢板固定。③对于关节周围的骨感染患者，因感染波及关节腔，清创后可能破坏关节最终导致关节融合甚至截肢，对于这类患者，手术前需要充分沟通。

（陈一心　邱旭升　戚晓阳　唐一凡：南京大学医学院附属鼓楼医院）

参考文献

[1]中华医学会骨科学分会创伤骨科学组，中华医学会骨科学分会外固定与肢体重建学组，中国医师协会创伤外科医师分会创伤感染专家委员会，等.中国骨折内固定术后感染诊断与治疗专家共识（2018版）[J].中华创伤骨科杂志，2018，20（11）：929-936.

[2]Qiu XS，Chen YX，Qi XY，et al.Outcomes of cement beads and cement spacers in the treatment of bone defects associated with post-traumatic osteomyelitis[J].BMC Musculoskelet Disord，2017，18（1）：256.

[3]邱旭升，陈一心，戚晓阳，等.诱导膜技术治疗感染性骨缺损的疗效分析[J].中国修复重建外科杂志，2017，31（9）：1064-1068.

[4]Masquelet AC，Fitoussi F，Begue T，et al.Reconstruction of the long bones by the induced membrane and spongy autograft[J].Ann Chir Plast Esthet，2000，45（3）：346-353.

[5]Hogan A，Heppert VG，Suda AJ.Osteomyelitis[J].Arch Orthop Trauma Surg，2013，133（9）：1183-1196.

[6]Pelissier P，Masquelet AC，Bareille R，et al.Induced membranes secrete growth factors including vascular and osteoinductive factors and could stimulate bone regeneration[J].J Orthop Res，2004，22（1）：73-79.

[7]Viateau V，Guillemin G，Calando Y，et al.Induction of a barrier membrane to facilitate reconstruction of massive segmental diaphyseal bone defects：an ovine model[J].Vet Surg，2006，35（5）：445-452.

[8]Masquelet AC，Begue T.The concept of induced membrane for reconstruction of long bone defects[J].Orthop Clin North Am，2010，41（1）：27-37.

[9]戚晓阳，邱旭升，张子韬，等.创伤后骨髓炎53例病原菌谱特点[J].中国骨与关节损伤杂志，2017，32（06）：592-594.